P. J. CADIOT et F. BRETON

MÉDECINE et CHIRURGIE CANINES

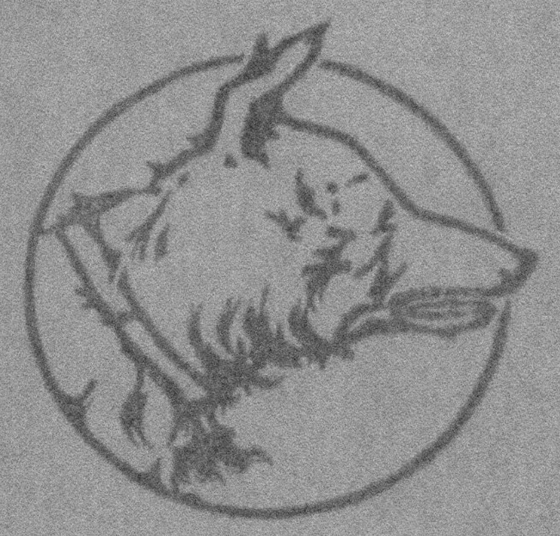

VIGOT FRÈRES, ÉDITEURS

MÉDECINE ET CHIRURGIE
CANINES

MÉDECINE ET CHIRURGIE CANINES

PAR

P.-J. CADIOT
Directeur
de l'École d'Alfort.

F. BRETON
Ancien chef des travaux de clinique
à l'École d'Alfort,
Vétérinaire à Paris.

QUATRIÈME ÉDITION

Avec 72 figures dans le texte

PARIS

ASSELIN ET HOUZEAU

LIBRAIRES DE LA SOCIÉTÉ CENTRALE DE MÉDECINE VÉTÉRINAIRE

PLACE DE L'ÉCOLE-DE-MÉDECINE

1924

TABLE DES MATIÈRES

AFFECTIONS DE L'APPAREIL DIGESTIF

AFFECTIONS DE L'APPAREIL RESPIRATOIRE

AFFECTIONS DE L'APPAREIL CIRCULATOIRE

AFFECTIONS DE L'APPAREIL URINAIRE

AFFECTIONS DES ORGANES GÉNITAUX

AFFECTIONS DU SYSTÈME NERVEUX

MALADIES DU SANG

MALADIES DE LA NUTRITION

MALADIES INFECTIEUSES

AFFECTIONS DE LA PEAU

AFFECTIONS DE L'ŒIL ET DE SES ANNEXES

AFFECTIONS DE L'OREILLE

AFFECTIONS DIVERSES

OPÉRATIONS

Opérations générales

Opérations spéciales

ADDENDA

MÉDECINE ET CHIRURGIE CANINES

PREMIÈRE PARTIE

MÉDECINE CANINE

AFFECTIONS DE L'APPAREIL DIGESTIF

I. — Stomatites.

L'inflammation de la muqueuse buccale — la *stomatite* — est *catarrhale* ou *ulcéreuse, primitive* ou *secondaire*. Elle est tantôt diffuse, tantôt circonscrite, d'ordinaire localisée aux gencives (gingivite), plus rarement à la langue (glossite), au palais, aux lèvres et aux joues.

Les principales causes de la stomatite sont la préhension ou l'administration de liquides trop chauds, irritants ou caustiques, le remplacement des dents caduques, l'abondance du tartre, la carie dentaire, les tumeurs de la bouche, notamment la grenouillette ou les papillomes chez les jeunes chiens. — On observe des stomatites secondaires dans le cours des affections de l'estomac ou de l'intestin, de la maladie du jeune âge, de divers autres états morbides infectieux et de quelques intoxications, surtout de l'empoisonnement par les préparations contenant des sels de mercure.

Les symptômes varient avec la modalité et la période de l'affection. Toujours la mastication est gênée, plus ou moins douloureuse.

La bouche est chaude et exhale une odeur désagréable ; sèche au début, on la trouve plus tard remplie de salive ; parfois celle-ci souille les lèvres ou tombe en filaments de l'orifice buccal. — Dans la *stomatite catarrhale*, la muqueuse est congestionnée, rouge foncé ou recouverte d'un enduit grisâtre. — Lors de *gingivite* due à l'abondance du tartre, les gencives sont gonflées, décollées, saignantes ; à la longue, les dents se déchaussent et s'ébranlent ; le bord alvéolaire du maxillaire peut être frappé de nécrose. — Dans la *stomatite ulcéreuse*, — encore appelée *noma*, — les gencives, la face interne des lèvres et des joues, souvent aussi les autres régions de la muqueuse buccale sont parsemées de taches rouge foncé, au niveau desquelles se développent des escarres molles, grisâtres bientôt suivies d'ulcères arrondis ou ovalaires, saignants ou de teinte grisâtre, qui peuvent confluer, former de larges plaies dépassant parfois le bord libre des lèvres, les commissures, notamment chez les malades jeunes ou affaiblis. — La *stomatite mercurielle* s'accuse par une abondante salivation, par de la tuméfaction des gencives avec déchaussement des dents, et par des lésions ulcéreuses comme dans la variété précédente ; quelquefois elle se complique de gangrène de la muqueuse. L'haleine est fétide, la salive striée de sang ; quelquefois celui-ci s'échappe assez abondant des plaies buccales.

Les formes graves de la stomatite, mais surtout celles qui relèvent de la maladie du jeune âge, peuvent se compliquer de gastro-entérite ou de septicémie.

La *stomatite catarrhale simple* tend naturellement vers la guérison et n'exige d'ordinaire aucun traitement. Toutefois, lorsque la bouche est endolorie, il convient de donner au malade des aliments liquides ou n'exigeant pas d'efforts de mastication. Au besoin, on lui fera prendre, à la cuillère, du lait ou du bouillon auquel on ajoutera un peu de viande crue hachée (1).

(1) Pour donner à la cuillère un liquide alimentaire ou médicamenteux, faire tenir la tête modérément élevée, écarter l'une des joues avec un doigt agissant sur la commissure labiale correspondante, puis verser le liquide dans l'espèce d'*entonnoir* formé par les lèvres et la joue soulevées. L'habitude d'écarter les mâchoires est mauvaise : l'animal ne peut déglutir ; le liquide administré fait facilement fausse route et parfois provoque une broncho-pneumonie.

Dans les cas où la stomatite est secondaire, obéir d'abord
à l'indication causale : enlever le tartre et les dents branlantes ou cariées ; exciser les papillomes ; traiter rationnel-
lement les affections gastro-intestinales, la maladie du
jeune âge, les intoxications.

Plusieurs fois par jour, surtout après les repas, déterger
la bouche avec une solution chaude de sel marin à 1 p. 100,
d'*acide borique* à 2 p. 100, de *borate de soude* à 2-3 p. 100
ou de *salicylate de soude* à 2 p. 100. On utilisera encore
avantageusement l'*acide thymique* et l'*acide benzoïque* associés :

```
Acide thymique....................... )
  —   benzoïque.....................  } ãã 50 centigr.
Alcool absolu.........................    40 gr.
Quelques gouttes dans un demi-verre d'eau.
```

Si la stomatite est *ulcéreuse*, après avoir lavé la bouche,
on touchera les ulcères avec un pinceau ou une boulette
d'ouate légèrement trempés dans l'*eau oxygénée* diluée au
quart, la *teinture d'iode* étendue de deux parties d'eau ou
dans l'une des solutions suivantes :

```
Teinture de cannelle..................   10 gr.
Eau distillée.........................   100 —

Tanin ................................    4 gr.
Glycérine.............................    40 —
Essence de girofle....................    XX gouttes.
Eau distillée.........................    50 gr.

Iodure de potassium...................    2 gr.
Iode..................................    1 —
Eau distillée.........................   20-50 —
```

La *gingivite* est généralement provoquée par le tartre
dentaire et exige l'ablation de celui-ci (V. p. 7).

Deux ou trois fois par jour, on badigeonnera les gencives
enflammées avec du vin rouge chaud, du jus de citron, ou
avec un collutoire au *borax* et à la *myrrhe* :

```
Borax.................................. )
Teinture de myrrhe....................  } ãã 10 gr.
Eau distillée ou eau de chaux seconde..    100 —
```

Contre la gingivite ulcéreuse et contre celle qui est sous la dépendance de l'intoxication mercurielle, on emploiera le soluté iodo-ioduré, indiqué ci-dessus.

Chez les malades où la stomatite est accompagnée de graves symptômes généraux, combattre ceux-ci par les antiseptiques intestinaux (*calomel*, 1/2 à 4 centigrammes par jour, ou *benzonaphtol*, 5 à 50 centigrammes) et par le *sulfate de quinine* (5 à 50 centigrammes, en deux fois). Stimuler l'organisme par une infusion de *café* additionnée d'un peu d'eau-de-vie.

Les lésions buccales qui surviennent dans le cours de la maladie du jeune âge ou qui résultent de l'éruption des dents de remplacement peuvent s'accompagner d'*adénites multiples des ganglions de la tête et de la région cervicale supérieure*. Les ganglions intéressés sont volumineux, mous, douloureux au toucher ; ils subissent communément la fonte purulente. Il y a des troubles généraux d'intensité variable. Cette affection est décrite assez improprement comme une forme de *lymphadénie aiguë*.

On placera le malade dans de bonnes conditions d'hygiène ; on le soutiendra par une alimentation alibile.

Les abcès ganglionnaires seront ouverts hâtivement et détergés avec des solutions antiseptiques. Si l'évolution est celle de la *lymphadénie*, on interviendra comme il est indiqué pour cette maladie.

II. — Gangrène de la bouche. — Noma.

Observée surtout chez les jeunes chiens, la *gangrène de la bouche* est généralement confondue avec la stomatite ulcéreuse. Elle consiste en une mortification plus ou moins étendue de la muqueuse buccale et des tissus sous-jacents, mortification intéressant presque toujours les lèvres ou les joues, quelquefois la partie libre de la langue.

Résultat de l'infection de la muqueuse par un ou plusieurs des microorganismes qui pullulent normalement dans la cavité buccale, elle représente une complication de quelque maladie infectieuse générale, principalement de la *maladie du jeune âge* et de la *gastro-entérite hémorragique*. C'est une gangrène septique aiguë, évoluant à la faveur de la débilitation engendrée par la maladie primitive.

Avec des symptômes fébriles d'intensité variable, de la prostration, de l'anorexie, il y a de la salivation, de la tuméfaction des lèvres, et la bouche exhale une odeur fétide. A l'ouverture, de celle-ci, on constate une ou plusieurs plaques de gangrène au niveau desquelles la muqueuse est tuméfiée, ramollie, grisâtre ou de teinte plus foncée. Au bout de quelques jours, la salive est sanguinolente, les escarres se détachent, laissant des plaies plus ou moins profondes, de mauvais aspect, qui saignent au moindre contact, et dont la cicatrisation s'effectue lentement. La langue peut être frappée de nécrose vers son extrémité libre, dans toute son épaisseur et sur une longueur de plusieurs centimètres (*fig. 1*).

La gangrène de la bouche s'accompagne de troubles généraux graves, de prostration, d'adynamie, quelquefois de broncho-pneumonie gangreneuse (V. *Maladie du jeune âge* et *Gastro-entérite hémorragique*).

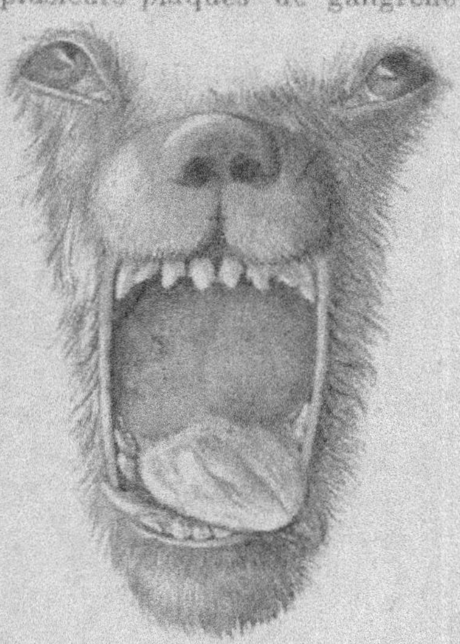

Fig. 1. — Gangrène partielle de la langue.

Même traitement que pour la *stomatite ulcéreuse* ; désinfection des plaies avec l'*eau oxygénée* ou la *teinture d'iode* diluées ; fréquentes détersions buccales avec des solutions antiseptiques inoffensives ; stimulants et toniques généraux. Toutes les deux ou trois heures, on fera prendre quelques cuillerées d'une infusion de *café* ou de *thé*, légèrement alcoolisée.

La SPIRILLOSE BUCCALE ne mérite qu'une mention. Les spirilles que l'on rencontre dans la bouche, dans l'estomac et l'in-

testin du chien, ne paraissent jouer aucun rôle pathogène. On
les trouve chez les sujets sains comme chez les malades.

III. — Tartre dentaire. — Carie dentaire. — Fistules dentaires.

Parmi les nombreux microorganismes constituant la flore de
la bouche, il en est, — les *Leptothrix* principalement, — qui provoquent la précipitation des sels de chaux de la salive : ceux-ci
se déposent sur la base des dents, — des crochets, des incisives et
molaires, — qu'ils recouvrent d'une couche grisâtre plus ou
moins épaisse. Particulièrement commun chez les chiens âgés, ce
dépôt calcaire détermine d'abord de la *gingivite* ; plus abondant,
il ouvre l'alvéole, amène de la périostite et l'alvéolite. Ébranlées
et déviées, les dents finissent par tomber. Dès que le tartre a
suscité des lésions gingivales, la mastication est gênée et la
bouche fétide.

La *carie dentaire* ne se rencontre guère que chez les vieux
sujets. Parfois elle est la conséquence de l'alvéolite causée par
le tartre ; plus souvent elle a pour point de départ une fissure
de l'émail. — A des intervalles de durée variable, elle détermine
de vives douleurs accusées par des troubles de la mastication
et par de l'anorexie. La bouche exhale une odeur très fétide. La
dent cariée apparaît fissurée ou creusée d'une petite cavité
à parois noirâtres.

Les *fistules dentaires* peuvent être provoquées par l'alvéolite
suppurée, la carie d'une molaire ou par un trauma qui s'est
compliqué de nécrose partielle de la paroi alvéolaire au niveau
d'une racine dentaire. Mais, le plus souvent, elles sont consécutives à la *pulpite*, à l'inflammation de la pulpe dentaire, déterminée par un violent effort de l'animal pour écraser un os saisi entre
deux molaires : irritée, la pulpe s'enflamme, entraînant de l'alvéolite ; si le foyer inflammatoire s'infecte, du pus se forme dans
la cavité alvéolaire, en nécrose la paroi et la mince couche du
maxillaire qui le sépare de la peau ; il vient former un abcès sous-
cutané, dont l'ouverture est suivie d'un ulcère fistuleux aboutissant sur une racine dentaire ou dans la bouche. Avant de s'échapper à l'extérieur, le pus peut pénétrer dans le sinus maxillaire.
(V. *Sinusite.*)

Situées sur la face, ordinairement au niveau des dernières

molaires supérieures, ces fistules sont caractérisées par une étroite plaie cutanée, rebelle à la cicatrisation, et qui donne issue à un liquide purulent. La sonde introduite dans la plaie s'arrête sur une racine dentaire ou pénètre dans la cavité buccale.

Enlever les dépôts de *tartre* en raclant les dents de la couronne vers l'extrémité, à l'aide d'un instrument mousse, et extirper les dents ébranlées. On facilite l'ablation du tartre en touchant celui-ci, matin et soir, pendant quelques jours, avec une solution d'*acide chlorhydrique* à 1 p. 100. Pour en détacher les dernières parcelles, on lave la base des dents avec la même solution. — Pendant quelques jours, matin et soir, toucher le bord décollé de la gencive avec une boulette d'ouate trempée dans du vin rouge chaud ou dans une *solution iodo-iodurée* (V. p. 3). Pour les sujets prédisposés au tartre, surveiller l'état des dents et des gencives.

Le chien ne se prête pas aux manipulations que comporte la conservation des dents atteintes de *carie*. La seule intervention pratique est l'extraction à l'aide d'une pince à branches articulées et à mors courbes ou d'un davier spécial. On ébranlera la dent à petits coups, afin d'éviter la fracture de la mâchoire.

Contre les *fistules dentaires*, on emploiera d'abord une solution antiseptique forte ou la teinture d'iode en injections. Très généralement ces fistules ne guérissent que par l'extraction de la dent sur laquelle elles aboutissent.

Les chiens qui ont subi des opérations dentaires seront nourris pendant quelques jours avec des aliments liquides ou de facile mastication.

IV. — Corps étrangers de la bouche.

On peut rencontrer dans la bouche du chien des corps étrangers de toute sorte, — éclat de bois, arête de poisson, fragment d'os, aiguille, épingle, hameçon,... — que les animaux ont happé ou pris avec les aliments et qui se sont implantés entre les dents, dans la langue, le plancher buccal, les joues ou le palais. Exceptionnellement il peut s'agir d'un fragment de bois fixé par ses extrémités sur la face interne des arcades molaires, en travers de la voûte palatine, d'une anse de ficelle ou de bande arrêtée sous la langue et dont les chefs sont dans l'œsophage, ou encore d'un anneau élastique, — d'un bout d'artère, d'un fil de caoutchouc, — qui enserre la base de la langue.

La grande gêne ou l'impossibilité de la mastication, l'abondance de la salive, qui souille la surface des lèvres ou tombe en filaments de la cavité buccale, parfois la béance de celle-ci ou les tentatives réitérées faites par le patient, avec ses pieds antérieurs pour se débarrasser du corps étranger dénoncent une affection des cavités buccale ou pharyngienne.

En quelques cas, *ces phénomènes peuvent éveiller tout d'abord l'idée de la rage* ; mais les signes cliniques de celle-ci font défaut, et le diagnostic est rarement hésitant. — A l'inspection de la bouche, on reconnaît le corps étranger et son lieu d'implantation ou d'arrêt.

Le chien étroitement immobilisé et les mâchoires maintenues écartées, extraire le corps étranger avec des pinces ou un crochet mousse. — Au cas où l'on aurait affaire à un hameçon implanté dans l'une des lèvres ou des joues, le sortir par la voie cutanée.

Pour peu que les corps étrangers aient séjourné dans la bouche, la muqueuse est d'ordinaire enflammée ou vulnérée en quelque point. Il convient alors de la déterger matin et soir, pendant quelques jours, avec l'une des solutions antiseptiques indiquées au traitement des *stomatites*.

V. — Paralysie du trijumeau. — Paralysie de la mâchoire inférieure. — Paralysie faciale.

La *paralysie du nerf trijumeau* est *unilatérale* ou *double*, *totale* ou *partielle*, d'origine *centrale* ou *périphérique*. L'akinésie de la mâchoire inférieure, qui en constitue la manifestation la plus frappante, est fréquemment observée dans le cours de la *rage* ; elle caractérise la modalité de celle-ci désignée sous le nom de *rage mue* (V. *Rage*). Mais elle n'est pas toujours symptomatique de l'infection rabique. Elle se rencontre comme affection essentielle, provoquée dans certains cas par des lésions diverses intéressant les fibres nerveuses qui animent les muscles masticateurs, — celles du nerf maxillaire inférieur ou leur noyau d'origine, — et, le plus souvent, ainsi qu'en témoignent sa faible durée et sa terminaison favorable, elle est de *nature rhumatismale*, causée

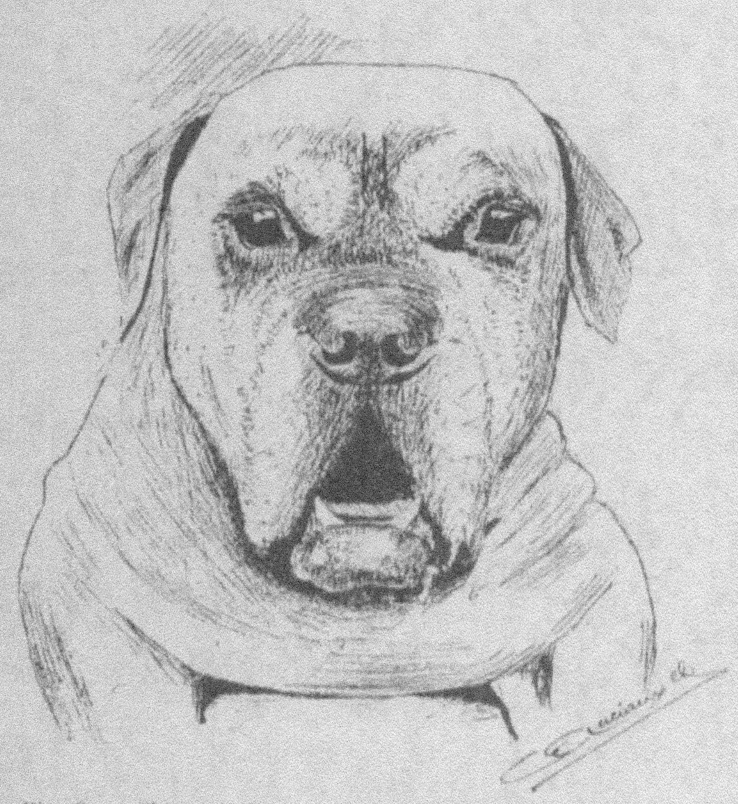

Fig. 2. — Chien atteint de paralysie de la mâchoire inférieure.

par le *froid*. Dans quelques cas encore, peut-être relève-t-elle d'une auto-intoxication.

Les symptômes sont des plus expressifs. La bouche est entr'ouverte, largement béante (*fig. 2*), la mâchoire inférieure inerte ; la main la soulève sans aucune difficulté et peut l'affronter à la supérieure, mais elle s'abaisse dès qu'on cesse de la soutenir. La langue, quelquefois légèrement en saillie hors de la bouche, a conservé toute sa mobilité. L'appétit est normal, et si la préhension des aliments solides est difficile ou impossible, le malade cherche à manger : il ingère les substances qu'on lui donne à la cuillère, il lape le lait ou les autres liquides

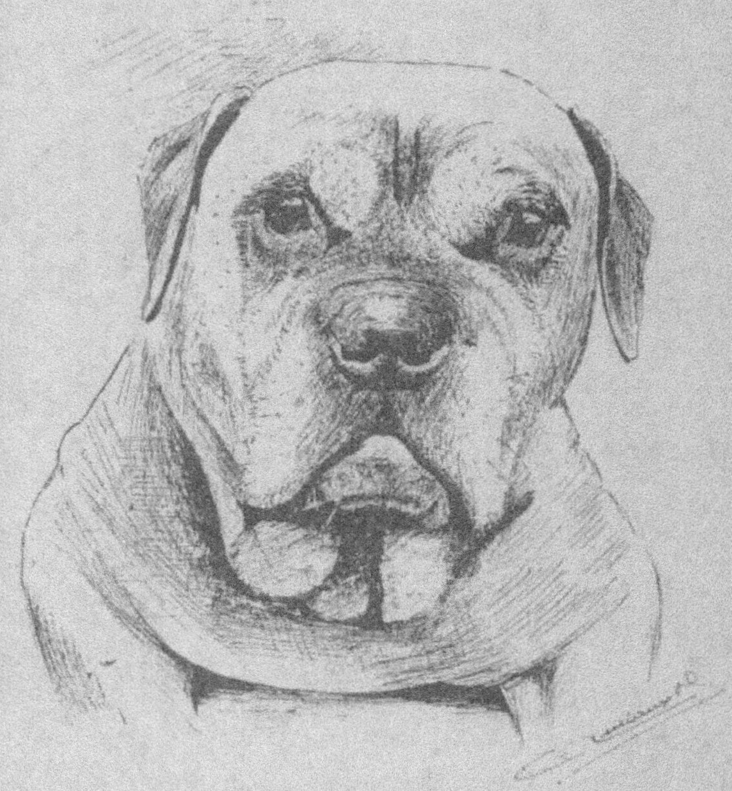

Fig. 3. — Le chien représenté par la figure 2, dix jours après. Guérison.

alimentaires qu'on lui présente. Le caractère n'est pas modifié : l'animal est calme, sans propension agressive vis-à-vis de ses congénères, ni de l'homme ; il est caressant et, à certains moments, l'agitation de sa queue exprime la satisfaction ou la joie qu'il éprouve en dépit de son mal.

Les symptômes persistent sans changement notable pendant cinq à dix jours, puis la guérison a lieu rapidement, souvent en moins de quarante-huit heures. Les cas de longue durée ou incurables sont très exceptionnels.

Le diagnostic différentiel avec la *luxation de la mâchoire inférieure* est des plus simples, et, avec la *paralysie rabique*, il est également facile pour l'observateur averti, du moins chez la plupart des sujets. Sauf la béance de la bouche, la physionomie du chien atteint de paralysie simple de la mâchoire n'a rien du facies rabique

En présence d'un chien paralysé de la mâchoire, il importe de déterminer tout d'abord s'il s'agit ou non d'une paralysie rabique. Les commémoratifs et un premier examen peuvent être insuffisants pour se prononcer : dans certains cas de rage mue, durant vingt-quatre à quarante-huit heures, le tableau clinique simule celui de la paralysie simple, et le diagnostic demeure hésitant. Tant qu'il subsiste un doute, le sujet doit être séquestré et surveillé de près.

La paralysie rhumatismale ou causée par le froid tend naturellement vers la guérison. On nourrira le malade d'aliments liquides, surtout de lait et de bouillon de viande. Comme médication interne, on donnera le *salicylate de soude* ou l'*iodure de potassium*, à doses moyennes (V. p. 170).

Pour les cas dont la durée se prolonge, on pourra recourir utilement à l'*électrothérapie* (V. *Paralysies*).

Beaucoup plus rare que la précédente et d'ordinaire unilatérale (hémiplégie), la **paralysie faciale** est tantôt de nature rhumatismale, provoquée par le froid, tantôt symptomatique de lésions qui intéressent le nerf facial en un point variable de son trajet ou son noyau d'origine. Elle se traduit par l'inertie des muscles d'une moitié latérale de la face, par la déviation des lèvres vers le côté sain et quelquefois par un écoulement de larmes sur la joue du côté affecté. — Dans le cas de paralysie bilatérale (diplégie faciale), les joues sont flasques, pendantes ; les lèvres entr'ouvertes laissent échapper la salive, et parfois il y a une traînée de larmes sur les deux joues.

L'hémiplégie faciale d'origine bulbaire peut coexister avec la

paralysie des membres du côté opposé (hémiplégie alterne) ; mais
cette forme est d'une extrême rareté chez le chien.

Même traitement que pour la paralysie de la mâchoire
inférieure.

VI. — Tumeurs de la bouche et des lèvres.

Des tumeurs de nature très diversifiée peuvent se développer
sur la muqueuse buccale et dans les organes qu'elle recouvre.
Le plus souvent il s'agit de *tumeurs bénignes* (papillomes, myxomes,
kystes, épulis myxomateuses) ; parfois ce sont des *tumeurs*

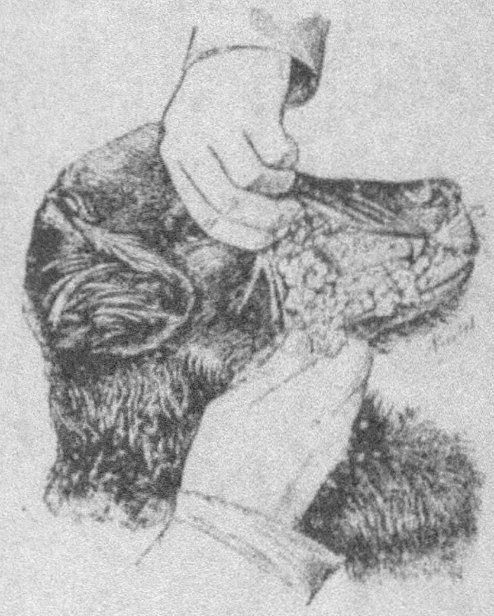

Fig. 4. — Papillomes de la bouche.

malignes (cancroïde, épithéliome, sarcome, chondrome, épulis
cancéreuses).

Les jeunes chiens sont particulièrement sujets aux *papillomes*
— petites tumeurs blanchâtres, d'aspect verruqueux, éparses ou
confluentes, développées principalement sur la face interne des
joues et des lèvres, quelquefois sur toute la muqueuse (*fig. 4*).
Lorsqu'elles sont nombreuses, elles gênent la mastication et s'accompagnent de stomatite. — Les *kystes* occupent le plancher

buccal et sont le résultat de la distension de glandules salivaires
ou du canal de Wharton (V. *Grenouillette*). — Rare, l'*épulis bénigne* se développe sur le bord des gencives, au niveau des arcades
molaires, et se présente sous l'aspect d'une végétation rougeâtre,
de consistance variable, de la grosseur d'un pois à celle d'une
noisette ; elle reste d'ordinaire longtemps localisée à la muqueuse
ou à celle-ci et au périoste.

Très rare, observé exclusivement chez les sujets âgés et dans
la plupart des cas sur la lèvre inférieure, le *cancroïde labial* est
caractérisé, au début, par une petite tumeur aplatie, à laquelle suc-

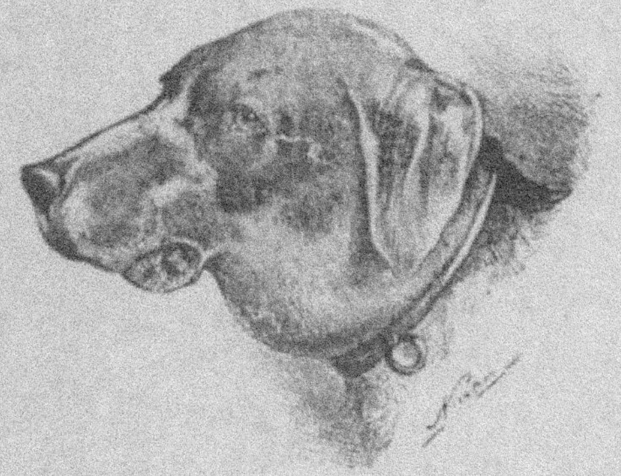

Fig. 5. — Cancroïde de la lèvre avec adénopathie cervicale.

cède une ulcération grisâtre, granuleuse, saignante ou recouverte
d'une mince croûte, ulcération qui progresse lentement mais s'accompagne vite d'adénopathie sous-glossienne ou cervicale (*fig. 5*).
Les *chondromes* naissent dans les os maxillaires ou dans le
périoste. Ils évoluent en général lentement et forment des tumeurs dures, assez régulières ou bosselées, recouvertes par la
muqueuse. — Les *cancers* de la bouche (*sarcome* ou *épithéliome*)
ont pour siège habituel le bord alvéolaire des mâchoires. Ils
proéminent le long des arcades molaires, sous l'aspect de végétations fongueuses, saignantes (épulis cancéreuses) ; ils envahissent le plancher buccal, la voûte palatine, détruisent les
maxillaires, ébranlent les dents, déforment la face, soulèvent la
peau et finissent par la perforer. — Ainsi que dans les autres
espèces animales, le *cancer de la langue* est d'une extrême rareté,
et cela en raison de l'inexistence, chez le chien, de la maladie
infectieuse qui en est la grande cause chez l'homme.

Les *papillomes* sont transmissibles entre jeunes chiens, mais leur bénignité et la rareté de la contagion rendent superflue toute prophylaxie.

Avec des ciseaux courbes, enlever les plus grosses végétations. Toucher les autres, à des intervalles de quelques jours, avec un petit tampon d'ouate fixé sur l'extrémité d'une pince, d'une aiguille à tricoter ou d'un bâtonnet, et trempé dans une solution d'*acide acétique* ou d'*ammoniaque* à 1 p. 100. On peut aussi les frotter légèrement avec un quartier de citron.

Faire prendre quotidiennement, le matin, à jeun, dans un peu de lait, une dose de 30 centigrammes à 3 grammes de *magnésie calcinée*, ou, après l'un des repas, de *l'eau de chaux* (1 cuillerée à café — 2 cuillerées à soupe), étendue d'un peu de lait.

Combattre la stomatite concomitante par des lotions buccales avec une solution antiseptique (V. p. 3).

Si la tumeur est une *épulis*, l'exciser au ras de la gencive et en curetter ou cautériser la base. — Même traitement pour les autres tumeurs bénignes.

Dans les rares cas de *cancroïde labial*, l'ablation totale et précoce est la seule intervention efficace. Elle est contre-indiquée si déjà les ganglions sont envahis.

Pour les autres tumeurs malignes de la bouche, l'ablation hâtive et complète est également la seule ressource. Assez souvent suivie de succès lorsque le néoplasme est un *chondrome*, elle échoue très généralement si l'on a affaire à un *sarcome* ou à un *épithéliome*.

VII. — Inflammation des glandes salivaires.

Très rare, l'*inflammation des glandes salivaires*, — de la *parotide*, de la *sous-maxillaire* ou de la *sublinguale*, — est toujours infectieuse. Dans certains cas, elle est d'origine traumatique ; dans d'autres, les agents pathogènes arrivent dans ces glandes par les canaux excréteurs ou par les voies du sang.

Elle s'accuse par de la fièvre, des signes de stomatite, de l'inappétence ou une gêne de la mastication, et, s'il s'agit de parotidite ou de maxillite, par l'extension de la tête sur le cou. La région qui correspond à la glande malade est tuméfiée, chaude, endolorie. Le plus ordinairement, celle-ci s'abcède, l'œdème est volumineux ; le pus de ces abcès salivaires exhale une odeur fétide. Dans quelques cas où l'inflammation de la sublinguale va s'atténuant, celle-ci peut subir la transformation kystique (V. *Grenouillette*).

L'inflammation des glandes salivaires est quelquefois spécifique, contagieuse (V. *Oreillons*).

Atténuer les phénomènes inflammatoires soit par des onctions de *vaseline cocaïnée* ou *camphrée* sur la région endolorie, soit par l'application de compresses humides et chaudes, renouvelées toutes les deux ou trois heures.

Si la tuméfaction devient fluctuante, donner issue au pus et déterger la cavité par des injections antiseptiques.

Le traitement des *kystes* consécutifs est celui de la grenouillette.

VIII. — Grenouillette.

Relativement commune, la *grenouillette* résulte de l'obstruction de glandules salivaires du plancher buccal. Suivant le point où elle est située, on distingue une *grenouillette sublinguale* et une *grenouillette sus-hyoïdienne*.

Chez le chien atteint de *grenouillette sublinguale*, la cavité buccale exhale une odeur désagréable, la mastication est gênée, la salivation abondante ; parfois les mâchoires sont légèrement écartées. A l'examen de la bouche, la langue apparaît soule-

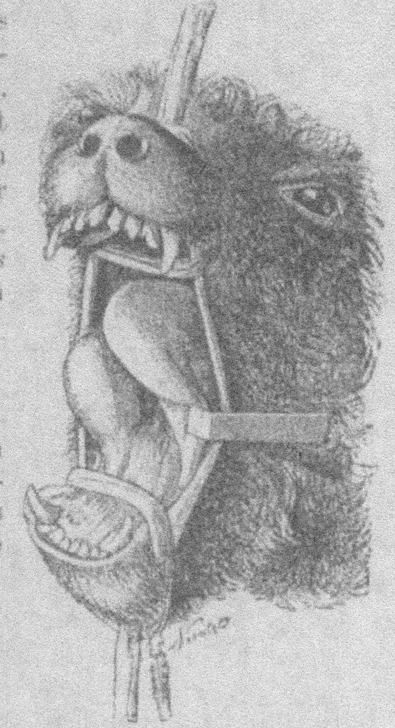

Fig. 6. — Grenouillette sublinguale.

vée et déviée par une ou plusieurs tumeurs de la grosseur d'une noisette à celle d'un petit œuf, régulières ou bosselées, rougeâtres, fluctuantes, développées sous la muqueuse, entre le frein de la langue et l'arcade molaire (*fig. 6*).

La *grenouillette sus-hyoïdienne* s'accuse par une tumeur kys-

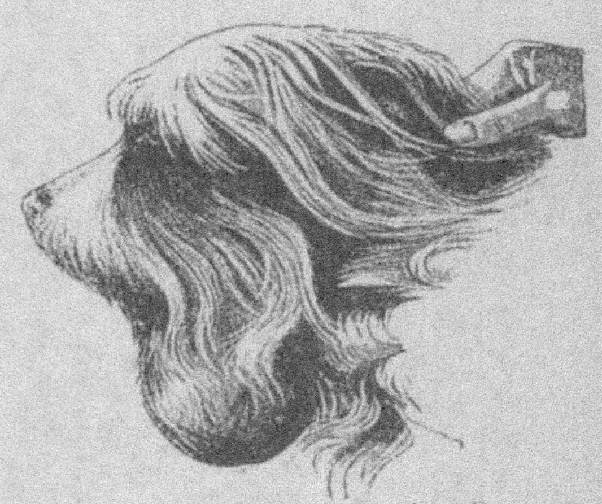

Fig. 7. — Grenouillette sus-hyoïdienne.

tique qui a pour siége la région inférieure de la gorge ou la partie supérieure du cou (*fig. 7*). Habituellement plus volumineuse que dans la forme précédente, elle est indolente et ne cause aucune gêne notable.

Le seul traitement efficace est l'excision partielle ou complète de la tumeur.

Pour l'ablation de la *grenouillette sublinguale*, le malade convenablement assujetti et la bouche maintenue entr'ouverte, saisir la paroi du kyste avec des pinces et, à l'aide des ciseaux courbes, l'ouvrir largement par une excision partielle. Enlever le liquide visqueux qui recouvre la membrane kystique, puis toucher celle-ci avec de la *teinture d'iode* pure ou une solution aqueuse de *chlorure de zinc* à 1 p. 10, évitant d'en répandre sur la muqueuse buccale. — Lorsque cette membrane est épaissie, indurée, la cautériser légèrement avec le fer rouge. — L'excision partielle échoue dans une partie des cas : la tumeur se reproduit. Il faut alors répéter l'opération ou faire l'ablation complète.

Pour la *grenouillette sus-hyoïdienne*, le traitement de choix est l'ablation totale. Le patient assujetti étroitement en position dorsale et la région préparée, on fait, dans le sens du cou, deux incisions courbes qui se réunissent à leurs extrémités et délimitent un lambeau cutané elliptique. De chaque côté, on énuclée la poche aussi loin que possible et on l'excise. — On suture la peau en fixant une mèche de gaze à l'angle inférieur de la plaie. — La dissection de la membrane kystique dans la profondeur expose à l'ouverture d'artérioles pouvant donner lieu à une hémorragie abondante, voire mortelle, si elle n'était pas promptement tarie.

IX. — Pharyngite. Angine pharyngée.

La pharyngite — *l'inflammation de la muqueuse du pharynx* — est *aiguë* ou *chronique*, *primitive* ou *secondaire*. — La forme aiguë est de beaucoup la plus commune. Primitive, elle est déterminée surtout par le froid, par l'ingestion d'aliments trop chauds ou de substances caustiques, par des corps étrangers qui ont vulnéré la muqueuse ou se sont implantés dans les parois du pharynx. Aux troubles immédiats résultant de l'action de ces facteurs étiologiques s'ajoute l'infection de la muqueuse par les microbes qui, à l'état normal, pullulent à sa surface. — Secondaire, la pharyngite aiguë est observée dans le cours de la maladie du jeune âge, de la rage et de divers autres états morbides spécifiques ou infectieux.

Elle s'accuse par de la fièvre, de la dysphagie, de la salivation et de la toux. La gorge est sensible à la pression. La muqueuse pharyngienne, les amygdales et le voile du palais sont enflammés, rouges, tuméfiés ; dans certains cas, la première est ulcérée par places. — Chez les sujets jeunes ou débilités, la pharyngite peut devenir *phlegmoneuse* : alors des abcès se forment dans le tissu conjonctif sous-muqueux ou dans les ganglions voisins ; ils provoquent de la gêne respiratoire, quelquefois de l'anxiété et des accès de suffocation. — Dans la forme *pseudo-membraneuse* ou *croupale*, également rencontrée chez les jeunes sujets, les sym-

ptômes généraux sont encore plus graves; l'haleine est fétide, et
la muqueuse bucco-pharyngienne est recouverte de fausses membranes grisâtres.

Très rare et consécutive à la précédente, la *pharyngite chronique*
est caractérisée par la persistance de la toux et des troubles de la
déglutition, puis par l'amaigrissement et l'affaiblissement pro-
gressifs des malades.

Au premier examen, *se méfier des chiens qui présentent des signes
de pharyngite. Ne se livrer à aucune exploration avant de s'être bien
assuré que le sujet n'est pas enragé.*

Les *corps étrangers du pharynx* s'accusent par des troubles
fonctionnels analogues à ceux des pharyngites. La rage éliminée
de façon certaine, avant d'instituer le traitement de la pharyngite, on s'assurera que les troubles observés ne sont pas déterminés par un corps étranger.

Tenir à l'abri du froid et de l'humidité le malade atteint
de *pharyngite aiguë*. Lui donner des aliments liquides
ou de facile déglutition : lait, bouillon, pâtées légères,
viande coupée en menus morceaux.

Faire sur la gorge quelques applications de *teinture
d'iode*, et par les temps froids, si le sujet est délicat, la
recouvrir d'un pansement ouaté. Dans les cas graves,
utiliser les compresses humides et chaudes, maintenues
à demeure par un bandage et renouvelées toutes les deux
ou trois heures.

Lorsque la toux est fréquente, douloureuse, la calmer par
des fumigations émollientes (eau chaude simple, décoction de fleurs de sureau), narcotiques (décoction de têtes de
pavot) ou légèrement antiseptiques (V. p. 75), et par
l'administration de lait chaud sucré, additionné de *teinture d'opium* (II à XV gouttes, trois ou quatre fois dans
les vingt-quatre heures), ou par l'une des préparations
narcotiques ci-après :

Chlorhydrate de morphine. . . . .   2-10 centigr.
Eau de laurier-cerise. . . . .   5-10 gr.

Quatre ou cinq fois par jour, III à XV gouttes, dans du lait chaud.

Chlorhydrate de morphine.......   2-10 centigr.
Eau distillée ou sirop simple....   100-300 cent. cubes.
Par cuillerée à café, à dessert ou à soupe, 4 ou 5 dans la journée.

Même traitement pour la *pharyngite croupale*. Si le malade est déprimé, lui faire prendre avec précaution, en petite quantité à la fois, du café ou du thé sucrés, légèrement alcoolisés. Au besoin, recourir aux injections d'*huile camphrée* (V. p. 39).

Lors de *pharyngite phlegmoneuse*, si un abcès se développe à l'extérieur, le ponctionner dès qu'il est accusé par la fluctuation, en déterger la cavité par une irrigation antiseptique et, au cas où l'on percevrait un corps étranger (aiguille ou épingle), l'extraire avec des pinces. — Favoriser l'ouverture, dans le pharynx, des abcès profonds, par la continuation des pansements humides et chauds sur la gorge.

Traiter la *pharyngite chronique* par des applications répétées de *teinture d'iode* sur la région pharyngienne et par les *médications iodurée, soufrée* et *arsenicale* :

Iodure de sodium...............   1-5 gr.
Eau distillée ou sirop simple....   100-150 cent. cubes.
Pendant une semaine, le matin, à jeun, une cuillerée à café, à dessert ou à soupe.

La semaine suivante, faire prendre, tous les jours, dans les aliments, 20 centigrammes à 3 grammes de *soufre lavé*.

La troisième semaine, donner, le matin, à jeun, dans un peu de lait, I à VI gouttes de *liqueur de Fowler*, ou ajouter à la boisson de l'eau de *La Bourboule* (une cuillerée à soupe à deux verres par jour).

Après un repos d'une semaine, recommencer le traitement. Y revenir plusieurs fois s'il y a lieu.

Dans l'Afrique du Nord et diverses autres régions des pays chauds, les eaux des mares, des fossés, des ruisseaux, sont souvent infestées d'une espèce de **sangsue** — la *Limnatis du Nil*. Elle s'y trouve d'ordinaire en abondance. Les jeunes, longues de 2 à 3 centi-

mètres, s'introduisent dans l'organisme des animaux qui boivent
ces eaux, se fixant de préférence dans la bouche et le pharynx.

Lorsqu'elles sont fixées dans la bouche, elles ne déterminent
que de petites hémorragies et une certaine gêne de la mastication.
Celles du pharynx provoquent des épistaxis, de la dysphagie, des
quintes de toux, quelquefois des accès de dyspnée.

Le traitement consiste en l'extraction des parasites avec
des pinces, le chien étroitement assujetti et les mâchoires
maintenues écartées.

X. — Obstruction de l'œsophage.

Observée surtout chez les jeunes chiens, dans les mois qui suivent le sevrage, l'*obstruction de l'œsophage* est causée par la déglutition de corps durs, volumineux, généralement par un fragment
d'os, quelquefois par des arêtes de poisson ou un corps métallique
pointu accidentellement ingéré.

Elle s'accuse par des signes de malaise, d'anxiété, par de la
gêne ou l'impossibilité de la déglutition, par de la salivation et
des nausées, souvent aussi par de la toux et de la dyspnée. Quand
l'obstruction a lieu dans la région cervicale, on peut voir, en
un point quelconque de la gouttière œsophagienne, une tuméfaction circonscrite, douloureuse, ou même sentir nettement le
corps étranger.

Lorsque celui-ci est arrêté à l'origine de l'œsophage, assujettir le patient sur une table, les mâchoires écartées par
un spéculum ou par deux bouts de corde, et, avec des
pinces, tenter l'extraction par la voie buccale.

Si l'on échoue, et en général dans tous les cas d'obstruction récente, provoquer des efforts de vomissements par une
injection sous-cutanée de 5 milligrammes à 1 centigramme
d'*apomorphine*.

Si le corps étranger n'est pas rejeté, essayer de le pousser
dans l'estomac au moyen d'une sonde huilée ou vaselinée.
En cas d'insuccès, temporiser deux ou trois jours, en administrant quelques cuillerées à café ou à dessert d'huile
d'olive, et en faisant, matin et soir, une injection de 2 milli-

grammes à 1 centigramme d'*azotate* ou de *chlorhydrate de pilocarpine*.

Passé ce délai, si le corps étranger est perçu dans la région cervicale, l'extraire en pratiquant l'*œsophagotomie*, opération facile et dont les résultats sont presque toujours satisfaisants (V. p. 354). Il est rare que des symptômes alarmants obligent à y recourir avant le quatrième jour.

L'ŒSOPHAGITE — *l'inflammation de la muqueuse de l'œsophage* — est consécutive à l'obstruction du conduit par un corps étranger ou causée par l'ingestion de liquides irritants ou caustiques. Elle se traduit par des signes de douleur que provoquent la déglutition et les pressions exercées sur le cou, au niveau du conduit. Ces douleurs disparaissent d'ordinaire au bout de quelques jours.

Il suffit de donner au malade des aliments de facile déglutition ou de lui faire prendre, par cuillerées, du lait froid.

Les RÉTRÉCISSEMENTS DE L'ŒSOPHAGE, consécutifs à des pertes de substance de la muqueuse, sont très rares. On ne les observe guère qu'à la suite de l'obstruction du conduit par un corps étranger irrégulier, dur (os), qui en a gravement endommagé les parois, ou comme accidents éloignés de l'œsophagotomie. — Les DILATATIONS CIRCONFÉRENTIELLES et les JABOTS sont encore plus rares.

Rare en France, surtout fréquente dans les pays chauds (Afrique du Nord, Inde, Chine, Japon, Brésil,...), où on la rencontre chez 10 à 60 p. 100 des chiens, la SPIROCERCOSE ŒSOPHAGIENNE est déterminée par un nématode (*spirocerque* ou *spiroptère ensanglanté*), qui se localise dans la partie thoracique de l'œsophage et dans l'estomac, où il provoque la formation de tumeurs sous-muqueuses arrondies ou ovoïdes, du volume d'un pois à celui d'un œuf de pigeon, dans lesquelles il est renfermé. La muqueuse qui recouvre ces tumeurs est habituellement percée, à leur sommet, d'un orifice étroit d'où l'on peut faire sourdre, par pression, un liquide séreux ou sanguinolent ; quelquefois celui-ci entraîne un ou plusieurs parasites. — Les chiens s'infestent en mangeant des petits animaux ou des poules chez lesquels le spirocerque existe à l'état larvaire.

La maladie se traduit par des troubles qui ne sont significatifs que dans les pays où elle est commune : vomissements répétés avec toux fréquente, quelquefois symptômes rabiformes, vertige, paraplégie ; affaiblissement plus ou moins rapide.

Le traitement est purement symptomatique. Les anthelminthiques ne peuvent rien contre les spirocerques enkystés.

XI. — Dyspepsies. — Dilatation de l'estomac.

Les *dyspepsies* sont des troubles de la digestion indépendants de toute lésion matérielle de l'estomac, de l'intestin et de leurs annexes.

Elles sont causées le plus souvent par l'alimentation irrationnelle, mal réglée, insuffisante ou trop copieuse, et, comme la surcharge stomacale, par la voracité des sujets. — Des dyspepsies secondaires apparaissent dans le cours des affections du foie, des reins, des maladies constitutionnelles et des infections chroniques (arthritisme, anémie, tuberculose, carcinose).

Les troubles dyspeptiques peuvent résulter de modifications survenues dans le fonctionnement des glandes de la muqueuse gastrique, dans l'activité de la musculeuse, dans la vascularisation et l'innervation des tuniques stomacales. Ils débutent généralement par une viciation des sécrétions gastriques ; mais au bout d'un temps variable les différents facteurs de la digestion sont atteints successivement. En raison de l'étroite solidarité fonctionnelle qui existe entre l'estomac, l'intestin et le foie, les troubles qui surviennent primitivement dans celui-là ne tardent pas à retentir sur les autres : l'ensemble de l'appareil digestif finit par être intéressé. Les produits anormaux qui résultent d'une digestion imparfaite peuvent irriter la muqueuse ; il en est qui sont toxiques, dont l'absorption peut être suivie d'altérations du sang et de divers organes, principalement des émonctoires.

La plupart des dyspepsies sont liées à l'hyperchlorhydrie, à l'hypochlorhydrie ou à des fermentations anormales. Aux troubles d'abord purement fonctionnels s'ajoutent, à la longue, des lésions de la muqueuse, — celles de la *gastrite catarrhale aiguë* ou de la *gastrite chronique*.

Les dyspepsies légères ne suscitent chez le chien que des troubles frustes, — des signes de malaise et de nonchalance prolongés après les repas ; elles passent inaperçues. Mais d'autres s'accompagnent d'aberration du goût (*pica*), de tympanisme, d'éructations fréquentes, de vomissements, de stomatite avec fétidité de la bouche, d'anorexie intermittente. Elles s'accusent assez nettement par la persistance de ces symptômes, si l'on élimine les affections inflammatoires de l'estomac et de l'intestin.

Prescrire un régime diététique : lait, bouillon, soupes légères de pain grillé, viande crue hachée ou coupée en menus morceaux, purées de légumes bien cuits. Repas peu abondants.

Essayer d'abord le traitement de l'hyperchlorhydrie. Matin et soir, additionner le lait d'eau de *Pougues*, de *Vals* ou de *Vichy*, ou ajouter aux aliments une petite dose de *bicarbonate de soude*.

Si cette médication ne donne pas de résultat, remplacer les alcalins par l'*acide chlorhydrique* ou l'*acide lactique*.

```
Acide chlorhydrique pur......................  1-3  gr.
Pepsine....................................     2-5  —
Eau distillée..............................     200  —

Acide lactique.............................     4-10 gr.
Eau de tilleul.............................     250  —
```
1 cuillerée à café — 1 cuillerée à soupe après chaque repas.

Dans les cas de fermentations anormales accusées par de fréquentes éructations avec ou sans tympanisme, recourir aux antiseptiques : *calomel* (1 à 5 centigrammes par jour), *benzonaphtol* (5 à 50 centigrammes) ou *salol* (10 centigrammes à 1 gramme).

Pour certains chiens délicats, sujets aux troubles dyspeptiques, l'eau de *Pougues-Saint-Léger* et l'eau de *Vals-Saint-Jean* ont une action des plus favorables. On peut encore employer utilement le *sirop d'écorce d'orange amère*, donné par cuillerée à café ou à dessert, deux ou trois fois par jour.

Assez fréquente, la dilatation de l'estomac est observée principalement chez les chiens adultes ou âgés, naturellement voraces, copieusement nourris, surtout parmi ceux qui font un seul repas par jour.

Avec les symptômes des dyspepsies, il y a de la constipation entrecoupée de temps à autre par une crise de diarrhée. L'abdomen est volumineux, souvent ballonné ; la percussion de la région stomacale peut dénoter, du côté gauche, une zone de sonorité très étendue. Les malades maigrissent et s'affaiblissent à la longue.

Même régime alimentaire que pour les *dyspepsies*.

Administrer, par cuillerée à café ou à soupe, après les repas, une solution d'*acide chlorhydrique* et de *pepsine*. Atténuer les fermentations stomacales par le *calomel*, le *benzonaphtol* ou le *salol*, comme il vient d'être indiqué.

XII. — Indigestion.

L'*indigestion stomacale* est le résultat de l'arrêt des sécrétions et des contractions physiologiques qui produisent la chymification des aliments, leur brassage dans l'estomac et leur transit dans l'intestin.

Favorisée par l'alimentation irrationnelle, par la gloutonnerie, par les dyspepsies et le catarrhe gastro-intestinal, elle est ordinairement provoquée par l'ingestion d'un excès d'aliments, de substances grossières, avariées, toxiques, ou de corps étrangers.

Le malade est triste, inquiet, agité ; il présente des signes de légères coliques : il trépigne, se couche, se relève, se plaint. On constate parfois de la salivation et des troubles nerveux quelquefois pris pour des phénomènes rabiformes. Les pressions exercées sur l'épigastre sont douloureuses.

Bien souvent les symptômes sont légers, frustes, jusqu'à l'apparition des nausées.

La guérison survient par le vomissement. Lorsque celui-ci tarde à se produire, le provoquer par l'administration de sirop d'*ipéca*, donné par cuillerée à café ou à dessert jusqu'à effet, de 5 à 50 centigrammes d'*ipéca* ou de 3 milligrammes à 5 centigrammes d'*émétique* dans un peu d'eau tiède, ou encore par une injection sous-cutanée de 2 milligrammes à 1 centigramme d'*apomorphine*.

S'il persiste des signes d'abattement et de malaise, diète lactée pendant quelques jours.

XIII. — Gastro-entérite aiguë.

Maladie des plus communes, particulièrement fréquente chez les jeunes sujets, la *gastro-entérite aiguë* — *l'inflammation aiguë de la muqueuse de l'estomac et de l'intestin* — est *primitive* ou *secondaire*.

La *gastro-entérite aiguë primitive* est le plus souvent déterminée par l'ingestion d'aliments grossiers, indigestes, trop froids ou trop chauds, d'eau corrompue, de substances irritantes ou caustiques, de corps étrangers, par les repas trop abondants ou les pâtées contenant habituellement un excès de matières grasses, quelquefois par l'administration d'une « bonne dose de sel gris » en vue de remédier au manque d'appétit ou pour provoquer le vomissement. Son développement est favorisé par des causes diverses : mauvais état de l'appareil dentaire, gloutonnerie, refroidissement. Dans certains cas encore, elle est amenée par les dyspepsies. — A ces influences s'ajoutent l'action des microbes de l'estomac et de l'intestin, plus ou moins exaltés dans leur activité, et celle de leurs toxines. — La *gastro-entérite aiguë secondaire* se développe dans le cours des maladies infectieuses, principalement de la maladie du jeune âge.

Tantôt l'inflammation est légère et n'intéresse que la muqueuse (*gastro-entérite catarrhale*) ; tantôt elle est intense, étendue aux autres couches des parois stomacales ou intestinales (*gastro-entérite parenchymateuse*).

Les symptômes diffèrent suivant que le mal est localisé ou prédominant sur la muqueuse de l'estomac ou sur celle de l'intestin.

La *gastrite aiguë catarrhale* s'accuse par de l'abattement, de l'anorexie, une soif vive, par des nausées et des *vomissements* d'abord alimentaires, puis muqueux ou bilieux. Les malades recherchent les endroits frais et s'y couchent dans l'attitude sterno-abdominale. La bouche est sèche, pâteuse, la langue saburrale. La région de l'épigastre est sensible à la pression. Dès les premiers jours, il y a de la constipation qui persiste d'ordinaire pendant toute la durée de l'affection. La réaction fébrile est modérée.

Dans la *gastrite parenchymateuse* ou *phlegmoneuse*, les symptômes sont beaucoup plus accentués. Les malades sont très tristes, déprimés ; l'anorexie est absolue, la soif ardente, les vomissements fréquents, glaireux, bilieux ou sanguinolents ; l'haleine est fétide ; les muqueuses apparentes sont injectées. La fièvre est forte, la température peut s'élever à 40°-41°. Les moindres pressions exercées au niveau de l'estomac provoquent de la douleur.

Au début, la constipation est la règle ; mais souvent, au bout de quelques jours, les excréments se ramollissent, et aux troubles précédents s'ajoutent ceux de l'*entérite*.

L'extension au duodénum de l'inflammation de la muqueuse gastrique peut entraîner l'*ictère*.

Au début de l'*entérite aiguë catarrhale*, la plupart des malades prennent encore volontiers des aliments ; comme les sujets atteints de gastrite, ils recherchent les endroits frais et s'y couchent à plat ventre. — Bientôt survient la *diarrhée*. Les selles sont fréquentes, semi-liquides, grisâtres, bulleuses, souvent fétides ; parfois elles contiennent des scybales, de petits flocons blanc grisâtre ou des glaires sanguinolentes. On constate les phénomènes habituels de la fièvre ; la bouche est chaude, la palpation de l'abdomen est quelquefois un peu douloureuse. Assez communément il y a des signes de légères coliques et du ténesme ; l'anus est tuméfié, rouge vif ; les efforts expulsifs peuvent déterminer le *prolapsus rectal*.

Chez la grande majorité des malades, les symptômes s'atténuent graduellement et disparaissent au bout de huit à quinze jours. Chez quelques-uns, la diarrhée persiste : l'entérite passe à l'état chronique.

Parfois l'inflammation est localisée au gros intestin ou au cæcum. En ce dernier cas, on peut percevoir de la douleur à l'exploration du flanc droit.

Dans les formes graves de l'entérite aiguë, la fièvre est intense ; la température peut s'élever à 41° ; l'anorexie est complète, la diarrhée très liquide, souvent sanguinolente, le ventre sensible, l'adynamie profonde. Les malades maigrissent rapidement. — Indépendamment de l'*ictère*, qui est fréquent, les poisons intestinaux absorbés peuvent provoquer des désordres mortels.

Tenir à l'abri du froid et de l'humidité les sujets atteints de *gastrite catarrhale aiguë*.

Prescrire la diète lactée ou la diète hydrique : lait bouilli froid, coupé d'eau de *Pougues-Saint-Léger*, d'eau de *Vals*, de *Vichy*, ou d'eau bouillie additionnée d'un peu de *bicarbonate de soude*, et donné en petite quantité à la fois.

Aux sujets atteints de *gastrite grave*, faire prendre toutes les heures, par cuillerée à café, à dessert ou à soupe, du lait froid ou glacé, additionné d'un tiers d'eau de *Pougues* ou de *Vals-Saint-Jean*, ou les tenir à la diète hydrique en leur donnant, par cuillerée, l'une de ces eaux minérales ou de l'eau simple, voire à la diète absolue, pendant vingt-quatre à quarante-huit heures (1).

Si les vomissements persistent, administrer, toutes les

(1) Dans le cas d'intolérance gastrique complète, on n'hésitera pas à instituer la *diète absolue*, qui sera continuée, s'il est nécessaire, pendant vingt-quatre à quarante-huit heures. Pour remédier au manque d'eau et entretenir la fonction urinaire, on donnera, toutes les deux à trois heures, un lavement peu abondant d'eau bouillie, à une température modérée. On y peut adjoindre des lavements alimentaires (V. p. 89). Si l'on ne peut faire garder ces derniers au malade, on soutiendra ses forces par des injections de sérum artificiel (solution d'eau salée à 9 p. 1000) ou de sérum marin, aux doses de 30 à 300 grammes par jour, en plusieurs fois.

Lorsque l'intolérance gastrique n'est pas absolue et qu'il n'y a nécessité d'immobiliser ni l'estomac, ni l'intestin, mais seulement de réduire au minimum l'activité des glandes digestives et les fermentations intestinales, on prescrira la *diète hydrique*, la *diète hydrolactée* ou les autres modalités de la *diète aqueuse*, les tisanes diurétiques et les boissons nutritives, notamment la *décoction de céréales*, le *bouillon de légumes*, la *décoction de légumes secs* et le *bouillon aux herbes*.

La *décoction de céréales* se prépare en faisant bouillir pendant trois heures, dans 2 litres d'eau, une cuillerée à soupe de chacune des graines suivantes : blé, orge, avoine, seigle, maïs. On filtre sur un linge. S'il est nécessaire, on ajoute un peu d'eau bouillie pour avoir un demi-litre de boisson.

Le *bouillon de légumes* est obtenu en faisant bouillir durant trois heures, dans 3 litres d'eau : carottes, 150 grammes ; pommes de terre, 125 grammes ; navets, 50 grammes ; pois et haricots secs, 40 grammes. Après filtration sur un linge, on ajoute 5 à 10 grammes de sel marin.

Pour la *décoction de légumes secs*, on fait bouillir trois heures, dans 3 litres d'eau, 30 grammes de chacune des graines ci-après : blé, orge, maïs, haricots secs, pois secs, lentilles — et, après filtration, l'on ajoute 5 grammes de sel.

Le *bouillon aux herbes* est préparé en faisant bouillir une heure, à petit feu, dans 1 litre d'eau : 40 grammes de feuilles fraîches d'oseille, 20 grammes de feuilles de laitue, 10 grammes de cerfeuil. Au bouillon filtré, on ajoute 2 grammes de sel et 5 grammes de beurre frais.

deux heures, une cuillerée d'*eau de Seltz* additionnée de I à
VIII gouttes de *teinture d'opium* ou de *laudanum de
Sydenham*, ou l'une des préparations ci-après :

Citrate de soude.. 1-3 gr.
Sirop simple... 50 —
Eau distillée.. 100 —

Bromure de strontium..................................... 2-5 gr.
Eau distillée de menthe.................................. 200 —

Eau chloroformée.. 75-150 gr.
Eau de tilleul ou de menthe............................. 100 —
Sirop de fleurs d'oranger............................... 50 —

Sirop de chloral... 10-20 gr.
   — de morphine.. 10-20 —
Eau de fleurs d'oranger................................. 100 —

Quatre ou cinq fois par jour, 1 cuillerée à café — 1 cuillerée à soupe.

On peut aussi utiliser avantageusement la potion double
de Rivière :

Bicarbonate de potasse.................................. 4 gr.
Eau distillée de tilleul............................... 75 —
Sirop simple... 25 —

Acide citrique... 4 gr.
Eau distillée de tilleul............................... 75 —
Sirop simple... 25 —

Faire prendre successivement 1 cuillerée à café, à dessert ou à
soupe, de chacune de ces préparations.

Lorsque les vomissements sont arrêtés, donner des boissons rafraîchissantes (décoction de céréales ou de chiendent).
S'il y a lieu, atténuer les fermentations stomacales en faisant
prendre, tous les jours, dans un peu de lait, 1 à 4 centigrammes de *calomel*, ou deux doses de 5 à 50 centigrammes
de *salol*.

Parfois on aura à combattre la constipation soit par des
lavements d'eau chaude simple ou mucilagineuse, soit par
l'administration d'un laxatif (5 à 50 grammes d'*huile de
ricin* ou de *manne grasse*).

S'il survient de la diarrhée, instituer le traitement du
catarrhe intestinal aigu.

Chez quelques sujets, on devra stimuler l'appétit par une préparation stomachique :

> Teinture de gentiane................ } āā 2 gr.
> Acide chlorhydrique.................
> Eau distillée........................ 200 —
>
> Teinture de gentiane ou de quinquina.. 4 gr.
> Sirop simple........................ 200 —
>
> Matin et soir, avant le repas, 1 cuillerée à café — 1 cuillerée à soupe.
>
> Teinture de quinquina............... } āā 20 gr.
> — de kola..................
> Arséniate de soude................. 5-10 centigr.
> Vin rouge......................... Q. S. pour faire 1/2 litre.
>
> 1 cuillerée à café, à dessert ou à soupe, avant les repas.
>
> Gouttes amères de Baumé............ } āā 5 gr.
> Teinture de quassia amara...........
> Arséniate de soude................. 5-10 centigr.
>
> Matin et soir, avant le repas, I à VI gouttes dans une cuillerée de lait.

Durant la convalescence, continuer pendant quelques jours le régime lacté en donnant un peu de viande crue ; ensuite revenir graduellement à l'alimentation ordinaire, en ajoutant encore à la boisson une petite dose de *bicarbonate de soude*.

Pour les malades atteints de *catarrhe intestinal aigu*, mêmes soins hygiéniques que pour les sujets atteints de gastrite. — Selon le degré des troubles, régime hydrique pendant vingt-quatre à quarante-huit heures (eau bouillie, eau de *Pougues*, de *Vals* ou de *Vichy* par cuillerées), ou donner, en petite quantité à la fois, des aliments de bonne qualité : un peu de viande, du lait additionné *d'eau de chaux* et des préparations lactées (soupe au lait, potages au riz, à la semoule, au vermicelle). Le régime lacté ou hydrolacté est souvent moins avantageux que le régime hydrique.

Pour les *formes graves* de l'entérite, enveloppement humide du ventre ou cataplasmes émollients et laudanisés sur celui-ci. Diète hydrique.

Dans les rares cas où l'on est appelé à intervenir au début de l'affection, on peut prescrire un purgatif : *huile de ricin* ou *manne* (5-50 grammes), ou encore faire prendre, pendant quelques jours, 50 centigrammes à 5 grammes de *soufre sublimé lavé* ou de *magnésie calcinée.*

Lorsque la diarrhée est établie, le flux intestinal plus ou moins abondant, les matières liquides et fétides, il faut recourir aux *astringents*, aux *opiacés* et aux *antiseptiques intestinaux :*

```
Sous-nitrate de bismuth..............        1-5 gr.
Poudre de charbon............    50 centigr.-2 gr. 50
Tanin.......................      50 centigr.-2 gr. 50
```
Diviser en 10 paquets. 2 par jour, dans du lait.

```
Teinture d'opium.........................   1-10 gr.
Julep gommeux............................    200 —

Sirop d'opium............               )
  — de laurier-cerise .......           }  ãã 30 gr.
Eau de menthe...........                    160 —
```
Par cuillerée à café, à dessert ou à soupe. 3 ou 4 par jour.

```
Calomel.............................    10-50 centigr.
Sucre...............................       20 gr.
```
Diviser en 20 paquets. 1 matin et soir, dans du lait.

```
Salol...............................   )
Salicylate de bismuth...........       }  ãã 1-10 gr.
Poudre de charbon..............        )

Benzonaphtol......................     )
Sous-nitrate de bismuth..........      }  ãã 0gr,50-5-gr.
Craie préparée....................     )
```
Diviser en 10 paquets. 3 ou 4 par jour, dans du lait.

```
Acide lactique.....................         5 gr.
Sirop simple.......................        50 —
Eau de menthe.....................        150 —
```
Tous les jours, 3 cuillerées à café, à dessert ou à soupe.

Lavements d'eau chaude additionnée d'amidon, de *sous-nitrate de bismuth* (1-3 p. 100), de *permanganate de potasse* (1 p. 2000) ou de *laudanum de Sydenham* (III à XX gouttes par lavement).

On peut aussi administrer le *sulfate d'hordénine*, en injections sous-cutanées, à la dose quotidienne de 5 centigrammes à 1 gramme, pendant quelques jours.

Contre les entérites infectieuses rebelles ou par fermen-

tations anormales, essayer les *ferments lactiques* : culture
fraîche, en milieu liquide, notamment en bouillon de tou-
raillons lactosés, administrée pure, à la dose de 5 à 100 centimètres cubes par jour, en une ou deux fois, ou plus simplement les comprimés de *lactobacilline* : de 1 à 4 comprimés
par jour, dans du lait sucré ou du chocolat.

Si la diarrhée persiste, essayer le *vin rouge* sucré et chaud,
par cuillerée à café ou à soupe, deux ou trois fois dans la
journée ; l'*eau de chaux* (1 cuillerée à café — 2 cuillerées à
soupe par jour), ou employer les astringents :

Tanin	2 gr.
Sirop d'écorces d'orange amère	40 —
Eau distillée de menthe	120 —
Sous-nitrate de bismuth	2-10 gr.
Eau de menthe	50 —
Sirop de ratanhia	100-150 —
Sous-nitrate de bismuth	2-10 gr.
Sirop de cachou	20-40 —
Eau de menthe	150 —

1 cuillerée à café — 1 cuillerée à soupe. 3 ou 4 dans la journée.

Dans le traitement des gastro-entérites, on peut encore
utiliser avantageusement les *sels de bismuth* à hautes doses
(notamment le *sous-nitrate*, à la dose quotidienne de 2 à
10 grammes, en deux ou trois fois) : ils calment les douleurs, entravent les fermentations intestinales et sont
hémostatiques.

Le *kaolin* (silicate d'alumine) et le *talc* (silicate de magnésie), à la dose de 50 centigrammes à 5 grammes, matin
et soir, dans du lait, rendent aussi des services : ils agissent
comme désinfectants de l'intestin et désodorisants des
selles.

Lorsque les matières sont redevenues consistantes,
donner de la viande une fois par jour et remettre graduellement le sujet à son régime habituel. S'il est nécessaire,
stimuler l'appétit par l'une des préparations stomachiques
formulées plus haut (V. p. 29).

XIV. — Gastro-entérite chronique.

La *gastro-entérite chronique* succède le plus souvent à la gastro-entérite aiguë, ou elle est déterminée par l'ingestion répétée d'aliments irritants, grossiers ou de mauvaise qualité. Quelquefois elle est consécutive aux dyspepsies, à la dilatation de l'estomac ou à la présence, dans cet organe, de corps étrangers ou de parasites (spiroptère ensanglanté). — En d'autres cas, elle est amenée par la stase veineuse chez les sujets atteints d'une affection chronique du poumon, du cœur, du foie, ou elle apparaît dans le cours des maladies infectieuses à évolution lente, en particulier de la tuberculose. — Lorsqu'elle est récente, ses lésions sont limitées à la muqueuse (*gastro-entérite catarrhale*) ; mais l'inflammation finit par s'étendre au tissu conjonctif sous-muqueux, qui s'hyperplasie, et à la musculeuse (*gastro-entérite interstitielle*).

Selon la localisation ou la prédominance de l'inflammation sur l'estomac ou l'intestin, les symptômes diffèrent. — Quand le *catarrhe chronique de l'estomac* n'est pas un reliquat de la gastrite aiguë, il s'établit insidieusement et se traduit par des troubles de l'appétit, par l'état saburral de la bouche et l'odeur désagréable qu'exhale cette cavité, par des vomissements d'abord alimentaires, puis glaireux ou bilieux. Tantôt on observe de la constipation pendant toute la durée de l'affection ; tantôt, après un laps variable, la diarrhée survient. Chez certains malades, on note des signes d'aberration du goût, — de *pica*. L'exploration de l'abdomen décèle rarement une sensibilité anormale de l'épigastre. L'état général est mauvais ; les malades s'amaigrissent et s'affaiblissent peu à peu.

L'*entérite catarrhale chronique* a pour symptômes principaux la diminution de l'appétit ou l'anorexie intermittente, une diarrhée rebelle, fétide, ou des alternatives de constipation et de diarrhée, et l'absence de phénomènes fébriles. Abandonnée à elle-même, surtout quand l'estomac est affecté en même temps, elle entraîne la lientérie, l'émaciation et la cachexie.

Dans les cas assez fréquents où la *gastrite* et l'*entérite chroniques* coexistent, on observe, associés et en général inégalement accusés, les troubles particuliers à chacune de ces affections.

La *gastrite* et l'*entérite interstitielles* ne sont révélées par aucun signe propre. Leurs manifestations sont celles du catarrhe chronique localisé à la muqueuse.

Lors de *catarrhe gastrique chronique*, régime lacté, — lait bouilli ou fermenté (képhir), petit-lait, — et quelques aliments de facile digestion : — bouillon additionné de jus de viande, soupes légères de pain grillé, œufs. Ajouter au lait un quart à un tiers d'eau de *Pougues*, de *Vals* ou de *Vichy*, ou une petite dose de *bicarbonate de soude*.

Quand les vomissements auront cessé, joindre à ces aliments de la viande crue hachée ou réduite en pulpe, donnée en petite quantité, deux ou trois fois par jour. Stimuler l'appétit par l'une des préparations stomachiques indiquées à propos de la *gastrite aiguë*.

S'il est nécessaire, combattre la constipation par l'administration de purgatifs doux (5 à 50 grammes de *manne* ou d'*huile de ricin*) et par des lavements d'eau chaude simple ou mucilagineuse. On peut aussi utiliser avantageusement les *grains de Vals*, 1-2 par jour, pour les sujets des races de luxe.

Revenir peu à peu à la nourriture habituelle.

Lorsque la gastrite chronique est symptomatique d'une autre affection, instituer le traitement que comporte celle-ci.

Pour les malades atteints de *catarrhe intestinal chronique*, régime de la *gastrite chronique* ; toutefois, en outre des aliments indiqués, on pourra donner un peu de viande crue ou cuite. On additionnera le lait d'eau de *Pougues*, de *Vals* ou de *bicarbonate de soude* (1 à 2 grammes par jour). Parfois on devra recourir aux bouillons de légumes ou de céréales.

Opposer à la diarrhée les préparations indiquées au traitement de l'entérite aiguë et des lavements tièdes avec une solution de *permanganate de potasse* à 1 p. 2 000 ou de tanin à 2 p. 100. En cas d'insuccès, essayer le *kaolin* et le *talc* (V. p. 31).

Quand les matières ont repris leur consistance, revenir

lentement à l'alimentation ordinaire, en donnant pendant quelque temps encore des préparations lactées et un peu de viande cuite, de préférence rôtie. Stimuler l'appétit par les toniques amers (V. p. 29). S'il y a lieu, instituer une médication causale.

Bien que la *tuberculose intestinale* soit rare, soumettre à l'épreuve de la tuberculine les chiens atteints de diarrhée rebelle.

XV. — Gastro-entérite des jeunes chiens.

Diarrhée du sevrage. — Diarrhée des nouveau-nés.

Observée pendant la période de l'allaitement ou au moment du sevrage, la *gastro-entérite des jeunes chiens* peut être déterminée par la mauvaise hygiène, l'humidité et la malpropreté de la niche ou chenil, l'allaitement par une nourrice malade, l'ingestion de lait altéré, d'aliments grossiers ou avariés. Dans nombre de cas, cette gastro-entérite — comme celles des jeunes sujets des autres espèces — est le fait de la nocivité du colibacille ou de quelque autre microbe des voies digestives.

Elle s'annonce par de l'inappétence, une soif vive, des signes de coliques et de la sensibilité du ventre à la pression. Bientôt surviennent des vomissements alimentaires, puis bilieux ou hémorragiques, et la diarrhée : les déjections sont fréquentes, abondantes et glaireuses, jaune verdâtre ou striées de sang, souvent fétides.

Les efforts expulsifs peuvent provoquer le prolapsus du rectum. Le flux intestinal, l'anorexie, la fièvre, amènent vite l'émaciation et l'épuisement.

L'*entérite diarrhéique des nouveau-nés* est parfois la conséquence d'une *infection ombilicale*, et le plus souvent elle entraîne la mort en deux ou trois jours, quelquefois en moins de vingt-quatre heures. Chez tous les malades, on trouve la plaie ombilicale enflammée ou suppurante.

Tenir à l'abri du froid et de l'humidité les jeunes chiens atteints de *gastro-entérite* ou de simple diarrhée. Pour ceux qui sont gravement affectés, enveloppement ouaté du ventre. Litière ou linges propres, souvent renouvelés.

Lorsque la nourrice est malade, le lait insuffisant ou de qualité médiocre, les alimenter avec du lait de vache bouilli, donné pur ou coupé d'eau de riz. S'il y a lieu, instituer pendant vingt-quatre heures la diète hydrique : eau bouillie, eau de *Vals* ou de *Pougues*, par cuillerée à café ou à dessert.

Contre les vomissements, employer les préparations indiquées à propos de la gastrite aiguë, de préférence la *teinture d'opium* ou de *belladone* (I-VI gouttes dans une cuillerée d'eau froide, toutes les deux heures) ou le *citrate de soude* :

  Citrate de soude...................................... 1-2 gr.
  Sirop simple... 50 —
  Eau... 100 —

Par cuillerée à café, toutes les 2 à 3 heures, ou avant les tétées.

Combattre la diarrhée par l'eau de *chaux* (1 cuillerée à café — 1 cuillerée à soupe par jour), les opiacés, les astringents et les antiseptiques.

  Acide lactique...................................... 1-3 gr.
  Laudanum de Sydenham............................... V-X gouttes.
  Sirop de coings.................................... 30 gr.
  Sirop de ratanhia................................. 100 —

Toutes les deux ou trois heures, 1 cuillerée à café ou à dessert.

  Teinture d'opium................................... 2-5 gr.
  Sirop simple....................................... 150 —

  Sous-nitrate de bismuth............................ 3 gr.
  Sirop de coings.................................... 100 —

Matin et soir, une cuillerée à café ou à dessert.

  Teinture d'iode.................................... II-X gouttes.
  Eau de tilleul.................................... 30-100 gr.
  Sirop de ratanhia................................. 10-30 —

1 cuillerée à café ou à dessert, une demi-heure avant les repas ou les tétées.

  Sous-nitrate de bismuth............................ 3-5 gr.
  Sirop de cachou.................................... 20-30 —
  Eau de menthe...................................... 100 —

Par cuillerée à café ou à dessert, toutes les deux ou trois heures.

  Salol.. 0gr,50-2 gr.
  Sucre blanc.. 10 —

Pour 10 paquets, 2 à 4 par jour.

Le *citrate de soude* peut aussi être employé avantageusement :

        Citrate de soude.........................   1-2 gr.
        Sirop de gentiane......................   50 —
        Eau distillée ou sirop simple.........   100 —
Par cuillerée à café. 3 ou 4 par jour

Si les malades sont sevrés, après la diète hydrique continuée au besoin pendant quarante-huit heures, on leur donnera du lait en petite quantité, du bouillon de légumes, du thé léger, un peu de viande crue, puis du bouillon additionné de jus de viande ou de viande crue hachée et des œufs. On les remettra graduellement à leur alimentation habituelle.

La diarrhée causée par *l'infection ombilicale chez les nouveau-nés* est presque toujours mortelle. Sa prophylaxie est toute dans l'*antisepsie de la plaie du nombril* : — ligature du cordon au ras de la peau avec un fil de soie ; section de celui-là à quelques millimètres au-dessous de la ligature ; désinfection du moignon et de la zone périombilicale avec de l'*eau oxygénée*, de la *teinture d'iode* pure ou diluée ; enfin application d'une couche de collodion iodoformé (V. p. 195 et 224).

XVI. — Gastro-entérite toxi-infectieuse d'origine alimentaire. — Botulisme.

Observée particulièrement chez les chiens de berger et les sujets vagabonds ou mal surveillés, cette variété de gastro-entérite est produite par l'ingestion de viande putréfiée, de conserves ou de saucissons avariés. Les bactéries et les ptomaïnes contenues dans ces matières provoquent une vive inflammation de la muqueuse gastro-intestinale et des troubles généraux.

Les symptômes sont ceux d'une gastro-entérite suraiguë : vomissements, signes de douleurs abdominales, diarrhée abondante, fétide, sanguinolente, soif ardente, fièvre ou hypothermie, phénomènes nerveux, faiblesse qui s'accentue vite, prostration. — La marche est rapide. La mort peut survenir en quelques heures.

Provoquer l'expulsion des aliments toxiques par un vomitif (5 milligrammes à 5 centigrammes d'*émétique*, 5 à 50 centigrammes d'*ipéca*, ou injection sous-cutanée de 2 milligrammes à 1 centigramme d'*apomorphine*) et par un purgatif. On peut remplacer celui-ci par une injection sous-cutanée de 2 milligrammes à 1 centigramme d'un sel de *pilocarpine*.

Régime lacté, hydrolacté ou hydrique : lait bouilli additionné d'eau de *Vals* ou de *Pougues* (V. p. 29).

Comme antiseptique intestinal, donner le calomel (1 à 5 centigrammes par jour), le *benzonaphtol* ou le *salol* :

Benzonaphtol...	0ᵍʳ,50-5 gr.
Sucre en poudre....................................	10 —
Salol...	1-10 gr.
Sucre,..	10 —

Diviser en 20 paquets. 1 à 4 par jour, dans du lait.

Combattre l'adynamie par l'administration d'une infusion de *café* ou de *thé*, additionnée d'un peu d'*eau-de-vie*, ou par des injections hypodermiques d'*huile camphrée* ou de *caféine* (V. p. 113).

Associer aux antiseptiques les opiacés et les astringents (V. p. 30 et 35).

Au bout de quelques jours, pâtées au lait et viande crue.

Remettre peu à peu le malade à son régime habituel.

La **dysenterie**, caractérisée par de fréquentes évacuations de matières muqueuses et sanglantes, des signes de coliques et du ténesme, est généralement, chez le chien, un symptôme de la gastro-entérite hémorragique ou de diverses intoxications. — Dans les régions tropicales et prétropicales, il peut s'agir de la *dysenterie amibienne*, provoquée par l'*Amœba dysenteriæ*.

Contre la dysenterie commune, on prescrira la *diète lactée* ou *hydrique* et les agents antidiarrhéiques indiqués au traitement des gastro-entérites.

La dysenterie amibienne est combattue par les purgatifs doux (huile de ricin, calomel) et par l'*ipéca à la brésilienne* :

trois infusions successives d'ipéca (20 centigrammes
à 1 gramme dans 20-50 centimètres cubes d'eau bouillante);
— par cuillerée à café ou à dessert, à une heure d'intervalle.

XVII. — Intoxications.

Très diversifiées dans leur nature et leur gravité, les *intoxications* observées chez le chien sont généralement produites par
l'ingestion de substances nocives mélangées aux aliments, ou de
viande provenant d'animaux morts empoisonnés, quelquefois
par l'administration de remèdes toxiques donnés soit à doses
trop fortes, soit pendant un temps trop long, ou par des topiques
médicamenteux sur lesquels les animaux ont porté la langue ou
qui ont pénétré sur place.

Elles s'accusent par des symptômes communs à nombre d'empoisonnements, et souvent par des symptômes spéciaux subordonnés aux propriétés du toxique absorbé.

L'apparition subite de troubles gastro-intestinaux graves doit
éveiller l'idée d'une *intoxication aiguë*. En général, on constate
des signes de coliques, des plaintes, des vomissements d'abord
alimentaires, ensuite glaireux, hémorragiques, puis une diarrhée
séreuse ou sanguinolente. Dans certains cas, on observe des phénomènes de vive excitation, des phases d'agitation suivies de
coma, ou des symptômes rabiformes, plus rarement des paralysies. L'examen des matières vomies et des fèces peut déceler la
présence du poison.

Les *intoxications chroniques* s'accusent par des vomissements,
des alternatives de constipation et de diarrhée, de l'anorexie,
quelquefois par de l'ictère. La maigreur et la faiblesse s'accentuent plus ou moins rapidement.

Dans les cas d'*empoisonnement aigu*, dès l'apparition des
premiers symptômes, provoquer le vomissement par l'administration d'*ipéca*, d'*émétique* ou de *chlorhydrate d'apomorphine* (V. p. 37). — Si la substance toxique est connue,
faire prendre immédiatement un agent capable d'en neutraliser les effets.

Le cathétérisme de l'estomac et le lavage de cet organe
à l'eau bouillie, ou — si le poison est déterminé — avec

une solution non irritante d'un antidote, ne sont pas des moyens pratiques.

Lorsqu'il y a des signes de vive douleur, donner, par cuillerée à café, à dessert ou à soupe, de l'eau chloroformée dédoublée ou de l'eau cocaïnée, et appliquer sur le ventre des compresses humides et chaudes renouvelées toutes les deux heures.

Combattre les vomissements hémorragiques par des tisanes froides ou glacées, additionnées de *teinture d'opium* ou par les préparations indiquées au traitement de la gastrite et de la gastro-entérite hémorragique (V. p. 28 et 201).

Si la substance toxique est passée dans l'intestin, administrer un purgatif doux : 5 à 50 grammes de *manne grasse*, d'*huile de ricin*, ou 5 à 40 grammes de *sulfate de magnésie*.

Faire des injections sous-cutanées d'une solution de *sel marin* à 9 p. 1 000 (25 à 250 grammes par jour).

Remédier à la dépression nerveuse par le *café* ou le *thé* légèrement alcoolisés, par des injections hypodermiques de 1 à 5 grammes d'*éther* ou d'*huile camphrée* (1/10), ou par la *caféine* :

Caféine.................... }
Benzoate de soude.......... } āā 0ᵍʳ,50-2 gr.
Julep simple ou eau sucrée........ 250 —

Par cuillerée à café, à dessert ou à soupe.

Caféine.................... }
Benzoate de souda.......... } āā 0ᵍʳ,50-2 gr.
Eau distillée bouillie........ 40 cent. cubes.

Trois injections de 1 à 5 cent. cubes dans la journée.

Calmer les phénomènes d'excitation par une potion narcotique ou par des injections hypodermiques de *morphine* :

Chlorhydrate de morphine.......... 2-10 centigr.
Eau distillée bouillie.............. 30 gr.

1 à 5 cent. cubes, 2 ou 3 injections dans la journée.

Dans les cas d'*empoisonnement chronique*, soutenir le malade par le lait, le bouillon, la viande crue.

Exciter l'appétit par une préparation stomachique

(V. p. 29). — Combattre l'anémie consécutive par les toniques et les ferrugineux :

Protoiodure ou protoxalate de fer................   4 gr.
Extrait de rhubarbe..........................   2 —
Sirop simple................................ 400 —

Dix jours sur quinze, 1 cuillerée à café — 1 cuillerée à soupe.

INTOXICATIONS EN PARTICULIER

I. — Alcalis caustiques.

On observe chez le chien des intoxications produites par la chaux, la soude et la potasse.

Symptômes principaux. — Salivation, dysphagie, inflammation intense et escarres noirâtres de la muqueuse buccale.

Traitement. — Faire prendre, par cuillerée à café, à dessert ou à soupe, un breuvage mucilagineux (décoction de graine de lin ou de racine de guimauve), acidulé par l'addition de 3 p. 100 de *vinaigre*, de 1 p. 100 d'*acide citrique* ou *tartrique*.

II. — Acides caustiques.

Les intoxications de ce groupe sont généralement provoquées par les acides sulfurique, azotique ou chlorhydrique.

Symptômes principaux. — Forte tuméfaction des lèvres et de la langue avec cautérisation de la muqueuse : escarres noirâtres produites par l'acide sulfurique : grisâtres, par l'acide chlorhydrique ; jaunâtres, par l'acide azotique.

Traitement. — Donner, par cuillerée, de l'eau de savon, de l'*eau de chaux* (seconde), et dans un peu de lait, en plusieurs fois, 2 à 4 grammes de *magnésie calcinée*.

III. — Arsenic.

L'intoxication aiguë est de beaucoup la plus fréquente. L'arsenic et ses sels sont ingérés purs ou associés à d'autres substances (couleurs, mort aux rats) ; plus rarement l'absorption se fait par la peau ou au niveau d'une plaie, quand l'acide arsénieux est utilisé sous forme de pâte escarrotique.

Symptômes principaux. — Salivation, coliques, albuminurie, signes de grande faiblesse et paralysies. Si l'absorption s'est faite par une plaie, la région est fortement tuméfiée.

Traitement. — Tous les quarts d'heure, administrer une cuillerée de l'une des solutions suivantes :

Magnésie calcinée	10 gr.
Eau albumineuse	200 —
Hydrate de sesquioxyde de fer	5 gr.
Décoction mucilagineuse	200 —

Proscrire les préparations huileuses, y compris d'huile de ricin.

IV. — Phosphore.

Presque toujours aigu, l'empoisonnement par le phosphore est ordinairement produit par l'ingestion de préparations employées pour détruire les rongeurs. Il peut survenir dans le cours du traitement du rachitisme par l'huile phosphorée.

Symptômes principaux. — Tuméfaction de la muqueuse buccale, soif vive, vomissements de matières qui peuvent être phosphorescentes à l'obscurité ; odeur alliacée de l'air expiré, ictère et albuminurie ; grande faiblesse, tremblements. — Dans l'*intoxication chronique*, les muqueuses saignent facilement.

Traitement. — Administrer un soluté de *sulfate de fer* et du *sirop de térébenthine*.

Sulfate de fer	4 gr.
Eau distillée	200 —

Par cuillerée, de quart d'heure en quart d'heure.

Essence de térébenthine	10-20 gr.
Gomme arabique pulvérisée	10 —
Eau de menthe	30 —
Sirop simple	250 —

1 cuillerée à café — 1 cuillerée à soupe, 3 ou 4 dans la journée.

V. — Mercure.

L'intoxication hydrargyrique peut être causée par l'emploi d'une pommade mercurielle comme antiparasitaire, du calomel comme purgatif, du sublimé en bains, en lotions étendues, en irrigations intravaginales ou intra-utérines, par l'administration d'une dose de sublimé pris pour du calomel.

Symptômes principaux. — Salivation, fétidité de l'haleine, gingivite, déchaussement des dents, ulcérations sur la face interne des lèvres et des joues, notamment au niveau des dents canines, tuméfaction des ganglions sous-maxillaires ; hémorragies muqueuses, éruption cutanée ; stupeur, tremblements, paralysies.

Traitement. — Faire prendre, toutes les deux heures, par cuillerée, une préparation albumineuse :

> Lait ou tisane.. 200 gr.
> Blancs d'œuf... N° 3

Trois fois par jour, donner, dans une cuillerée de cette préparation, un paquet de 10 centigrammes à 1 gramme de *soufre sublimé lavé*.

Traiter la gingivite, l'eczéma et les paralysies.

VI. — Plomb.

Le *saturnisme* est généralement déterminé par l'ingestion soit de sels de plomb dissous ou en suspension dans divers véhicules, soit de vinaigre plombique.

Symptômes principaux. — Constipation opiniâtre ; liséré gingival gris bleuâtre ; albuminurie ; troubles nerveux : tremblements, convulsions, accès vertigineux ou épileptiformes, paralysies.

Traitement. — Donner fréquemment, par cuillerée, une tisane mucilagineuse ou du lait albumineux. Dans le but de provoquer la formation d'un sel de plomb insoluble, ajouter quotidiennement à cette tisane 10 centigrammes à 1 gramme d'*iodure de potassium*, 40 centigrammes à 2 grammes d'*acide sulfurique*, ou 5 à 25 grammes de *sulfate de soude* ou *de magnésie*. Faciliter l'expulsion des fèces par l'administration d'un purgatif et par des lavements d'eau chaude, d'huile, d'une décoction émolliente simple ou glycérinée :

> Eau de guimauve..................................... 50-200 gr.
> Glycérine.. 5-20 —

Calmer les phénomènes d'excitation par les narcotiques et les bromures (V. p. 154).

VII. — Acide phénique.

Certaines intoxications par l'acide phénique sont la conséquence de l'absorption de cette substance par la peau, quand on donne au chien des bains trop fréquents ou avec des solutions trop fortes. En d'autres cas, l'animal non surveillé se lèche : le poison est absorbé par la muqueuse digestive.

Symptômes principaux. — Stomatite, salivation ; urines brunâtres, dégageant une odeur phéniquée ; parésie, paraplégie ou diplégie ; parfois phénomènes d'excitation.

Traitement. — Faire prendre en grande quantité du lait et un liquide albumineux. Administrer, par cuillerée, une solution de *sulfate de soude* ou de *sulfate de magnésie* :

    Sulfate de soude ou de magnésie......   5-30 gr.
    Eau albumineuse... ....   100-400 —

VIII. — Strychnine.

L'intoxication strychnique est parfois constatée dans le cours d'un traitement par la noix vomique ou par un sel de strychnine.

Plus souvent elle résulte de l'ingestion de pâtées ou d'appâts destinés à la destruction d'animaux nuisibles.

Symptômes principaux. — Signes de malaise et d'anxiété, hyperesthésie et hyperexcitabilité ; raideur générale, oreilles et membres rigides ; chute, convulsions toniques ou contractures tétaniformes.

* *Traitement.* — Injection sous-cutanée d'*atropomorphine* et lavements de *chloral* :

    Chlorhydrate de morphine..........   10-30 centigr.
    Sulfate d'atropine................   1-3 milligr.
    Eau distillée.....................   30 gr.
  1 à 5 cent. cubes.

    Chloral hydraté...................   25 gr.
    Eau...............................   400 —
  Par lavement de 15 à 150 grammes.

Toutes les heures, administrer par cuillerée du *sirop de chloral*.

On peut encore recourir utilement aux inhalations de *chloroforme* ou d'*éther*.

IX. — Cantharides.

L'ingestion de cantharides mélangées aux aliments, les erreurs thérapeutiques, les frictions étendues ou faites avec des prépa-

rations cantharidées trop concentrées sont les principales causes
de cette intoxication.

Symptômes principaux. — Stomatite, salivation et gonflement
des glandes salivaires, dysphagie ; mictions fréquentes, albuminurie, strangurie, priapisme, rougeur de la muqueuse génitale.

Traitement. — Donner, toutes les demi-heures, en alternant,
quelques cuillerées de lait et d'une décoction mucilagineuse, auxquelles on ajoutera, trois ou quatre fois dans la journée, de V à
XV gouttes de *laudanum de Sydenham* ou de *teinture d'opium.*
Lavements émollients laudanisés. Proscrire les préparations
huileuses.

XVIII. — Corps étrangers de l'estomac et de l'intestin.

La déglutition de corps étrangers à l'alimentation ou de fragments d'os est un accident très commun chez le chien. Les premiers sont de toutes sortes : caillou, balle de caoutchouc, balle
de plomb, bille de verre, bouton, pièce de monnaie, bout de fil de
fer, châtaigne, toupie, bout de corde, morceau de cuir, éponge,
chiffon, paille... La plupart sont ingérés avec les aliments (os,
bouchon) ou par des sujets atteints de *pica* ; les autres sont
accidentellement déglutis lorsque le chien joue ou rapporte.

Quand les corps étrangers volumineux ne s'arrêtent pas en un
point de l'œsophage, ils tombent dans l'estomac : beaucoup sont
rejetés par le vomissement ; quelques-uns y demeurent longtemps ; les autres s'engagent dans l'intestin.

Il en est qui séjournent des mois dans l'estomac, voire des
années, sans provoquer aucun malaise ; mais, en général, leur
présence s'accuse par les symptômes des *dyspepsies* ou du *catarrhe
gastrique.*

Quant à ceux que les contractions des parois stomacales poussent dans l'intestin, si leurs dimensions sont inférieures au calibre
du conduit, ils peuvent cheminer le long de celui-ci et être expulsés.
Dans le cas contraire, ils s'enclavent d'ordinaire à peu de distance
du pylore et provoquent les troubles de l'*occlusion intestinale.*
(V. p. 48). L'abdomen est sensible à la palpation ; souvent on peut
percevoir le corps étranger. — Dans quelques cas il y a de l'ictère.
— Chez les chiens naturellement hargneux ou méchants, on constate parfois des symptômes rabiformes : propension à mordre
ou à déchirer les objets qu'ils peuvent saisir ; chez d'autres, on

observe des phénomènes épileptiformes. — Si le corps étranger n'est pas expulsé ou extrait, il entraîne la gangrène de la portion d'intestin qu'il obture.

Mandé auprès d'un malade qui manifeste, entre autres symptômes, des *vomissements répétés, on doit toujours rechercher s'il ne s'agit pas d'un corps étranger de l'intestin,* c'est-à-dire *pratiquer la palpation de l'abdomen, faire l'exploration méthodique de la masse intestinale, le malade assujetti successivement debout, puis dans le décubitus dorsal.*

Dans les heures qui suivent l'ingestion d'un *corps étranger,* provoquer le vomissement par l'administration de 5 à 50 centigrammes d'*ipéca,* de 5 milligrammes à 5 centigrammes d'*émétique* ou par une injection sous-cutanée de 2 milligrammes à 1 centigramme d'*apomorphine.*

Lorsque le corps étranger n'est pas rejeté et que son petit volume permet sa progression dans l'intestin, favoriser celle-ci par une alimentation spéciale (pâtées claires, soupes au lait, purée de pommes de terre).

Si, engagé dans l'intestin, il détermine des signes d'obstruction, administrer de l'*huile d'olive* ou de l'*huile raffinée de vaseline,* par cuillerée à café, à dessert ou à soupe, toutes les deux ou trois heures, ou un purgatif (10 à 50 grammes d'*huile de ricin* ou de *manne grasse*), ou encore faire quotidiennement deux injections sous-cutanées d'un *sel de pilocarpine* (1/2 à 5 milligrammes).

Quand ces moyens échouent, surtout si déjà il y a des troubles généraux, l'intervention chirurgicale s'impose. Faire la *cœliotomie,* sortir l'anse intestinale obturée, l'inciser au niveau du corps étranger et extraire celui-ci, puis réunir les bords de la plaie par un double surjet (V. p. 371). — Au cas où l'intestin serait gangrené, pratiquer la résection de la partie mortifiée, avec entérorraphie circulaire (V. *Entérectomie*).

XIX. — Constipation. Coprostase.

Fréquente chez les chiens d'appartement et chez les sujets âgés, la *constipation* est souvent le résultat d'une hygiène ou d'une nourriture défectueuse : insuffisance d'exercice, viande en excès ou alimentation exclusivement carnée, os en trop forte proportion, abus du sucre et des pâtisseries chez les animaux de luxe. Elle peut être causée par des affections du tube digestif ou de ses annexes, par des corps étrangers de l'intestin, par des lésions des organes du bassin, quelquefois encore par la tuméfaction des glandes anales ou par le feutrage de poils agglutinés qui compriment l'anus et empêchent la sortie des matières (fausse constipation). Elle accompagne les maladies fébriles, certaines affections nerveuses, notamment la paraplégie, et diverses intoxications. Dans l'âge avancé, elle est, en nombre de cas, une conséquence de l'affaiblissement de la contractilité de l'intestin ou encore, chez le mâle, de l'hypertrophie de la prostate.

Pour peu que la constipation se prolonge, l'appétit diminue, parfois l'anorexie est complète ; tantôt il y a de la tympanite, tantôt des signes de douleurs abdominales, surtout accusés après les repas. Les émissions alvines sont rares et nécessitent des efforts prolongés ; les matières sont dures, peu abondantes ; elles finissent par se tasser dans le gros intestin et le rectum (coprostase). — A la palpation de l'abdomen, on perçoit alors une masse stercorale allongée et très consistante ; souvent l'exploration est douloureuse. Au toucher rectal, on sent le bol fécal volumineux, d'une dureté pierreuse. — Si la libre circulation des matières tarde à se rétablir, on peut voir surgir les troubles de l'occlusion intestinale aiguë.

Rechercher la cause de la constipation et la supprimer ou en atténuer l'influence nocive.

Modifier le régime alimentaire. Diète lactée ou nourriture rafraîchissante : viande blanche, soupe aux herbes, légumes cuits. Proscrire les préparations alimentaires commerciales, généralement fort échauffantes.

Lors de constipation récente ou non encore accompagnée de troubles graves, provoquer le ramollissement des matières et leur évacuation par les laxatifs et les lavements. Trois ou quatre fois par jour, faire prendre de l'*huile d'olive* par cuillerée à café, à dessert ou à soupe. On pourra utilement lui associer l'*huile de ricin*, à petites doses répétées, la *magnésie* ou la *manne* :

Magnésie calcinée.............................. 5-30 gr.
    Sucre en poudre............................. 30 —
Diviser en 10 paquets. 2 ou 3 par jour, dans un peu de lait.
    Manne en larmes.............................. 5-50 gr.
Pour 1 paquet. Le matin, dans du lait chaud.

L'*huile raffinée de vaseline* ou de *paraffine*, qui traverse le tube digestif sans être modifiée, lubrifie la muqueuse du gros intestin et facilite ainsi le glissement des matières, est employée avec succès dans les mêmes circonstances. On la donne à la dose quotidienne d'une demi-cuillerée à café à une cuillerée à soupe, de préférence à jeun.

On peut encore utiliser avantageusement les *grains de Vals* — 1 à 2 par jour — pour les petits sujets des races de luxe

Pour les lavements, qui seront donnés assez abondants, trois ou quatre fois dans la journée, employer l'eau chaude, la décoction chaude de graine de lin ou de guimauve, additionnées de *glycérine* ou de *sulfate de soude* :

    Eau de guimauve.............................. 100-300 gr.
    Glycérine.................................... 10-50 —
    Eau de guimauve.............................. 100-300 gr.
    Sulfate de soude............................. 20-50 —

L'exercice, le massage de l'abdomen, l'application sur celui-ci des compresses humides et chaudes sont des adjuvants utiles.

En cas de constipation opiniâtre, de coprostase rebelle, ajouter à ces moyens l'administration de petites doses de *calomel* (1 à 5 centigrammes par jour), à titre d'antiseptique intestinal. Lavements abondants d'eau chaude, donnés lentement, répétés toutes les deux ou trois heures, et lavements d'huile (10 à 100 centimètres cubes). Il est rarement nécessaire de recourir aux injections de *pilocarpine* (V. p. 45).

Parfois on devra évacuer le rectum avec le doigt ou la curette mousse. L'instrument sera manœuvré avec prudence afin d'éviter la déchirure de la muqueuse ou la perforation des parois du conduit.

Dans les très rares cas où ces moyens ne donnent pas le résultat poursuivi, s'il survient des symptômes généraux graves accusant l'*occlusion intestinale aiguë*, il reste, comme suprême ressource, l'intervention chirurgicale. Elle n'est pas à recommander.

XX. — Occlusion intestinale. — Torsion de l'estomac.

L'*occlusion intestinale* est produite le plus souvent par les corps étrangers déglutis, par les hernies, le volvulus, l'invagination, une tumeur de l'intestin ou par la coprostase.

Elle est *aiguë*, brusque et vite menaçante, ou *chronique*, lente dans son évolution. L'arrêt des matières stercorales entraîne l'exaltation des microbes intestinaux et une abondante production de toxines : il y a danger d'auto-infection et d'auto-intoxication.

L'*occlusion intestinale aiguë* se manifeste par des signes de douleurs abdominales, par des coliques continues ou rémittentes, avec un degré variable de tympanite, par une vive sensibilité du ventre à la pression, par l'arrêt des évacuations. On note des éructations, des nausées, des vomissements d'abord alimentaires, puis fécaloïdes. L'anorexie est complète. Les malades sont tristes, apathiques ; très exceptionnellement, on peut observer des symptômes rabiformes.

La palpation de l'abdomen, effectuée sur l'animal debout ou maintenu en décubitus dorsal, permet généralement de reconnaître le siège et la cause de l'obstruction. Les signes de douleur persistent d'ordinaire en s'accentuant jusqu'au moment où la partie d'intestin enflammée est frappée de gangrène. Alors les malades tombent dans le coma. La mort survient par toxi-infection.

L'*occlusion intestinale chronique* se traduit surtout par des coliques légères, intermittentes, par de la constipation, du ballonnement, puis par les troubles qu'entraîne la coprostase. Abandonnée à elle-même ou inefficacement combattue, elle finit par entraîner les symptômes de l'occlusion aiguë.

L'**occlusion de l'estomac** en état de vacuité, réalisée par la torsion de cet organe, à gauche et en avant, est un accident très rare, pouvant se produire lorsque le chien se livre à des mouvements brusques (sauts, gambades, descente d'une pente rapide ou d'un escalier). — Elle est bientôt accusée par des signes caractéristiques : abattement profond, anorexie, respiration dyspnéique, fort ballonnement, impossibilité de faire prendre aucune substance, aucun liquide, et pas de vomissement. — A moins d'y remédier comme il va être dit, elle entraîne la mort en vingt-quatre à quarante-huit heures.

Appelé auprès d'un malade pour lequel l'anamnèse signale des vomissements répétés datant d'un ou de plusieurs jours, on doit songer à la possibilité d'un *corps étranger de l'intestin* et procéder à l'exploration méthodique de l'abdomen.

Le traitement de l'*occlusion intestinale aiguë* de cause externe est celui des hernies étranglées.

Pour la plupart des occlusions récentes de cause interne, recourir d'abord à l'administration d'*huile d'olive* donnée par cuillerée à café, à dessert ou à soupe, ou d'*huile de ricin* (5 à 50 grammes) et d'une petite dose quotidienne de *calomel* (1 à 5 centigrammes), ou faire, matin et soir, une injection de *pilocarpine* (1/2 à 5 milligrammes).

S'il y a lieu, calmer la douleur par une potion narcotique ou par des injections d'*atropomorphine* :

Chlorhydrate de morphine............ 2-10 centigr.
Sulfate d'atropine................. 1-3 milligr.
Eau distillée bouillie............. 30 cent. cubes.

1 à 5 cent. cubes. 2 ou 3 par jour.

Quand, au bout de quelques jours, on n'a rien obtenu, pratiquer la *cœliotomie* et, la cause de l'occlusion exactement déterminée, effectuer l'intervention qu'elle nécessite : réduction d'une invagination, section d'une bride épiploïque, ablation d'une tumeur, entérotomie et extraction d'un corps étranger ou entérectomie (V. p. 374 et 375).

Recourir sans délai à cette intervention si, à l'examen du malade, on a reconnu avec certitude une occlusion intestinale non justiciable du traitement médical.

Le traitement de l'*occlusion chronique* est, en général, celui de la *constipation* et de la *coprostase*.

En cas d'OCCLUSION DE L'ESTOMAC, ponctionner celui-ci et évacuer les gaz qui le distendent. Faire ensuite la *cœlio-*

tomie et réduire la torsion en ramenant à leur position normale le cul-de-sac droit et le duodénum (V. *Cœliotomie*).

XXI. — Ulcères de l'estomac et de l'intestin.

L'*ulcère idiopathique* ou *ulcère peptique* est d'une exceptionnelle rareté, mais la muqueuse gastro-intestinale est assez souvent le siège d'*ulcérations* de nature diverse, qui ont pour siège habituel le cul-de-sac gauche de l'estomac ou l'intestin grêle. Elles peuvent être déterminées par l'ingestion de substances corrosives ou de corps étrangers, par certaines maladies spécifiques (maladie du jeune âge, tuberculose) ou par des parasites (spiroptère ensanglanté).

Les *ulcères de l'estomac* provoquent les troubles des formes aiguë ou chronique de la gastrite, avec des hématémèses plus ou moins copieuses. — Chez les sujets atteints d'*ulcères de l'intestin*, la diarrhée est permanente ou intermittente ; souvent les excréments sont noirâtres (méléna) ou striés de sang. Peu à peu les malades s'émacient et s'affaiblissent. La mort arrive tantôt par épuisement graduel, tantôt à la suite d'une abondante hémorragie. — Ces lésions peuvent d'ailleurs aboutir à la perforation des parois gastriques ou duodénales et déterminer ainsi une péritonite septique.

Régime lacté exclusif ou alimentation mixte ; soupe au lait, bouillon, œufs ; pulpe de viande, viande crue désossée, en petite quantité à la fois.

Comme médication, employer le *bismuth*, les *alcalins* et les *antiseptiques* :

Sous-nitrate de bismuth...................... 5-50 gr.

Pour 10 paquets. Pendant dix jours, 1 paquet le matin, à jeun, dans un peu de lait ou d'eau tiède.

Bicarbonate de soude..................... 5-50 gr.
Salol..................................... 1-10 —

Bicarbonate de soude..................... 5-50 gr.
Benzonaphtol............................. 0gr,50-5 —

Pour 20 paquets. 1 matin et soir, dans un peu de lait.

Au sous-nitrate de bismuth, on peut substituer le *kaolin* ou le *talc* (V. p. 31).

Dans les rares cas où les hémorragies sont abondantes, prescrire le *chlorure de calcium* ou l'*ergotine* :

> Chlorure de calcium .... 4-5 gr.
> Eau distillée ou sirop simple .... 200 —

Par cuillerée à café, à dessert ou à soupe, 2 ou 3 par jour.

> Ergotine .... 2-5 gr.
> Acide gallique ou tanin .... 2 —
> Teinture de digitale .... X-XL gouttes.
> Sirop simple .... 200 gr.

Trois fois par jour, 1 cuillerée à café, à dessert ou à soupe.

> Ergotine d'Yvon .... 0gr,50-1 gr.
> Eau distillée bouillie .... 20 cent. cubes.

Matin et soir, 1 à 3 cent. cubes, en injections hypodermiques.

Si le malade est affaibli par les déperditions sanguines, faire des injections hypodermiques d'eau salée à 9 p. 1 000 (25 à 250 grammes par vingt-quatre heures).

XXII. — Renversement du rectum. Prolapsus rectal.

Sous l'influence des efforts expulsifs provoqués par les affections de l'intestin et du rectum, mais surtout dans les cas de diarrhée avec ténesme, quelquefois par les lavements trop chauds ou irritants, par les dystocies, le rectum peut s'invaginer, se renverser et former en dehors de l'anus une tumeur plus ou moins volumineuse.

Cet accident se présente sous deux formes. Dans le *prolapsus muqueux* ou *partiel*, la muqueuse a glissé peu à peu d'avant en arrière sur la musculeuse et forme en dehors de l'anus une tumeur de volume variable, arrondie ou ovalaire, à surface régulière ou un peu plissée transversalement. La muqueuse se continue avec la peau sans sillon intermédiaire. — Le prolapsus complet, produit par l'invagination et la sortie des membranes superposées qui constituent les parois rectales, est allongé, cylindrique, à peu près régulier ou marqué de sillons transversaux (*fig. 8*). Le plus souvent, entre la partie supérieure du prolapsus et le bourrelet anal, il existe un sillon circulaire aboutissant dans un pli ou cul-de-sac muqueux.

La masse prolabée est recouverte par la muqueuse enflammée,

quelquefois ulcérée ou mortifiée, si déjà l'accident date de plusieurs jours.

La prévention du *prolapsus rectal* consiste à atténuer, par les lavements chauds, simples ou médicamenteux, et par les narcotiques, les efforts d'expulsion dans toutes les circonstances où ceux-ci sont fréquents ou violents.

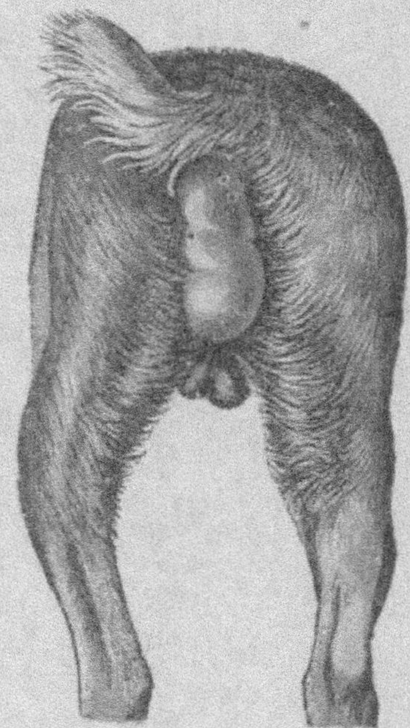

Fig. 8. — Renversement du rectum.

Pour effectuer la réduction du rectum renversé, assujettir le malade debout sur une table. Laver la muqueuse à l'eau boriquée chaude, puis rentrer peu à peu la tumeur avec les doigts nus ou recouverts d'un linge fin, en commençant par la partie voisine de l'anus. Le rectum réduit, en étaler les parois avec l'index ou par une injection d'eau tiède.

Quand la masse prolabée est très volumineuse, gonflée par la stase sanguine, avant de réduire, la décongestionner par l'emmaillotement et un léger massage, ou en faisant quelques mouchetures dans la muqueuse.

Pour éviter le retour de l'accident, il est généralement nécessaire de réaliser la contention par une suture anale en X ou en blague à tabac, ou de pratiquer la *colopexie* (V. p. 362).

Dans les cas où la muqueuse est gangrenée, selon l'étendue des dégâts, exciser la partie mortifiée ou faire l'ablation de la tumeur et la suture des segments rectaux (V. p. 377).

Repas légers, composés d'aliments liquides (lait, bouillon), et, pendant quelques jours, petits lavements avec une solution chaude d'*acide borique* à 2 p. 100 ou de *permanganate de potasse* à 1 p. 1 000.

XXIII. — Hémorroïdes.

Constituées par la dilatation variqueuse des veines du rectum, les *hémorroïdes* sont d'une extrême rareté chez le chien. Leur développement est favorisé par l'arthritisme, le manque d'exercice, l'alimentation abondante, l'obésité, la constipation, par la gêne de la circulation veineuse chez les sujets atteints d'affections chroniques du foie ou du cœur.

Elles provoquent du ténesme et du prurit que les malades cherchent à calmer en se frottant ou en se léchant la région anale. A certains moments, les excréments sont striés de sang.

L'exploration rectale est parfois douloureuse : le doigt sent la muqueuse épaissie, inégale, noueuse ou bosselée. La rupture des veines ectasiées peut donner lieu à une hémorragie assez abondante.

Éviter ou combattre la constipation par un régime alimentaire approprié, par des lavements tièdes, par l'administration répétée d'*huile d'olive*, de *soufre lavé*, de petites doses d'*huile de ricin* ou de *manne grasse*.

Pour calmer la douleur, lavements chauds d'eau simple ou boriquée et suppositoires *opiacés*, *belladonés* ou à l'*oxyde de plomb* :

Oxyde de plomb...	2 gr.
Beurre de cacao..	10 —

En cas d'hémorragie, lavements avec une solution chaude d'*alun cristallisé* à 3 p. 100 et suppositoires à la *chrysarobine* (2-10 centigrammes) ou à l'*extrait de ratanhia* (5-20 centigrammes).

XXIV. — Inflammation des glandes anales.

Chez le chien, dans les deux sexes, il existe sur les côtés de l'anus et de la partie terminale du rectum deux bourses ou glandes anales de forme ovalaire, longues de 1 à 3 centimètres, dont les parois sont formées de nombreuses glandules et pourvues chacune d'un étroit conduit qui s'ouvre sur la peau, en la partie inférieure de la marge de l'anus. Ces réservoirs glandulaires sont ordinairement remplis d'une matière brunâtre, plus ou moins fétide.

Très exposées à l'infection, les glandes anales sont quelquefois le siège d'une phlegmasie purulente qui coïncide d'ordinaire avec les états inflammatoires de la muqueuse ano-rectale.

Le chien atteint d'inflammation ou d'abcédation des bourses anales se traîne sur le périnée, se frotte celui-ci contre les corps à sa portée ou cherche à se lécher l'anus. La défécation est pénible, douloureuse ; l'animal se retient le plus possible, d'où constipation ; l'anus est saillant, enflammé, très sensible. Par une brusque pression exercée sur ses parois, on peut vider les poches, en faire jaillir un liquide purulent, très fétide. Si l'on n'intervient pas, le pus peut perforer le tégument. Parfois il persiste une fistule.

Chez certains sujets très irritables, on peut observer des troubles nerveux : continuelle agitation, mouvements de mastication à vide, salivation abondante.

Dans la plupart des cas, l'évacuation du contenu des bourses anales par la compression de l'anus suffit à la guérison. Le patient muselé, assujetti sur une table, on comprime fortement l'anus entre le pouce et l'index. — Mais la récidive est commune. En raison de la coexistence fréquente de cette lésion avec la rectite, on prescrira des lavements biquotidiens avec des solutions de *permanganate de potasse* à 1 p. 1 000, ou d'*acide borique* à 3 p. 100.

Si la tuméfaction et l'endolorissement de l'anus persistent, on peut faire dans les glandes une injection de *teinture d'iode* diluée au tiers, que l'on évacue par pression au bout de quelques minutes.

Lorsque les parties latérales de l'anus sont très tuméfiées, phlegmoneuses, on pratiquera la ponction des poches avec la pointe du bistouri.

XXV. — Fistules anales.

Les *fistules anales* sont *complètes* lorsqu'elles possèdent un orifice cutané, périanal, et un orifice muqueux, rectal ; — *incomplètes ou borgnes* quand elles se terminent en cul-de-sac. Celles-ci sont *borgnes externes* ou *borgnes internes* selon qu'elles s'ouvrent sur la peau ou sur la muqueuse ano-rectale. Les premières peuvent être ramifiées, communiquer avec l'intérieur par une série d'ouvertures (fistules en pomme d'arrosoir). Assez communes chez les vieux chiens, elles succèdent généralement à l'abcédation des glandes anales, quelquefois à des abcès périrectaux ou à des traumas ; il en est qui sont produites par des tumeurs cancéreuses, par la prostatite purulente, par une lésion osseuse du voisinage ; quelques-unes sont de nature tuberculeuse.

Toutes ces fistules déterminent du prurit ; les malades se frottent ou se lèchent la région anale ; souvent aussi elles s'accompagnent de constipation. — Si la fistule est complète ou borgne externe, la marge de l'anus est creusée d'une plaie étroite, ulcéreuse, donnant issue à des matières excrémentitielles ou à du pus. — Lorsqu'elle est ouverte sur la muqueuse, le bol fécal est quelquefois enduit de pus, et la plaie peut être aperçue après avoir entr'ouvert l'anus. Le sondage renseigne sur la forme et la direction du conduit.

Débrider légèrement les *fistules borgnes externes* ; cautériser au fer rouge les parois du trajet, ou faire dans celui-ci, tous les deux jours, une petite injection de *teinture d'iode* ou de *glycérine bismuthée* (I p. 10).

Pour les *fistules anales* ou *rectales complètes*, diviser la cloison, — les tissus compris entre la fistule et le conduit ano-rectal. Faire cette section avec le bistouri guidé sur la sonde cannelée, après avoir introduit une tige mousse dans le rectum pour éviter de blesser la muqueuse de la paroi opposée. Ouvrir les diverticules et les panser à la teinture d'iode ou à la glycérine bismuthée.

Transformer les fistules *borgnes internes* en fistules complètes et agir comme pour ces dernières.

En quelques cas, on devra faire l'ablation d'une tumeur ; dans d'autres, traiter une lésion osseuse par les injections antiseptiques ou le curettage.

XXVI. — Tumeurs de l'anus.

La région anale peut être le siège de tumeurs assez diversifiées : *papillomes*, *kystes*, *myxomes*, *sarcomes*, *adénomes*, *épithéliomes*. — Les cancers (sarcomes ou épithéliomes) y sont très rares. — Chez les chiens âgés, on y rencontre communément des tumeurs ulcérées, facilement saignantes, arrondies ou ovalaires, des dimensions d'un gros pois à celles d'un haricot, lorsqu'elles sont récentes, qui envahissent peu à peu la région périanale, où elles finissent par former un large croissant dont la concavité correspond à l'ouverture anale, ou une couronne de végétations rougeâtres, très molles, saignant au moindre frottement. Considérées par les uns comme des adénomes, par les autres comme de véritables épithéliomes, ces tumeurs sont, en réalité, très généralement bénignes. Leur excision laisse une plaie dont la cicatrisation est rapide. Toutefois, elles récidivent fréquemment en une partie de la région périanale, indemne jusque-là.

Le traitement consiste en l'*ablation totale*, laquelle est presque toujours facile. Lorsque la tumeur, déjà ancienne, s'est propagée quelque peu dans la profondeur, il importe seulement de prendre les précautions nécessaires pour ne pas perforer la paroi ano-rectale.

La plaie, suturée, sera recouverte de pommade au collargol (1 p. 20). Souvent les tissus se déchirent sur les fils, et la plaie est largement exposée. On peut se borner à la déterger matin et soir par des lotions avec un liquide antiseptique chaud et à l'enduire de pommade au collargol.

XXVII. — Vices de conformation du rectum.

Les deux principaux *vices de conformation* de la partie terminale du tube digestif sont l'*absence d'anus* et le *rétrécissement rectal*.

Qu'il s'agisse de l'un ou de l'autre, dans les jours qui suivent la naissance, l'attention est attirée par le ballonnement du ventre et par des efforts non suivis d'émissions alvines. — A l'examen, tantôt on ne trouve pas d'anus ; tantôt celui-ci est formé, il est allé au devant du rectum sans toutefois s'aboucher avec lui ; parfois l'anus et le rectum sont réunis, mais la cloison qui les séparait est incomplètement résorbée. — L'ampoule rectale peut encore communiquer avec la vessie ou l'urètre chez le mâle, avec le vagin chez la femelle.

Les rétrécissements cicatriciels sont très rares.

Lorsque l'ampoule rectale fait saillie au périnée, la ponctionner d'un coup de bistouri et, s'il y a lieu, fixer la muqueuse à la peau par quelques points de suture.

Quand sa situation n'est pas trop profonde, on peut facilement l'atteindre et creuser une voie d'échappement à son contenu, avec une lame étroite introduite horizontalement sur la ligne médiane, entre le coccyx et l'urètre ou le vagin.

Tant que ce conduit artificiel ne conserve pas une suffisante ampleur, le dilater ou en débrider légèrement les parois de temps à autre.

Si le rectum et l'anus ne sont séparés que par une cloison ou une valvule, inciser celle-ci. Au besoin, dilater ou débrider ultérieurement la partie rétrécie.

S'il est nécessaire, favoriser l'expulsion des matières par des lavements tièdes.

Traiter par l'incision et la dilatation progressive les *rétrécissements anal* ou *rectal* consécutifs à une plaie, à un abcès, à l'ablation d'une tumeur.

XXVIII. — Helminthiases. Vers intestinaux.

Chez un grand nombre de chiens, le tube digestif héberge des parasites d'espèces diverses. La présence d'Helminthes dans l'intestin de ces animaux est d'une extrême fréquence : les deux tiers des sujets de cette espèce en sont porteurs. Ces helminthes proviennent toujours d'œufs, d'embryons ou de formes larvaires, pris par le chien dans le milieu extérieur, avec ses aliments ou son eau de boisson, et les œufs sont produits par millions dans certains de ces parasites. Ceux-ci sont distingués en *vers plats* ou *rubanés*, — les *Ténias* ; — et en vers *ronds*, *cylindriques* ou *filiformes*, — les *Ascarides* et les *Uncinaires* ou *Ankylostomes*. — Il en est qui sont à peu près inoffensifs, mais la plupart peuvent provoquer des troubles graves. A ce point de vue, il faut considérer : 1° les *Ténias*, les *Ascarides*, les *Oxyures* ; 2° les *Uncinaires*.

I. — Ténias. — Ascarides.

Les *Ténias*, les plus communs et les moins offensifs de ces divers parasites, se rencontrent avec une fréquence à peu près égale dans toutes les races canines et à tous les âges. Suivant leurs conditions d'existence, les chiens en sont porteurs dans une proportion variant de 50 à 75 p. 100. Ces ténias appartiennent à une quinzaine d'espèces. Tous sont des parasites à transmigration, dont l'évolution complète exige le passage de ceux-ci chez deux hôtes successifs : leur phase larvaire s'accomplit dans un premier organisme (celui d'un herbivore, du porc, de l'homme, de la puce...); leur développement s'achève dans l'intestin du chien, où ils se reproduisent. — C'est ainsi que le *ténia cénure*, dont la longueur dans l'intestin du chien peut atteindre un mètre, passe sa phase larvaire dans le cerveau du mouton (mouton atteint de tournis), lequel s'infeste dans les prairies en ingérant de l'herbe souillée par des excréments de chien contenant des œufs de ce ténia, le chien s'infestant à son tour en consommant de la cervelle crue d'un mouton parasité ; — que le *ténia échinocoque*, qui mesure à peine un demi-centimètre à l'état adulte, vit à l'état larvaire dans les lésions kystiques des viscères (foie, poumon...) du bœuf, du mouton, du porc, voire de l'homme, lesquels s'infestent en ingérant des œufs répandus par le chien dans les milieux extérieurs ou dans les habitations humaines, le chien s'infestant par l'ingestion de déchets de viscères provenant d'animaux parasités ; — que le *ténia cucumérin (Dipylidium caninum)* passe sa phase larvaire dans la puce du chien, laquelle s'infeste en ingérant des œufs trouvés sur la peau de celui-ci, le chien s'infestant ou se réinfestant, en faisant sa toilette, par l'ingestion d'une puce parasitée. — Si des œufs de ténias, éliminés avec les excréments du chien, viennent à être ingérés accidentellement et directement par celui-ci, ils ne trouvent point dans son organisme les conditions permettant leur développement, — l'évolution de la phase larvaire. *Le téniasis ne se transmet pas directement du chien au chien.*

Les *Ascarides* — les plus fréquents des vers ronds — sont particulièrement communs chez les jeunes chiens, qui s'infestent souvent dans les premières semaines de la vie, en ingérant des œufs provenant de la mère et trouvés sur la peau de celle-ci, sur les mamelles principalement, ou dans la litière. *Pour ces parasites, la transmission se fait directement, du chien au chien, sans organisme intermédiaire.*

Souvent les vers intestinaux ne provoquent pas de troubles appréciables; mais, lorsqu'ils existent en grand nombre, ils peuvent déterminer des symptômes graves. — L'appétit est capricieux, diminué à certains moments, exagéré à d'autres; les sujets s'amaigrissent ou se développent mal; parfois ils manifestent des signes de coliques, plus rarement ceux de la gastro-entérite ou de l'obstruction intestinale. Dans quelques cas, il y a des troubles nerveux : du prurit anal accusé par des frottements continuels, des convulsions, des crises épileptiformes, des phénomènes rabiformes, des contractures ou des paralysies. Les excréments et quelquefois les matières vomies contiennent des parasites complets ou des anneaux de ténia.

Les petits chiens de luxe, qui partagent la demeure de leur maître et souvent la couche de leur maîtresse, sont dangereux lorsqu'ils hébergent des ténias échinocoques. C'est par l'ingestion accidentelle des œufs de ce parasite que se développent, chez l'homme, les kystes à échinocoques, dont le siège habituel est le foie.

La prophylaxie pratique se résume dans les mesures suivantes : se garder de jeter au chien — à l'état cru — les intestins de lapin, les déchets de viande de porc, les cervelles de mouton parasitées; ne lui donner qu'après cuisson toute viande suspecte ou de qualité médiocre. Veiller à ce que les sujets d'appartement ne s'abreuvent pas de l'eau des rigoles ou des mares.

Lorsqu'on veut débarrasser un chien des vers dont il est porteur ou qui l'incommodent, il convient de le préparer à l'administration de l'anthelminthique ; — le tenir à jeun la veille ou ne lui donner que du lait et lui faire prendre un léger purgatif.

Si les parasites intestinaux sont des TÉNIAS, employer le *kamala*, la *noix d'arec*, la *racine de grenadier* ou la *pelletiérine* :

> Poudre de kamala............................. 2-20 gr.

Diviser en 8 paquets. 1 ou 2 le matin dans un peu de lait, à une ou deux heures d'intervalle.

> Poudre ou teinture de kamala....   2-20 gr.
> Sirop de fleurs d'oranger ....   100-200 cent. cubes.

Deux cuillerées à café, à dessert ou à soupe, en deux fois, le matin, à jeun, à une ou deux heures d'intervalle.

Il convient de répéter le traitement deux fois par semaine, pendant deux ou trois semaines.

> Noix d'arec fraîche........................... 1-12 gr.

Diviser en 4 paquets. 1 le matin, dans un peu de lait. Répéter la médication deux ou trois fois à quelques jours d'intervalle.

> Écorce fraîche de racine de grenadier...   5-50 gr.
> Eau......................................   200-300 —

Faire macérer six heures, réduire au tiers par l'ébullition et filtrer. A donner en deux fois, à une demi-heure d'intervalle. Deux heures après, administrer 5 à 50 grammes d'huile de ricin ou de manne grasse.

> Tannate de pelletiérine................... 0gr,15-1gr,50
> Sucre en poudre...........................   1-2 gr.

A faire prendre dans un peu de lait. Deux heures après, administrer un purgatif.

Quand la tête du parasite n'est pas rejetée, elle donne naissance à de nouveaux anneaux, et généralement les ténias sont multiples, voire nombreux. La persistance ou la réapparition des anneaux dans les excréments établissent l'indication de répéter le traitement. Nous prescrivons de préférence la *poudre de kamala*, donnée deux jours par semaine, pendant deux ou trois semaines consécutives. La dose efficace est à la fois anthelminthique et légèrement purgative.

Si le chien a des puces ou des poux (trichodectes), pour

conjurer sûrement sa réinfestation, on devra détruire ces insectes.

Aux sujets qui ont des ASCARIDES, faire prendre, dans du lait ou de l'eau sucrée, du *semen-contra*, de la *santonine* ou un mélange de *santonine* et de *calomel* :

> Semen-contra.............................. 15 centigr.-3 gr.

Pour deux doses. Le matin, à jeun, dans un peu de lait, à une heure d'intervalle. Trois heures après avoir donné la seconde dose, faire prendre un purgatif.

> Santonine............................ 5 milligr.-10 centigr.
> Calomel............................. 2-20 centigr.
> Sucre............................... 4 gr.

Pour quatre doses. Le matin, à jeun, deux doses à une heure d'intervalle. Deux ou trois heures après, faire prendre un purgatif.

Pour les chiens des petites races de luxe, on se méfiera de la santonine, même en biscuit.

On peut aussi utiliser la *noix d'arec* fraîchement pulvérisée ou l'*extrait éthéré de fougère mâle* :

> Poudre de noix d'arec........................ 4-12 gr.

Diviser en 4 paquets, 2 le matin, dans un peu de lait, à deux heures d'intervalle.

> Extrait éthéré de fougère mâle..... 4-8 gr.
> Eau de menthe.................... 40 —
> Eau ou sirop de fleurs d'oranger.... 30-50 cent. cubes.

En trois fois, à une demi-heure d'intervalle. Deux heures après, purger avec l'huile de ricin ou la manne.

Les *graines de bouleau*, données en suspension dans du lait pendant 4-5 jours, contre les Ténias, et les *graines de courge*, de *citrouille*, de *melon*, contre les Ascarides, suffisent rarement.

Si, très exceptionnellement, il s'agissait d'*oxyures*, aux agents qui viennent d'être indiqués pour expulser les ascarides, on adjoindrait des lavements froids d'eau savonneuse, d'*eau de chaux* dédoublée, ou d'eau vinaigrée à 20 p. 100. On calmerait le prurit anal par des applications de vaseline à l'*oxyde de zinc*.

II. — Ankylostomes.

Les *Ankylostomes* provoquent chez le chien une affection grave, — l'*ankylostomiase*, encore appelée *anémie pernicieuse, saignement de nez*, — dont les phénomènes sont bien différents de ceux que déterminent les autres entozoaires. Causée par l'*Ankylostoma caninum*, qui se fixe sur la muqueuse intestinale et se nourrit de sang, cette maladie est surtout fréquente chez les chiens de chasse qui vivent en meutes. Les animaux s'infestent d'ordinaire en lapant dans les mares ou les ruisseaux de l'eau qui, souillée par les excréments des malades, contient des larves d'ankylostomes. Une fois introduite dans un chenil, la maladie s'y propage vite et s'y éternise. Disséminés par les déjections des sujets infestés, souvent les œufs et les larves qui en sortent abondent dans l'eau des rigoles. — Non seulement la guérison des premiers est très difficile, très incertaine, mais, au cours des chasses, ils sont encore exposés à la réinfestation par l'eau de certaines mares, souillée par des chiens malades et contenant des larves d'ankylostomes. Le surmenage pendant les chasses intervient comme cause favorisante : la maladie atteint surtout les sujets ardents, sans distinction d'âge.

Si ces larves s'introduisent généralement dans l'organisme par les voies digestives, avec l'eau ou les aliments ingérés, elles peuvent aussi pénétrer par les blessures de la peau, fréquentes aux régions inférieures du tronc et aux membres chez les chiens qui chassent ; ce mode de contamination a lieu quand un sujet atteint d'excoriations, en quelque région du corps, vient à se coucher sur un sol humide où existent les larves du parasite.

Chez les chiens atteints d'anémie des meutes, on trouve souvent, avec les ankylostomes, des uncinaires (*Uncinaria stenocephala*) qui jouent un rôle actif dans la production de la maladie.

Ces parasites se fixent à la muqueuse intestinale et se nourrisent du sang qu'ils aspirent. Ils provoquent ainsi des plaies à la faveur desquelles peuvent se produire des infections diverses.

Les chiens atteints d'ankylostomiase présentent d'abord les symptômes de l'anémie : tristesse, abattement, essoufflement rapide par l'exercice, pâleur des muqueuses, poil terne et piqué. Bien que l'appétit soit conservé, l'amaigrissement survient et s'accentue peu à peu. Le nez est souillé de jetage muco-purulent ou sanguinolent. On constate de l'hypertrophie des ganglions lymphatiques superficiels, notamment des ganglions préscapulaires, souvent aussi de l'albuminurie par l'atteinte des reins. — Plus tard, il y a des épistaxis assez abondantes (certains chiens perdent, à chaque hémorragie, 1 à 2 décilitres de sang) ; puis surviennent la diarrhée, l'œdème des membres, des éruptions cutanées, des flots de gangrène ou des ulcérations de la peau, la dysenterie et tous les phénomènes de la cachexie.

Le caractère enzootique de l'affection et la constatation, dans les excréments, des ankylostomes ou de leurs œufs, permettent d'établir le diagnostic avec certitude.

Prendre les mesures nécessaires pour prévenir la transmission de la maladie. Isolement des sujets atteints et des suspects. Désinfection réitérée et entretien soigné du chenil. Lavage à grande eau d'abord, puis avec une solution salée, phéniquée ou crésylée à 4-5 p. 100.

Faire quotidiennement deux ou trois lavages du sol, afin d'éviter les souillures auxquelles expose le séjour prolongé des déjections ; l'arroser ensuite d'eau salée (toxique pour les parasites) et verser une certaine quantité de celle-ci dans les rigoles.

Distribuer la nourriture dans des augets, des baquets propres, ou dans des ustensiles émaillés, de facile désinfection, et dans une pièce à part, à sol cimenté, si possible, en prenant les précautions voulues pour éviter l'infestation par les aliments. Mêmes soins en ce qui concerne l'eau de boisson : elle devra être prise à une source ou un réservoir à l'abri de toute souillure. L'eau suspecte devra être bouillie ou filtrée.

Comme traitement anthelminthique, faire prendre, deux jours par semaine, le matin, à jeun, en deux fois, à une heure d'intervalle, une dose d'un mélange de *kamala* et de *calomel* :

        Kamala. . . . .   40-60 gr.
        Calomel. 0gr,60-1

Pour 10 doses.

On obtient un résultat plus rapide et plus complet avec *l'extrait éthéré de fougère mâle*, associé au *chloroforme* et à *l'huile de ricin* :

> Extrait éthéré de fougère mâle.............. 1-4 gr.
> Chloroforme................................. 1-3 —
> Huile de ricin.............................. 20-40 —

En deux fois, à dix minutes d'intervalle.

Renouveler le traitement trois ou quatre fois, à quelques jours d'intervalle.

On peut aussi utiliser avantageusement *l'essence d'eucalyptus* ou le *thymol* :

> Essence d'*Eucalyptus globulus*........... 0gr,50-2 gr.
> Chloroforme................................. 1-3 —
> Huile de ricin.............................. 40 —

En deux ou trois fois, à une demi-heure d'intervalle, le matin, à jeun.
Répéter le traitement trois fois, à quelques jours d'intervalle.

> Thymol...................................... 5-10 gr.

Pour 10 cachets. Deux jours de suite, 2 ou 3 le matin, à jeun, à une heure d'intervalle. On peut les faire ingérer en les portant profondément dans la bouche, sur la base de la langue, ou les donner dans une infusion chaude et à la cuillère. Il est avantageux d'administrer un purgatif deux heures après avoir donné la dernière dose.

Bains et lotions parasiticides (solutions chaudes de *sel marin* ou de *crésyl* à 20-30 grammes par litre) pour débarrasser la peau des larves d'ankylostome qui peuvent la souiller.

Régime alimentaire et médication de l'anémie. Injections sous-cutanées d'eau salée.

Parmi les autres parasites de l'intestin, mentionnons le *botriocéphale large* et les *distomes*, ceux-ci, comme le premier, très rares chez le chien ; — les *amibes banales*, indifférentes, et les *coccidies*.

La *coccidiose intestinale*, déterminée par le *Diplospora* ou *Isospora bigemina*, n'est pas rare chez le chien. Elle existerait chez un tiers environ des chiens de la région parisienne. Les parasites habitent les cellules épithéliales de l'intestin grêle ou la substance même des villosités. C'est surtout une affection des jeunes chiens, constamment bénigne et qui passe méconnue. On lui assigne pour symptômes : des troubles de l'appétit, de légères coliques une diarrhée séreuse ou muqueuse, quelquefois de la dysenterie. On a prétendu que la coccidiose favorisait le développement de la *maladie du jeune âge*, mais cette influence favorisante reste à établir.

Si l'on avait à intervenir, on prescrirait le *thymol* sous forme d'huile thymolée à 1 p. 10 et l'*infusion de cachou*. Nous avons signalé ailleurs l'*Amœba dysenteriæ*, qui provoque la dysenterie amibienne (V. p. 37).

XXIX. — Congestion du foie.

La *congestion du foie* est *active* ou *passive*. — La *congestion active* est parfois d'origine traumatique (coups violents portés sur l'hypocondre) ; plus souvent elle est de nature toxique, déterminée par l'action irritante de quelque poison ingéré ou de toxines microbiennes élaborées dans l'intestin. — La *congestion passive*, causée par la gêne de la circulation de retour, est liée aux affections du cœur, du péricarde, du poumon et de la plèvre.

En général, les troubles sont peu significatifs. Les malades semblent pris de légères coliques ; ils sont inquiets, déprimés et ne se déplacent qu'à regret ; la palpation de l'abdomen peut révéler une sensibilité anormale au niveau de l'hypocondre droit. L'urine, de couleur foncée, brunâtre, contient parfois des pigments biliaires. — La congestion active aboutit rarement à la rupture du foie. — Dans la congestion passive de date ancienne, le foie est hypertrophié. On peut observer une légère teinte ictérique des muqueuses et parfois de l'ascite.

Prescrire la diète lactée : couper le lait d'eau de *Vals-Précieuse* ou de *Pougues*. Donner aussi comme boisson l'une de ces eaux minérales ou de l'eau simple additionnée de 4 à 5 grammes de *bicarbonate de soude* par litre.

Provoquer une légère dérivation intestinale par l'administration d'un laxatif, — *huile de ricin*, *manne grasse* ou *calomel* :

Calomel à la vapeur....................	0gr,20-2 gr.
Sucre.................................	10 —

Diviser en 4 paquets, 1 par jour, dans une cuillerée de lait.

Méd. et chir. canines.   5

Si les troubles persistent, recourir aux antiseptiques intestinaux (V. p. 30 et 31).

Lors de *congestion passive*, rechercher l'affection causale, comme dans le cas d'*ascite*, et instituer un traitement approprié (V. p. 111 et 113).

S'il y a lieu, traiter l'ascite par les diurétiques ou pratiquer la paracentèse abdominale.

XXX. — Cirrhose.

La *cirrhose hépatique* — l'hyperplasie de la trame conjonctive du foie, l'induration ou la *sclérose* de cet organe — est assez commune chez les vieux chiens.

Les lésions débutent autour des vaisseaux ou des canalicules biliaires. En certains cas, le foie est hypertrophié (cirrhose hypertrophique) ; dans d'autres, il est notablement diminué de volume par la destruction graduelle des éléments essentiels de la glande (cirrhose atrophique).

Suivant la porte d'entrée et la nature de l'agent irritant, on distingue des *cirrhoses toxiques*, qui apparaissent dans le cours de certains empoisonnements ; — des *cirrhoses par auto-intoxication*, consécutives à diverses affections chroniques du tube digestif ; — des *cirrhoses par infection*, relevant pour la plupart de la tuberculose ; — des *cirrhoses par stase sanguine*, liées aux affections cardiaques ; — des *cirrhoses d'origine biliaire*, causées par des lésions des voies de la bile.

Les cirrhoses ne peuvent être soupçonnées ou reconnues qu'à un stade avancé. Avec les troubles de la *gastro-entérite chronique*, on note surtout de l'essoufflement rapide pendant la marche accélérée ; plus tard surviennent l'ascite, l'œdème des membres et du tronc, quelquefois de l'*ictère*. Les malades s'amaigrissent et s'affaiblissent graduellement. — Dans la cirrhose hypertrophique, comme dans les cas de tumeur volumineuse du foie, celui-ci peut être perçu à droite, en arrière de la dernière côte.

Soumettre à l'épreuve de la tuberculine les chiens chez lesquels on constate des signes d'hypertrophie du foie ou de cirrhose. La tuberculose éliminée, rechercher les autres éléments étiologiques et instituer un traitement causal approprié.

Régime lacté : lait bouilli additionné d'eau de *Vals-Précieuse* ou de *Châtel-Guyon* : soupes au lait et autres préparations lactées. Viandes blanches, légumes verts bien cuits, œufs.

Donner aussi comme boisson l'une de ces eaux minérales ou de l'eau bouillie additionnée de 4 à 5 grammes de *bicarbonate de soude* par litre.

Contre la sclérose hépatique, essayer la *médication iodurée* :

> Iodure de potassium ou de sodium.   2-10 gr.
> Eau distillée ou sirop simple......   200 cent. cubes.

Dix à quinze jours par mois, le matin, à jeun, 1 cuillerée à café — 1 cuillerée à soupe.

Si les muqueuses sont ictériques, donner pendant quelque temps, trois ou quatre jours par semaine, le matin, dans du lait, une dose de 1 à 10 centigrammes de *calomel*.

Favoriser la résorption des œdèmes par les diurétiques : l'*azotate de potasse* (10 centigrammes à 2 grammes par jour) ou l'infusion de *digitale* (V. p. 111).

Lorsqu'il y a un épanchement ascitique abondant, faire la ponction de l'abdomen.

XXXI. — Lithiase biliaire.

Rare chez le chien, favorisée par l'insuffisance d'exercice, l'arthritisme, la consommation habituelle de viande grasse, la *lithiase biliaire* est observée surtout, comme la lithiase rénale, chez les sujets obèses ou âgés. Les calculs se développent dans la vésicule ou dans les canaux biliaires et sont généralement consécutifs à l'infection de ceux-ci. Les germes en cause déterminent l'inflammation catarrhale de la muqueuse de ces voies et ralentissent l'écoulement de la bile, dont ils modifient la composition chimique, ce qui entraîne la précipitation de ses éléments solubles (cholestérine et sels biliaires). Dans la plupart des cas, il y a en même temps des lésions chroniques du foie.

Les calculs qui s'arrêtent dans les conduits biliaires (canal cystique ou cholédoque) donnent lieu à des crises de coliques, quelquefois avec vomissements et efforts expulsifs, coliques qui persistent d'ordinaire plusieurs jours et s'accompagnent habituellement d'un ictère léger par résorption de la bile. La coexistence de celui-ci et des coliques qui l'ont précédé permet au moins de soupçonner la lithiase biliaire.

Pendant les crises de coliques hépatiques, instituer le traitement de l'ictère. Faire prendre de l'*huile d'olive* par cuillerée à café, à dessert ou à soupe.

Après la disparition des douleurs et de l'ictère, soumettre le sujet à un régime approprié. Beaucoup d'exercice. Alimentation mixte : viandes blanches, laitage, légumes cuits, peu de graisses, peu de pâtisseries et de sucreries.

Une semaine sur deux ou quinze jours par mois, eau de boisson alcaline : *Vals-Précieuse*, *Vichy*, *Vittel*, ou eau simple additionnée de 3 à 4 grammes de *bicarbonate de soude* par litre.

XXXII — Ictère.

L'*ictère* — la *jaunisse* — est un état morbide symptomatique caractérisé par la coloration jaune plus ou moins accusée des téguments. On distingue des *ictères biliaires* et des *ictères sanguins*. — Les premiers sont de beaucoup les plus fréquents. Toutes les causes qui arrêtent ou ralentissent l'écoulement de la bile entraînent la stase de celle-ci dans le foie et sa résorption, son passage dans le sang. — L'obstruction du canal cholédoque est le plus souvent déterminée par un dépôt muco-épithélial inflammatoire (ictère catarrhal), très rarement par un calcul. Toujours infectieux, cet *ictère catarrhal* apparaît habituellement au cours d'une gastro-entérite ou de la maladie du jeune âge, quelquefois à la suite d'un refroidissement. Les agents pathogènes atteignent le foie en remontant le cholédoque. — Dans quelques cas, l'ictère est le résultat d'une altération profonde de la cellule hépatique par des microbes ou des toxines microbiennes qui arrivent dans le foie par la veine ombilicale, la veine porte ou la circulation générale ; dans d'autres, on l'observe au cours des cirrhoses. — Très exceptionnellement, à la suite d'une émotion vive ou de mauvais traitements, il peut résulter d'une constriction réflexe des conduits biliaires (*ictère émotif*).

Les *ictères* sanguins, qui ont pour caractère essentiel la présence, dans le sang, de pigments biliaires modifiés, sont consécutifs à la destruction d'un grand nombre de globules rouges (piroplasmose, brûlures, abondantes hémorragies intracavitaires ou interstitielles).

La variété d'ictère catarrhal généralement rencontrée chez le chien a les allures d'une maladie infectieuse à marche rapide et coexiste avec la gastro-entérite aiguë. On l'observe surtout chez les sujets jeunes et les chiens de chasse, en particulier aux époques de l'année où la température subit de brusques variations, — au printemps et à l'automne. Elle s'accuse par l'anorexie absolue et une soif vive, par des vomissements, par la coloration jaunâtre de la peau et des muqueuses. Les urines sont foncées, bilieuses, les selles décolorées. Souvent il y a de la constipation. Intoxiqués par les poisons biliaires, les malades sont apathiques, très déprimés, stupéfiés ; la température s'abaisse de plusieurs degrés au-dessous du chiffre normal ; la somnolence et la faiblesse s'accentuent en général rapidement, et,au bout de quelques jours, la mort survient dans le coma.

Isoler le malade, le tenir à l'abri du froid et de l'humidité. — Régime lacté exclusif : lait bouilli coupé d'eau de *Pougues*, de *Vals-Précieuse*, de *Vichy*, ou d'eau simple bouillie additionnée de 4 à 5 grammes de *bicarbonate de soude* par litre, et donné par cuillerée, toutes les heures si possible.

Sauf les cas où l'on doit combattre la constipation par l'usage des laxatifs, les vomitifs et les purgatifs sont plutôt nuisibles. On peut donner de l'huile d'olive ou d'œillette par cuillerée à café, à dessert ou à soupe.

Faire prendre, pendant quelques jours, une petite dose de *calomel* comme antiseptique intestinal :

> Calomel.............................. 10-50 centigr.
> Sucre............................... 10 gr.

Diviser en 10 paquets, 1 par jour dans une cuillerée de lait.

Favoriser l'évacuation de la bile par l'administration de *benzoate* ou de *salicylate de soude* :

Benzoate de soude...............................	0gr,30-5 gr.
Rhubarbe.......................................	2-20 —

Pour 10 paquets. 1 matin et soir.

Salicylate de soude.............................	2-10 gr.
Sirop de rhubarbe..............................	100-200 —

Matin et soir, 1 cuillerée à café, 1 cuillerée à soupe.

Dans le même but, masser légèrement l'abdomen d'avant en arrière, trois ou quatre fois par jour, et donner des lavements froids.

Combattre l'hypothermie et activer l'élimination des poisons biliaires par les injections hypodermiques de la *solution chlorurée sodique* à 7 p. 1 000 (25 à 300 grammes par jour).

Quand la coloration des fèces, la diminution des pigments dans l'urine, une teinte moins foncée de la peau et des muqueuses annoncent la guérison, ajouter au régime lacté du bouillon, un peu de viande crue hachée, et revenir graduellement à l'alimentation habituelle.

XXXIII. — Péritonite.

Aiguë ou *chronique*, la *péritonite* — *l'inflammation du péritoine* — est le plus souvent déterminée par les plaies pénétrantes de l'abdomen, par les blessures du vagin ou de la matrice faites au cours d'une parturition laborieuse, ou par la métrite consécutive, par les gastro-entérites, les corps étrangers ou les ulcères de l'estomac et de l'intestin. Elle est parfois liée à des tumeurs ou à la tuberculose du péritoine. — La *péritonite rhumatismale* ou *a frigore* est d'une exceptionnelle rareté.

Les principaux symptômes de la *péritonite aiguë* sont l'abattement profond, l'anorexie, des coliques, des vomissements, une vive sensibilité du ventre à la palpation et une forte réaction fébrile. La démarche est lente, les mouvements pénibles ; l'animal progresse à petits pas, les reins voussés. Dans la péritonite exsudative, — la forme commune, — si l'épanchement est abondant, le ventre augmente de volume, surtout en ses régions inférieures, et l'on peut noter de la dyspnée. Parfois il y a de l'œdème de la région ombilicale. La ponction exploratrice donne issue à un liquide séro-fibrineux, hémorragique ou purulent.

Les symptômes de la *péritonite chronique* sont analogues à ceux de l'ascite. L'épanchement est d'ordinaire abondant, mais les troubles fébriles sont toujours modérés. Le liquide obtenu par la ponction est séro-fibrineux.

Pour le traitement des *plaies pénétrantes de l'abdomen*, V. page 299.

Tenir à l'abri des causes d'excitation le chien atteint de *péritonite aiguë*. Le nourrir en lui faisant prendre, en petite quantité à la fois, des aliments liquides : lait, bouillon additionné de jus de viande ou de viande hachée.

Badigeonner avec la *teinture d'iode* la peau du ventre et recouvrir le tronc d'un pansement ouaté, ou utiliser les compresses humides et chaudes.

S'il est nécessaire, atténuer le péristaltisme intestinal et provoquer la constipation par l'administration, pendant quelques jours, matin et soir, dans un peu de lait, de *teinture d'opium* ou de *laudanum de Sydenham* (III à XXX gouttes).

A la période de déclin, pour activer la résorption de l'exsudat, réduire l'eau de boisson à la portion congrue et employer les diurétiques : infusion de *digitale* (V. p. 100), *acétate de soude* ou de *potasse* (20 centigrammes à 2 grammes), *teinture de scille* (V à XV gouttes). Aider à l'expulsion des fèces par l'administration *d'huile d'olive* et par des lavements d'eau chaude.

Lorsque l'épanchement est abondant, surtout s'il cause de la dyspnée, pratiquer aseptiquement la ponction du ventre et évacuer la plus grande partie de l'exsudat (V. p. 355). Continuer les diurétiques ou donner pendant quelques jours, jusqu'à légère purgation, une petite dose de *calomel* (3 à 30 centigrammes).

Si l'épanchement se reproduit, nouvelle ponction, suivie de l'injection, dans le péritoine, soit d'une égale quantité d'air atmosphérique, soit de l'un des liquides suivants, à la température de 38° : — solution de *sel marin* à 9 p. 1 000, *huile camphrée* au 1/10 (4-20 cent. cubes), solution d'*acide borique* à 3 p. 100 ou d'*acide salicylique* à 1 p. 100, — liquides laissés dans la séreuse ou que l'on évacue partiellement au bout de quelques minutes, après malaxation de l'abdomen.

Après avoir éliminé la tuberculose par une injection de tuberculine, traiter la *péritonite chronique* par la *paracentèse*, les *injections modificatrices*, la réduction de la boisson, les diurétiques et le calomel.

Dans les formes aiguës ou chroniques de l'inflammation du péritoine, on peut encore recourir à l'*autosérothérapie* (V. *Pleurésie*).

XXXIV. — Ascite.

L'ascite — *l'hydropisie du péritoine* — est consécutive à la stase sanguine, causée le plus souvent par une affection chronique du péricarde, de l'endocarde, du poumon, des plèvres ou du foie. Dans la grande majorité des cas, elle est d'origine tuberculeuse. Chez les sujets atteints d'affections chroniques du cœur, notamment d'insuffisance tricuspidienne ou mitrale, l'ascite peut se développer tantôt lentement, tantôt en peu de jours, et généralement elle coexiste avec une forte hypertrophie du foie.

Le ventre est volumineux, tombant, distendu surtout en ses régions inférieures ; celles-ci sont fluctuantes à la palpation, muettes à l'auscultation, mates à la percussion. Dans la région supérieure, la résonance est souvent tympanique. Le liquide se déplace avec les attitudes imposées au patient. Quand l'ascite est ancienne, on peut observer de l'œdème de la paroi abdominale inférieure et des membres. Souvent il y a en outre des troubles généraux graves causés par la maladie dont l'hydropisie péritonéale n'est qu'un épisode. — La ponction exploratrice donne issue à un liquide séreux, citrin, non fibrineux.

Avant tout traitement, soumettre le malade à l'épreuve de la *tuberculine*. S'il ne réagit pas, rechercher, par un examen clinique complet, l'affection provocatrice de l'ascite et instituer un traitement approprié.

Faire d'abord la *ponction du péricarde* ou de la *plèvre* si l'affection causale est la péricardite ou la pleurésie ; entretenir ou relever l'énergie du cœur, si l'ascite est symptomatique d'une lésion valvulaire (V. p. 111).

Nourrir généreusement le malade ; au besoin stimuler l'appétit par une préparation stomachique (V. p. 29).

Favoriser la résorption du transsudat péritonéal par l'administration des diurétiques indiqués au traitement de la péritonite aiguë, ou par des injections de petites doses de *pilocarpine* (V. p. 100).

Lorsqu'il y a de la gêne respiratoire, faire la *paracentèse* de l'abdomen et évacuer la plus grande partie du liquide. La répéter quand l'épanchement est de nouveau abondant. — Chez les malades où l'ascite est consécutive à des lésions valvulaires, se rappeler que le foie est d'ordinaire très volumineux, et, afin de ne pas le blesser, faire la ponction dans la région abdominale postérieure, en limitant la pénétration du trocart ou de l'aiguille par l'application de l'index sur l'instrument, à 1 centimètre de la pointe.

AFFECTIONS DE L'APPAREIL RESPIRATOIRE

I. — Coryza.

Le *coryza aigu* est souvent de cause externe, déterminé par le froid et l'humidité, par le passage d'une pièce chaude dans une atmosphère froide. Il peut également résulter de la transition brusque du froid au chaud, et quelquefois d'irritations directes de la pituitaire par un air poussiéreux ou chargé de vapeurs irritantes. Le coryza peut revêtir le caractère enzootique, surtout dans les meutes, soit parce que ces causes agissent au même moment sur un grand nombre d'animaux, soit par la contagion. — Des *coryzas secondaires* aigus ou chroniques surviennent dans le cours de diverses maladies infectieuses, surtout de la maladie du jeune âge, et alors souvent il s'agit d'une inflammation catarrhale diffuse, étendue à la trachée et aux bronches, ou par l'extension, à la pituitaire, d'une inflammation de voisinage, le plus souvent de la pharyngite. Il en est qui sont dus à la présence d'une tumeur ou de linguatules dans les cavités nasales.

Le début du *coryza aigu* est accusé par de fréquents éternuements et par des frottements ou des grattages du nez. Bientôt apparaît un écoulement nasal d'abord séreux, puis muqueux, enfin muco-purulent. Lorsqu'il est abondant, la respiration est gênée, quelquefois bruyante, et, si les cavités nasales sont obstruées, l'air entre et sort par la bouche, soulevant les lèvres à chaque expiration. Excepté dans les coryzas infectieux secondaires, le jetage sanguinolent et les épistaxis sont rares. En général, au bout de quelques jours, les troubles s'atténuent et la guérison survient.

Dans le *coryza chronique*, le jetage muco-purulent persiste ; il peut être fétide ou strié de sang ; souvent il se concrète à l'entrée des cavités nasales et les obstrue partiellement ; assez fréquemment la muqueuse est ulcérée. En dehors des *parasites* et des *tumeurs* du nez, cette forme est rare, sauf dans les races à museau court, où elle entraîne parfois la collection purulente des cornets,

des sinus, la destruction des premiers, même la perforation de
la cloison nasale.

Le *coryza aigu* simple tend naturellement vers la guérison
et disparaît en peu de jours, sans aucun traitement.

Lorsqu'il donne lieu à un jetage abondant, nettoyer
plusieurs fois par jour les narines, puis les enduire, ainsi que
l'entrée des fosses nasales, de l'une des préparations suivantes :

Soufre précipité	5 gr
Vaseline stérilisée	100 —
Acide borique	1 gr.
Glycérine	50 —
Menthol	20 centigr.
Acide borique	3 gr.
Vaseline blanche	40 —

Une onction matin et soir.

Si la respiration est gênée par le gonflement de la muqueuse et l'abondance du jetage, prescrire des inhalations
de vapeur d'eau simple ou additionnée de quelques feuilles
d'*eucalyptus*, de quelques gouttes de *crésyl*, d'*acide phénique*, de *menthol*, ou utiliser la préparation suivante,
indiquée dans toutes les inflammations catarrhales des
voies respiratoires :

Teinture d'eucalyptus	
Teinture de benjoin	aa 10-20 gr.
Alcool à 60°	

Une petite cuillerée à café dans un bol d'eau chaude.

Contre le *coryza chronique simple*, employer d'abord les
moyens précédents et l'eau du *Mont-Dore* (source Madeleine), comme il est dit à la *page 88*. En cas d'insuccès, faire
de temps à autre, dans les cavités nasales, une instillation
de quelques gouttes d'*huile mentholée* à 1 p. 50.

Le coryza chronique dû à des néoplasmes des cavités
nasales exige l'ablation de ceux-ci.

Chez certains sujets, notamment dans les races à nez court, cassé, une irritabilité anormale de la muqueuse du nez peut donner lieu à de l'*asthme nasal*, caractérisé par des éternuements et surtout par des accès de dyspnée (V. *Asthme*).

II. — Épistaxis.

Les *épistaxis* sont *actives*, déterminées par un afflux sanguin dans la muqueuse nasale, ou *passives*, amenées par une gêne de la circulation. Le saignement de nez est un symptôme commun aux lésions traumatiques et à la plupart des affections inflammatoires aiguës, ulcéreuses ou parasitaires des cavités nasales. Il est quelquefois causé par les quintes violentes, dans le cours des affections broncho-pulmonaires, — par la stase veineuse qu'entraînent les affections chroniques du cœur, — par l'hémophilie, par certains états cachectiques (leucémie, uncinariose).

Le plus souvent l'hémorragie est peu abondante et se tarit bientôt. Parfois elle est copieuse, persistante, ou se répète à des intervalles variables.

Pour arrêter l'épistaxis traumatique, appliquer sur le nez des compresses froides et tenir le blessé au repos.

Si l'écoulement sanguin persiste, faire dans les cavités nasales quelques petites injections d'eau chaude, d'*eau oxygénée* diluée au tiers ou d'une solution de *cocaïne* :

> Chlorhydrate de cocaïne................... 25 centigr.
> Eau bouillie................................ 5 gr.

Utiliser les mêmes moyens pour les épistaxis actives qui ont leur source sur la pituitaire.

Dans les cas où ce traitement serait insuffisant, administrer de l'*ergotine* par la voie buccale ou en injections hypodermiques (V. p. 51).

On peut encore recourir au *sérum normal* de cheval, injecté sous la peau, à la dose de 5 à 10 centimètres cubes, au *chlorure de calcium* ou au *sérum gélatiné* :

> Chlorure de calcium...................... 1-5 gr.
> Eau distillée ou sirop simple... 100-200 cent. cubes.
> Trois fois par jour une cuillerée à café, à dessert ou à soupe.

    Sérum gélatiné à 1 p. 100 .... 50 gr.
    Par injection de 5 à 10 cent. cubes. Une matin et soir.

Pour les épistaxis d'origine parasitaire, V. *Uncinaires* et *Linguatules*.

Lorsque l'hémorragie nasale est liée à une affection du poumon ou du cœur, combattre l'état morbide causal.

III. — Linguatules. Pentastomes.

Assez communes chez le chien dans certaines contrées, les *linguatules* peuvent occuper les diverses parties des cavités nasales. Elles se cantonnent de préférence dans les méats, plus particulièrement au fond du méat moyen. Le chien s'infeste en consommant des viscères d'herbivores, — ordinairement du lapin et du mouton, — lorsque ces viscères contiennent des larves de linguatules. Les larves pénètrent dans les cavités nasales par les orifices gutturaux ; elles y achèvent leur évolution et s'y reproduisent.

Silencieuses pendant la première partie de leur développement, les linguatules finissent par déterminer des troubles plus ou moins graves : éternûments, gêne respiratoire, prurit qui provoque des grattages du nez, jetage muco-purulent ou un peu sanguinolent, et exceptionnellement symptômes rabiformes. Après avoir persisté des mois, ces troubles s'atténuent, puis disparaissent avec l'expulsion ou la mort des parasites.

Le *diagnostic* peut être établi par l'examen microscopique du jetage. On constate dans celui-ci des œufs de linguatule.

La *prophylaxie* consisterait à surveiller étroitement les chiens, à les tenir dans l'impossibilité de consommer des viscères d'herbivores, seule cause de leur infestation par les linguatules.

Quand les parasites provoquent des troubles, on pourrait faire dans les fosses nasales, tous les deux ou trois jours, une injection avec une solution faible de *crésyl*, de *vinaigre*, ou y insuffler une poudre sternutatoire; mais ces moyens n'ont qu'une médiocre efficacité, et les malades ne les acceptent pas volontiers.

Dans les rarissimes cas où les linguatules déterminent des phénomènes alarmants, faire la *trépanation* des cavités nasales, extraire les parasites ou les expulser par l'irrigation de ces cavités.

La **myiase nasale**, signalée chez les chiens de la Kabylie qui consomment du fromage de brebis ou de chèvre, est provoquée par l'œstre du mouton ; — les larves sont déposées sur les narines, à l'entrée des cavités nasales, souvent aussi sur la conjonctive.

Elle s'accuse par un écoulement nasal séreux et par de la conjonctivite.

Le traitement consiste à chasser les larves par des lotions et des injections avec un liquide tiède (eau bouillie simple ou salée à 9 p. 1 000).

L'**aspergillose nasale**, causée par l'*Aspergillus fumigatus*, est très rare. Ses symptômes sont ceux du coryza chronique ; on observerait parfois des crises épileptiformes ou rabiformes. Le jetage muco-purulent contient des champignons.

Mêmes indications thérapeutiques que pour la linguatulose.

La **trichosomiase nasale**, déterminée par le *trichosome aérophile*, est également très rare. Elle s'accuse par les symptômes du coryza chronique avec des épistaxis et de la gêne respiratoire. Dans le jetage purulent on trouve des œufs de trichosome.

Même traitement que pour la *myiase* nasale, mais la guérison est plus lente, plus difficile que pour celle-ci. Pour les injections, on utilisera alternativement l'eau salée, l'eau vinaigrée et l'eau crésylée.

IV. — Sinusites.

Le *sinus maxillaire*, très exigu, peut être le siège d'une inflammation suppurative liée le plus souvent à une lésion de la racine de la quatrième molaire, quelquefois de la cinquième.

La région du sinus est le siège d'une douleur plus ou moins vive, qui provoque des frottements et des grattages. Elle est sensible à la pression, non déformée ou déjà un peu tuméfiée. La peau finit par s'ulcérer au niveau du gonflement ; du pus s'écoule qui provient du sinus enflammé. Si la plaie se cicatrise, elle ne tarde pas à se rouvrir ; bientôt elle est transformée en fistulette aboutissant presque toujours sur une racine dentaire (V. *Fistules dentaires*).

La *sinusite frontale* est généralement liée à la présence de linguatules ou à l'existence d'une tumeur.

Le seul traitement efficace est l'ablation de celle-ci ou l'extraction des parasites après *trépanation* du sinus malade (V. p. 343).

V. — Tumeurs des cavités nasales et des sinus.

La plupart des tumeurs développées primitivement dans les cavités nasales et les sinus du chien sont des *polypes myxomateux* qui tendent à la transformation sarcomateuse. On y rencontre aussi des *polypes fibreux*, dont le siège habituel est la cloison, des *épithéliomes* et des *sarcomes*, qui sont le plus souvent secondaires : nés sur la muqueuse buccale ou dans les os maxillaires, ils finissent par envahir les fosses nasales et les sinus.

Pour les *polypes fibreux* ou *myxomateux récents*, faire l'ablation après avoir pratiqué une brèche sur la paroi supérieure des cavités nasales (V. p. 344).

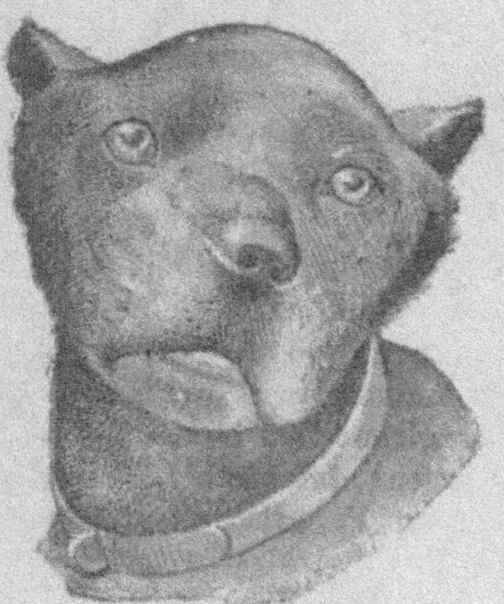

Fig. 9. — Tumeur des cavités nasales.

Assez souvent, on obtient la guérison sans récidive. Pour les polypes qui ont subi la transformation sarcomateuse, comme pour les autres tumeurs malignes (sarcomes ou

épithéliomes), très généralement les désordres sont tels
que toute intervention utile est impossible.

VI. — Laryngite aiguë.

L'*inflammation aiguë de la muqueuse laryngienne* peut être causée par un refroidissement général ou par l'action directe de l'air
froid, quelquefois par des gaz irritants, par des poussières, ou
encore par la fatigue vocale à la suite d'aboiements prolongés.
En hiver, la laryngite *a frigore* est fréquemment observée sur
les chiens de luxe, inhabitués aux intempéries.

Des *laryngites secondaires* surviennent dans le cours de diverses
maladies infectieuses, ou résultent de l'extension, à la muqueuse
du larynx, d'une inflammation de voisinage. Assez souvent la
fluxion et l'hypersécrétion catarrhales sont étendues à la plus
grande partie de la muqueuse des voies respiratoires supérieures,
ou tout au moins à celle du pharynx. La plupart des *angines*
qui relèvent des infections intéressent à la fois le pharynx et le
larynx.

Ainsi que le coryza et la bronchite, la laryngite peut exceptionnellement revêtir le caractère enzootique dans certaines
conditions, soit par la contagion, soit parce que les causes qui
la provoquent agissent en même temps sur de nombreux sujets.

Le premier symptôme de la laryngite aiguë est une toux fréquente, quinteuse, d'abord sèche, rauque, puis grasse, sibilante,
facilement provoquée par l'impression de l'air froid. L'examen
des malades peut déceler une sensibilité anormale de la région
laryngienne. Au bout de quelques jours, il y a un léger jetage
mousseux, bilatéral. L'aboiement est sourd ou rauque. Presque
toujours l'appétit est conservé et l'habitus extérieur normal.
Dans quelques rares cas, la maladie s'accompagne de troubles
généraux et de dyspnée.

Tenir le malade à l'abri du froid et des causes d'excitation. Lui donner des boissons chaudes.

Faire sur la gorge une application révulsive (*teinture
d'iode, liniment ammoniacal*), ou utiliser les compresses
humides et chaudes, maintenues *in situ* par un bandage

de flanelle et renouvelées toutes les deux ou trois heures.

Si la toux est fréquente, donner des inhalations de vapeur d'eau simple ou additionnée de l'une des substances indiquées à propos du coryza aigu, et administrer à l'intérieur du *sirop diacode*, par cuillerée à café, ou l'une des préparations suivantes :

Bromure de potassium ou de sodium......	1-2 gr.
Sirop d'éther..................	25-30 —
Eau de fleurs d'oranger............	50 —
Eau distillée ou sirop simple.........	100 —

Par cuillerée à café, à dessert ou à soupe, 3 ou 4 dans la journée.

Chlorhydrate de morphine...........	2-10 centigr.
Eau de laurier-cerise.............	5-10 gr.

Quatre ou cinq fois par jour, III à XV gouttes dans un peu de lait.

Chlorhydrate de morphine.......	2-10 centigr.
Eau distillée ou sirop simple.....	100-300 cent. cubes.

1 cuillerée à café, à dessert ou à soupe, 4 ou 5 par jour.

Dans les laryngo-trachéites et les autres inflammations catarrhales aiguës des voies respiratoires, on peut aussi employer avantageusement, à la première période, comme béchique émollient, les infusions de *fleurs de bouillon blanc* (8-10 grammes dans un demi-litre d'eau bouillante), ou de *violettes* (5-6 grammes), données par cuillerées à café, à dessert ou à soupe ; et plus tard, comme expectorant, les infusions de sommités fleuries de *sauge officinale* (2-3 grammes dans un demi-litre d'eau bouillante), de *capillaires* ou de *racines de violettes* (5-10 grammes), administrées également par cuillerées.

D'une extrême rareté, les **corps étrangers du larynx** provoquent brusquement des symptômes de laryngite suraiguë avec ou sans spasmes de la glotte ; — de la dyspnée, des signes d'angoisse, des quintes de toux suivies de nausées ou de vomissement.

S'il y a danger d'asphyxie, faire la *trachéotomie*. Ensuite essayer l'extraction par la voie buccale. Lorsqu'elle est impossible, pratiquer la *laryngotomie*.

VII. — Laryngite chronique.

Elle succède à la laryngite aiguë ou se manifeste d'emblée avec ses caractères propres. En ce dernier cas, elle peut être due à une tumeur ou à une lésion tuberculeuse du larynx.

Son principal symptôme est une toux forte, quinteuse, sèche ou un peu grasse suivant les moments, toux se produisant surtout sous l'action du froid, de l'agitation, quelquefois fréquente la nuit, et que l'on peut provoquer par de légères pressions exercées sur la gorge. Souvent la voix est modifiée, comme dans la laryngite aiguë. A certains moments, on peut observer un jetage muqueux, parfois strié de sang. — Chez quelques sujets, une toux offrant ces caractères paraît être causée par une irritabilité anormale de la muqueuse laryngienne.

Soustraire le malade aux intempéries et aux diverses causes d'excitation. Ne permettre le séjour au plein air que si les conditions atmosphériques sont favorables. Par ces simples mesures, les quintes deviennent moins violentes et plus espacées.

Bien que la révulsion soit beaucoup moins efficace que dans la forme aiguë, faire sur la gorge des applications réitérées de *teinture d'iode.*

Les insufflations de poudres dans le larynx et les badigeonnages sont peu pratiques. Quant aux injections intra-laryngiennes, elles sont dangereuses.

Si la toux est violente ou fréquente, donner des fumigations de vapeur d'eau simple ou additionnée d'*eau de laurier-cerise* (1 p. 10) et l'une des préparations calmantes indiquées à propos de la laryngite aiguë, ou la suivante :

> Bromure de potassium .... 15 gr.
> Chlorhydrate de morphine.......... 2 à 10 centigr.
> Eau de fleurs d'oranger............. 200 gr.

Par cuillerée à café ou à dessert, 3 ou 4 dans la journée.

Prescrire l'eau du *Mont-Dore* (source Madeleine) comme il est dit à la *page 88*, ou alterner, dix jours par dix jours, les *médications iodurée* et *arsenicale* :

<pre>
     Iodure de potassium.................   1-5 gr.
     Eau distillée ou sirop simple....   100-200 cent. cubes.
Tous les jours 1 cuillerée à café — 1 cuillerée à soupe.

     Liqueur de Fowler................................   10 gr.
Tous les matins, à jeun, I à VI gouttes dans un peu de lait.
</pre>

On peut remplacer avantageusement cette dernière médication par l'eau de *La Bourboule* (une cuillerée à dessert à deux verres par jour).

Très rare en dehors de la *rage* et ordinairement partielle, la **paralysie du larynx** donne lieu à des troubles de la voix et de la respiration. L'aboiement est voilé. Sous l'influence de la marche ou dès le début d'une course, la respiration devient gênée, sifflante. On peut observer des accès de suffocation.

Lorsque cette paralysie est récente, après avoir éliminé la rage, la traiter, comme la *laryngite chronique*, par les médications iodurée et arsenicale.

VIII. — Bronchite aiguë

L'*inflammation de la muqueuse des bronches* existe rarement à l'état isolé. En général, elle coïncide avec celle de la trachée, ou elle n'est que la localisation prédominante d'un catarrhe diffus de la muqueuse respiratoire.

La *bronchite aiguë primitive* est observée surtout par les temps froids et humides, au printemps ou à l'automne, saisons où la température est sujette à de brusques variations. Ses principales causes provocatrices sont : le refroidissement général ou limité à une partie du corps, l'action directe sur la muqueuse bronchique d'un air très froid, très chaud ou chargé de poussières, de gaz irritants ; le brusque passage d'un milieu chaud à l'air humide et froid ; la pénétration accidentelle d'un breuvage dans la trachée ou l'injection intratrachéale d'une solution médicamenteuse. Aux premiers troubles suscités dans la muqueuse par les facteurs étiologiques susmentionnés s'ajoute l'*auto-infection*, dont les agents sont des bactéries banales déposées par l'air sur cette membrane. — La bronchite aiguë peut revêtir le caractère enzootique quand ses causes provocatrices agissent en même temps sur un grand nombre de sujets, ou par la contagion, lorsque, chez un premier malade, les bactéries qui pullulent dans le jetage sont devenues pathogènes. On sait leur aptitude, en semblable occurrence, à faire de la contagion avec localisation similaire.

Les *bronchites secondaires ascendantes* ou *descendantes* résultent de la propagation, à la muqueuse des bronches, des inflammations localisées primitivement dans le poumon ou dans les voies respiratoires supérieures. C'est par l'extension, aux bronchioles, de l'inflammation d'abord limitée aux gros canaux, que survient la *bronchite capillaire*. — Des bronchites secondaires apparaissent dans le cours de la maladie du jeune âge, de la tuberculose et de diverses autres infections.

La bronchite aiguë est exprimée, au début, par des signes de malaise général, par des frissons, par de la toux, par un certain degré de dyspnée et de fièvre. La *toux* est d'abord sèche et forte ; au bout de quelques jours, elle devient grasse et s'accompagne d'un jetage bilatéral muqueux ou muco-purulent. A l'auscultation du poumon, on perçoit, des deux côtés de la poitrine, des râles sonores, sibilants, puis des râles humides ou muqueux, à fines, moyennes ou grosses bulles ; partout le murmure vésiculaire persiste. A la percussion, la sonorité thoracique est normale. — Dans la trachéo-bronchite commune, la fièvre est rarement forte, la dyspnée légère, les grandes fonctions peu troublées. Quand les malades sont convenablement traités, les symptômes ne tardent pas à s'atténuer, et la guérison est obtenue au bout de dix à quinze jours. — Dans la *bronchite capillaire*, la dyspnée est forte, continue, et la toux pénible. Le jetage est abondant, quelquefois un peu mousseux ou strié de sang ; il se dessèche à l'entrée des cavités nasales et les oblitère en partie. La respiration se fait par la bouche, provoquant le *souffle labial*. La réaction fébrile est intense. Cette forme de la bronchite se complique souvent de lésions pulmonaires (V. *Broncho-pneumonie*). Elle est particulièrement grave chez les jeunes chiens et chez les sujets des petites races, en raison de l'exiguïté des canaux bronchiques.

Tenir le malade au repos, à l'abri du froid et de l'humidité. S'il y a lieu, recouvrir le tronc d'un pansement ouaté.

Comme alimentation, on donnera du lait chaud simple

ou sucré, des préparations lactées, de la viande crue ou cuite.

En général, la médication interne ne comporte que l'administration de substances narcotiques destinées à calmer la toux : — *teinture de belladone, teinture d'opium* ou *laudanum de Sydenham* à la dose de I à X gouttes dans une cuillerée de lait, quatre ou cinq fois par jour, *sirop pectoral, sirop de codéine, sirop diacode*, par cuillerée, *poudre de Dover* à la dose de 5 à 50 centigrammes, deux ou trois fois par jour, ou l'une des préparations suivantes :

Sirop de Tolu	100-200 gr.
Sirop diacode	10-50 —
Eau de laurier-cerise	2-10 —

Teinture de belladone	V-XXX gouttes.
Eau de laurier-cerise	2-10 gr.
Sirop de codéine	10-20 —
Sirop de guimauve	5 —
Infusion de tilleul	100 —

Par cuillerée à café, à dessert ou à soupe. 3 ou 4 par jour.

Lorsque les troubles du début sont particulièrement accentués, il peut être avantageux de faire prendre un vomitif : — 5 à 50 centigrammes d'*ipéca* ou 5 milligrammes à 5 centigrammes de *tartre stibié*.

Dans les cas où la dyspnée est forte, les bronches encombrées et l'évacuation de leur contenu difficile, employer pendant quelques jours les expectorants :

Kermès minéral	0^{gr},50-5 gr.
Julep gommeux	100-200 —

Sirop de polygala	10-50 gr.
Infusion de sauge	100-200 —
Benzoate de soude	0^{gr},50-5 —

Par cuillerée à café, à dessert ou à soupe. 3 ou 4 dans la journée.

Sirop d'ipéca	10-50 gr.
Sirop de guimauve	50 —

3 à 6 petites cuillerées à café par jour.

Acide benzoïque	1-5 gr.
Sucre blanc	10 —

Diviser en 10 paquets. 2 ou 3 par jour.

Donner aussi des fumigations de vapeur d'eau simple ou légèrement antiseptique si le malade s'y prête (V. p. 75).

Lorsque celui-ci est abattu, prostré, le stimuler par les infusions chaudes de *café* ou de *thé*, modérément alcoolisées, données par cuillerées à café ou à soupe.

A la période de déclin, utiliser les balsamiques résineux :

Sirop de goudron.....	20-40 gr.
Sirop de térébenthine.....	50-100 —
Eau de tilleul.....	50-100 —

1 cuillerée à café — 1 cuillerée à soupe, 3 ou 4 par jour.

Si les sécrétions bronchiques persistent abondantes, donner de la *terpine* ou du *soufre lavé* (V. p. 87 et 19).

IX. — Bronchite chronique.

La *bronchite chronique* — le *catarrhe pulmonaire* — est ordinairement la conséquence d'inflammations aiguës réitérées de la muqueuse bronchique. Surtout fréquente pendant la vieillesse, son développement est favorisé par diverses autres maladies, notamment par les troubles de la nutrition (diabète), l'emphysème pulmonaire, les affections chroniques du cœur et du rein. La congestion pulmonaire passive déterminée par l'insuffisance mitrale entraîne des altérations de la muqueuse des bronches et finalement la bronchiolite chronique. — Dans une notable partie des cas, la bronchite chronique est liée à la tuberculose.

Les principaux symptômes de la bronchite chronique sont la toux, la dyspnée, la bronchorrhée accusée par un jetage bilatéral, muco-purulent ou purulent, quelquefois fétide. La toux est généralement quinteuse, plus ou moins grasse, suivie d'efforts de vomissement ; à certains moments, elle peut devenir violente et s'accompagner de spasme laryngien. — L'exercice à une allure accélérée provoque vite de l'essoufflement et la fatigue. — A l'auscultation du poumon, on perçoit des râles muqueux et sibilants. La sonorité thoracique est normale à la percussion. Au cours de la maladie, il survient parfois des accès fébriles passagers et des périodes d'inappétence. Lorsque les quintes sont fréquentes et violentes, la bronchite se complique d'**emphysème**. Chez un certain nombre de sujets, les sécrétions sont peu abondantes, la toux est sèche, rauque, fatigante (*catarrhe sec*, « *toux nerveuse* »). Chez d'autres, il se produit des ectasies bronchiques ; le jetage est abondant et fétide.

La bronchite chronique étant assez souvent d'origine tuberculeuse, avant d'entreprendre le traitement, on soumettra le malade à l'épreuve de la tuberculine.

Alimentation analeptique : pâtées contenant beaucoup de viande, viande crue, laitage.

Calmer la toux par l'une des préparations narcotiques indiquées à propos de la *bronchite aiguë*. Lorsqu'elle est fréquente la nuit, donner du *sirop de codéine* (1/2 cuillerée à café — 1 cuillerée à soupe).

Si les quintes sont accompagnées de spasme du larynx, employer la préparation suivante :

Bromure de strontium	gr,50-5 gr.
Sirop diacode	40 —
Sirop d'écorce d'orange amère	60-120 —

Par cuillerée à café, 3 à 6 dans la journée.

Modifier les sécrétions muqueuses par le *soufre lavé* (V. p. 19) ou les balsamiques :

Terpine	1-5 gr.
Eau-de-vie	2-40 —
Sirop de térébenthine	50-150 —
Sirop de baume du Canada	50-150 —

Terpine	1-5 gr.
Eau-de-vie	2-40 —
Sirop de Tolu	100-300 —

Par cuillerée à café, à dessert ou à soupe, 3 dans la journée.

Souvent il est avantageux d'alterner cette médication avec le *traitement ioduré* :

Iodure de potassium ou de sodium	1-5 gr
Sirop simple ou eau distillée	200 —

1 cuillerée à café — 1 cuillerée à soupe, 3 par jour.

Pour les chiens âgés, emphysémateux ou asthmatiques, si les reins ne sont pas touchés, associer l'*iodure* et le *bromure de sodium* :

> Iodure de sodium.................... 0gr,50-2gr,50
> Bromure de sodium.................. 0gr,50-2gr,50
> Sirop d'écorce d'orange amère .... 100-200 gr.

Une fois par jour ou matin et soir, 1 cuillerée à café, à dessert ou à soupe.

En outre, prescrire l'eau du *Mont-Dore* (source Madeleine), réchauffée au bain-marie ou dans du lait chaud, à la dose quotidienne de 1 cuillerée à dessert à 2 verres par jour, pendant quinze à vingt jours.

Dans les cas où le jetage est fétide, employer l'une des préparations suivantes :

> Tanin à l'alcool..................... 0gr,30-3 gr.
> Biphosphate de chaux................ 0gr,20-2 —

Pour 10 paquets, 1 par jour après les repas, dans un peu de lait.

> Hyposulfite de soude................. 1-4 gr.
> Sirop simple........................ 125 —

Par cuillerée à café, 2 à 4 dans la journée.

> Teinture d'eucalyptus................ 1-10 gr.
> Sirop de menthe.................... 20 —
> — de fleurs d'oranger............. 150 —

Par cuillerée à café ou à dessert, 3 à 5 dans la journée.

Lorsque l'affection est rebelle, modifier l'état général par la *liqueur de Fowler*, l'eau de *La Bourboule* ou l'*huile de foie de morue*.

Si la bronchite chronique est secondaire, entretenue par une autre maladie, obéir en outre aux indications particulières à celle-ci. Chez les sujets atteints d'insuffisance mitrale, au moment des poussées catarrhales, on utilise avantageusement l'*ipéca* ou l'*apomorphine* (V. p. 37 et 45).

X. — Broncho-pneumonie.

Observée principalement chez les animaux jeunes, chez les débilités, la *broncho-pneumonie aiguë*, — la *pneumonie catarrhale* ou *pneumonie lobulaire*, — est d'ordinaire une complication de la bronchite aiguë et résulte de la propagation, au tissu pulmonaire, de la phlegmasie des bronchioles, — de l'aspiration, dans les alvéoles, des sécrétions bronchiques chargées d'éléments infectieux. Souvent c'est une maladie saisonnière, *a frigore*, débutant par l'inflammation des muqueuses du nez et du pharynx, puis se propageant, par infection descendante, à la trachée, aux bronches et au poumon. On rencontre surtout des *broncho-pneumonies secondaires* qui relèvent de la maladie du jeune âge. Dans certains cas, l'inflammation broncho-pulmonaire est la conséquence de la pénétration, dans le larynx, de corps étrangers, principalement de liquides alimentaires ou médicamenteux mal administrés, donnés de force en maintenant les mâchoires écartées. — La broncho-pneumonie chronique est le plus souvent d'origine tuberculeuse (V. *Pneumonie chronique*).

Le chien atteint de *broncho-pneumonie aiguë* est très abattu, fébricitant, sans appétit. La toux est faible, pénible, douloureuse ; le jetage, abondant, muco-purulent ou strié de sang, se concrète sur les bords des narines. La respiration est accélérée, petite, dyspnéique, souvent accompagnée du *souffle labial*. La percussion de la poitrine dénote des îlots de submatité ou de matité correspondant à des foyers pneumoniques. A l'auscultation, on entend des râles muqueux, sibilants ou crépitants, et le *souffle tubaire* si les lésions sont étendues, les bronches principales englobées.

La mort, terminaison fréquente, survient ordinairement du sixième au dixième jour, dans la plupart des cas par asphyxie. La broncho-pneumonie par corps étrangers est particulièrement grave : elle s'accompagne presque toujours de gangrène pulmonaire, d'accidents septiques, et tue en quelques jours.

Installer le malade dans un local à température douce et uniforme. Durant la saison froide, ne pas négliger l'enveloppement ouaté du tronc.

Le soutenir par de la viande crue et en lui faisant prendre, par cuillerées, du lait chaud sucré, du bouillon simple ou additionné de viande hachée. S'il est nécessaire, recourir aux lavements alimentaires (1).

(1) L'*alimentation rectale*, même faite dans les meilleures conditions possibles, est très inférieure à l'alimentation par la voie normale. Mais

Faire une application de teinture d'iode (à rebrousse-poil
ou après avoir coupé celui-ci) sur les deux côtés du thorax,
ou, sur le devant de celui-ci, dans le tissu conjonctif sous-
cutané, de chaque côté de la pointe sternale, une injection
d'essence de térébenthine (de quelques gouttes à 1 cent.
cube), ensuite envelopper le tronc. Pendant la saison
chaude, on peut remplacer la révulsion par la réfrigération
de la poitrine au moyen de compresses humides.

Si la toux est fréquente, pénible, la calmer par l'une des
préparations narcotiques indiquées au traitement des bronchites. Favoriser l'expectoration par le *kermès*, le *poly-
gala*, le *benzoate de soude* (V. p. 85). — Fumigations de
vapeur d'eau si le malade s'y prête.

Lutter contre la dépression nerveuse par les infusions
de *thé*, de *café*, légèrement alcoolisées, ou par la préparation suivante :

elle convient à merveille pour soutenir les malades chez lesquels l'anorexie se prolonge ou qui vomissent les substances qu'on leur administre à la cuiller.

Quand on croit devoir recourir à l'alimentation rectale, il convient
de donner quotidiennement trois ou quatre lavements nutritifs tièdes
(37°-37°5), de 10 à 30 centimètres cubes pour les petits chiens, de 30 à 60
pour ceux de moyenne taille, de 60 à 150 pour les grands sujets. Le
rectum vidé par une injection d'eau tiède faite vingt à trente minutes
auparavant, on administre lentement le liquide nutritif, le chien couché ; ensuite on maintient pendant quelque temps le train de derrière
un peu surélevé. — On peut introduire dans le rectum des produits immédiatement assimilables (liquides, peptones, graisses émulsionnées),
ou simultanément la substance nutritive et le ferment modificateur
(lavement au jus de viande et suc de pancréas frais). — Les lavements
d'eau salée, de bouillon, d'œufs, permettent de nourrir le chien sain
pendant plusieurs semaines ; toutefois l'animal maigrit et s'affaiblit
plus ou moins rapidement. Avec les lavements peptonisés, le chien vit
normalement pendant des semaines ; il conserve son poids, sa vivacité,
sa température. On peut employer l'*eau salée* à 9 p. 1 000, la *solution
de glucose* à 10-20 p. 100, simple ou additionnée soit de vin (1 cuillerée
à café — 1 cuillerée à soupe), soit d'eau-de-vie (V-L gouttes), le *lait
bouilli*, *salé* ou *sucré*, le *bouillon de viande*, l'*infusion de café*, les
peptones animale ou végétale, le *jus de viande* additionné de suc
pancréatique. — On prépare un bon lavement nutritif en ajoutant à
une tasse de lait une cuillerée à soupe de peptone, un jaune d'œuf et
quelques gouttes de laudanum pour prévenir la diarrhée.

Acétate d'ammoniaque....................... 1- 5 gr.
Sirop d'éther.............................. 10.50 —
Infusion de café ou thé................... 100 —
Par cuillerée à café ou à dessert. 5 ou 6 dans la journée.

Si le cœur faiblit, le stimuler par des injections sous-cutanées d'*éther* ou d'*huile camphrée* (V. p. 113). A ces moyens, on peut adjoindre des injections de *sérum anti-streptococcique polyvalent* à la dose quotidienne de 2 à 10 centimètres cubes, bien que l'efficacité de ce sérum et des autres produits similaires ne soit pas encore bien établie. (V. *Broncho-pneumonie contagieuse.*)

XI. — Pneumonie aiguë.

Rare chez le chien, la *pneumonie lobaire* est presque toujours provoquée par le refroidissement. Aussi l'observe-t-on d'ordinaire vers la fin de l'automne ou pendant l'hiver, sur les chiens qui chassent dans les marais ou dans les régions sillonnées de cours d'eau. Le froid n'est que la cause adjuvante de la pneumonie dite *a frigore* ; il suscite des troubles vasculaires à la faveur desquels les microbes qui existent normalement dans les bronches envahissent le poumon.

La pneumonie lobaire est caractérisée, au début, par des signes d'abattement et de faiblesse, par de la fièvre, de l'anorexie, une soif vive, par une accélération de la respiration et une toux pénible, douloureuse. Au bout de vingt-quatre à quarante-huit heures, apparaît un jetage muqueux, strié de sang ou rouillé. Pendant les périodes d'augment et d'état, l'accélération de la respiration s'accentue ; à certains moments, on peut constater une forte dyspnée. Le pouls est précipité, plein ou un peu affaibli, quelquefois irrégulier ; les battements du cœur sont violents. A l'auscultation, on perçoit, dans les deux poumons ou d'un côté seulement, du râle crépitant, puis du souffle tubaire. La percussion révèle d'abord de la submatité, ensuite de la matité. Durant la période d'état, la pleurésie, la péricardite, la néphrite, sont des complications possibles. — Quand la guérison doit avoir lieu, les symptômes s'atténuent du sixième au huitième jour, l'appétit renaît, le malade est moins triste, les signes de faiblesse moins accusés ;

on note presque toujours la réapparition du jetage, ainsi que des mictions plus abondantes qu'à l'ordinaire.

La mort peut survenir soit par asphyxie, soit par des complications cardiaques ou rénales.

Mêmes indications hygiéniques et diététiques que pour la broncho-pneumonie : faire prendre au malade, en petite quantité à la fois, du lait, de la viande crue ou du bouillon additionné de viande hachée. Au besoin, recourir aux lavements alimentaires.

Révulsion thoracique, injections térébenthinées (V. p. 90), ou application de compresses froides sur la poitrine.

S'il y a lieu, calmer la toux par les moyens indiqués au traitement de la bronchite aiguë. Combattre la dyspnée par la *saignée* et la *médication iodurée* (V. p. 339 et 93).

Relever les forces par une infusion chaude de *café* ou de *thé*, légèrement alcoolisée, administrée par cuillerées toutes les deux heures.

Lorsque l'on constate des signes de fatigue du cœur, stimuler celui-ci par les injections sous-cutanées d'*éther* ou d'*huile camphrée*.

On peut associer à ces moyens des injections de *sérum antistreptococcique* (V. p. 91).

Traiter les diverses complications qui peuvent survenir (V. *Pleurésie, Péricardite, Endocardite, Néphrite*).

La **congestion** et l'**œdème pulmonaires** ne sont guère observés que comme complications des maladies infectieuses et des affections du cœur, notamment de l'insuffisance mitrale. Cependant, surtout par les temps chauds ou très froids, on peut voir, chez le chien, des cas de *congestion pulmonaire active primitive* provoquée par les efforts, les courses épuisantes.

Leurs principaux symptômes sont, avec la soudaineté du mal, une vive accélération de la respiration, une forte dyspnée, de la toux et quelquefois un jetage mousseux, sanguinolent.

On combat la congestion active en tenant le sujet au repos absolu, à l'abri du froid ou de la chaleur, et en mettant en œuvre les moyens qui viennent d'être indiqués pour la pneumonie aiguë. — Dans le cas de *congestion passive*, le traitement doit viser surtout l'affection causale.

XII. — Pneumonie chronique.

La *pneumonie chronique simple* est consécutive aux affections inflammatoires aiguës du poumon et des bronches. Considérée autrefois comme fréquente chez le chien, elle est en réalité très rare. Presque toutes les lésions pulmonaires chroniques appartiennent à la *tuberculose*.

Quand la pneumonie chronique succède à une phlegmasie pulmonaire aiguë avec lésions massives, les symptômes de celle-ci ne disparaissent pas complètement. Il persiste de la gêne respiratoire, de la toux, un peu de jetage et des signes physiques, — matité ou submatité circonscrite, disparition du bruit vésiculaire, râles humides, souffle, — perçus le plus ordinairement dans un seul lobe. — Lorsqu'elle fait suite à la bronchite ou à la bronchopneumonie, la toux ainsi que le jetage subsistent, et les signes physiques précédents sont habituellement constatés dans les deux lobes. — Dans l'une et l'autre forme, on note de l'essoufflement rapide par les efforts de la marche, de légères poussées fébriles, des troubles de l'appétit, de la pâleur des muqueuses, de la faiblesse et un amaigrissement progressif.

Avant d'instituer un traitement, soumettre à l'épreuve de la *tuberculine* les chiens chez lesquels on constate des signes de pneumonie chronique, ou, s'il y a du jetage, faire l'examen bactériologique.

Alimentation analeptique. Beaucoup de viande crue.

Tant que persistent la toux, le jetage, les troubles respiratoires, mettre en œuvre les *médications iodurée et arsenicale* :

> Iodure de sodium ou de potassium.　　　1-5 gr.
> Eau distillée ou sirop simple........　100-200 cent. cubes.
> Dix jours par mois, 1 cuillerée à café — 1 cuillerée à soupe.

Les dix jours suivants, faire prendre, le matin, à jeun, dans un peu de lait, I à VI gouttes de *liqueur de Fowler*, ou donner comme boisson de l'eau de *La Bourboule*.

Après un repos de dix jours, reprendre le traitement.

Si le jetage est abondant et fétide, prescrire une préparation à base d'*eucalyptus* ou d'*hyposulfite de soude* (V. p. 88).

XIII. — Emphysème. — Asthme.

Assez fréquent chez les chiens âgés, l'*emphysème pulmonaire* est une affection secondaire, amenée par les maladies qui déterminent des efforts respiratoires, de la dyspnée, de la toux, — principalement par les laryngites, les bronchites, la broncho-pneumonie, la pneumonie chronique et la tuberculose.

L'*asthme essentiel* est une névrose indépendante de toute affection organique à laquelle on puisse la rattacher. Les *asthmes secondaires* sont des formes de dyspnée pouvant dépendre de causes nombreuses, mais relevant le plus souvent des affections du cœur, du rein, du poumon, des bronches ou des cavités nasales. — On observe des cas de *dyspnée toxique* ou *dyscrasique* provoquée par des troubles de la sécrétion uréique, par la rétention de l'urée dans le sang (azotémie) (V. p. 122).

L'*emphysème* est accusé par l'accélération et la gêne de la respiration, par l'essoufflement rapide et la respiration buccale quand le malade est obligé de courir, souvent aussi par des quintes de toux sèche quelquefois suivies d'efforts de vomissement. On observe des accès durant lesquels la dyspnée est intense et la physionomie anxieuse. A la percussion, la sonorité thoracique est normale ou exagérée. L'auscultation ne décèle d'ordinaire qu'une atténuation du bruit vésiculaire. Avec ces symptômes propres à l'emphysème, on en peut constater d'autres qui appartiennent à l'affection causale, surtout à la bronchite chronique, laquelle coexiste souvent avec le premier.

L'*asthme essentiel* est caractérisé par des crises de dyspnée consistant surtout en une grande difficulté de l'expiration, et le plus souvent accompagnées d'hypersécrétion de la muqueuse respiratoire.

Autant que possible, les *emphysémateux* doivent être tenus à l'abri du froid, de l'humidité, et soumis à un régime diététique : viande et autres aliments de facile digestion, donnés en petite quantité à la fois. Trois repas par jour.

Comme traitement interne, prescrire l'eau du *Mont-Dore*, comme il est dit à la page 88, ou alterner les *médications iodurée*, *arsenicale* et *soufrée*. Dix jours par mois, faire prendre, avant l'un des repas, une cuillerée à café, à dessert ou à soupe, de la préparation suivante :

> Iodure de sodium...................... 4-5 gr.
> Eau distillée ou sirop simple.... 160-200 cent. cubes.

Les dix jours suivants, faire prendre, le matin à jeun, dans un peu de lait, I à VI gouttes de *liqueur de Fowler*, ou donner comme boisson de l'eau de *La Bourboule*.

Les dix autres jours de chaque mois, faire prendre quotidiennement, dans la pâtée, 20 centigrammes à 2 grammes de *soufre lavé*.

Recommencer ensuite le traitement.

Le suspendre pendant les périodes où l'état du malade est jugé satisfaisant.

Pour les *asthmatiques*, essayer soit l'eau du *Mont-Dore*, soit les *médications iodurée* et *arsenicale*, comme il vient d'être dit, avec des repos de durée variable selon l'état des malades, ou encore la *belladone* (V. p. 85).

On combattra les crises d'*asthme* par une potion calmante ou par des injections hypodermiques de *chlorhydrate de morphine* :

> Éther............................. 4-5 gr.
> Sirop diacode...................... 20 —
> Sirop de fleurs d'oranger.......... 20 —
> Eau distillée ou sirop simple...... 120 cent. cubes.
> Par cuillerée à café ou à dessert, d'heure en heure, jusqu'à effet.

> Chlorhydrate de morphine.......... 2-10 centigr.
> Eau distillée bouillie............. 30 gr.
> Injections de 1 à 5 cent. cubes. 2 ou 3 dans la journée.

On peut encore utiliser dans le même but les inhalations de *pyridine*. Verser quelques gouttes de celle-ci sur le coin d'un mouchoir.

Pour certains «asthmes secondaires» (dyspnée cardiaque, azotémie), on peut, en outre, obéir à l'indication étiologique.

Observé dans toutes les races, surtout fréquent chez les sujets à nez court, cassé, en particulier chez les griffons bruxellois et chez les petits bouledogues, **l'asthme nasal** est lié à une irritabilité anormale de la muqueuse du nez et paraît provoqué le plus ordinairement par la rétention de mucosités dans les replis des cornets.

Il est caractérisé par des éternuements réitérés et par des accès de dyspnée consistant en des inspirations profondes, convulsives, qui se produisent par séries de cinq à dix, sans que la plupart des malades en paraissent sérieusement incommodés. Mais la répétition de ces accès, souvent à de brefs intervalles, ne laisse pas d'inquiéter les personnes qui en sont témoins.

Dans l'impossibilité de supprimer la cause essentielle des troubles, on ne peut qu'instituer un traitement symptomatique.

Pour fluidifier les mucosités nasales retenues dans les replis de la muqueuse des cornets et provoquer les éternuements qui les expulseront, employer les inhalations d'*ammoniaque* : verser quelques gouttes de celle-ci sur un petit linge que l'on approche ensuite des narines.

Si les accès résistent à ce moyen, recourir aux vomitifs, à l'*ipéca* ou à l'*apomorphine* (V. p. 24). Les mucosités nasales fluidifiées sont expulsées par les efforts de vomissement.

XIV. — Adénopathie bronchique. — Tumeurs du médiastin. — Filariose bronchique.

L'*inflammation* et l'*hypertrophie des ganglions trachéo-bronchiques* sont généralement consécutives aux affections inflammatoires des bronches et du poumon — aux bronchites, à la bronchopneumonie ou à la tuberculose pulmonaire, — quelquefois à des tumeurs malignes du poumon. — De volumineuses *adénopathies tuberculeuses* peuvent se constituer en l'absence de lésions bacillaires du poumon, des bronches et de la plèvre.

La compression ou la déviation, par les tumeurs ganglionnaires,

des nerfs voisins de la trachée et de la base du cœur, principalement du pneumogastrique et de sa branche récurrente, provoquent de la dyspnée et une toux fréquente, sèche, quinteuse,
suivie de nausées ou de vomissement. Lorsque l'adénopathie est
d'origine tuberculeuse ou néoplasique, l'état général est mauvais,
les signes de la cachexie s'accentuent vite, et d'autres symptômes
particuliers peuvent être constatés.

Les lésions ganglionnaires qui relèvent de la *tuberculose* seront
dénoncées par une injection de *tuberculine*.

Le traitement des *adénopathies inflammatoires simples*
a pour agents les *narcotiques*, les *iodurés* et les *arsenicaux*.

Calmer la toux par les moyens indiqués précédemment
(V. p. 81 et 85) ou par la préparation ci-dessous :

    Eau de laurier-cerise.................... 5-20 gr.
    Alcoolature de racines d'aconit.......... II-X gouttes.
    Sirop de Tolu........................... 125 gr.
3 petites cuillerées à café — 3 cuillerées à soupe par jour.

Pendant dix jours, *médication iodurée* :

    Iodure de sodium.................... 4-5 gr.
    Eau distillée ou sirop simple.... 100-200 cent. cubes.
Tous les jours, 1 cuillerée à café — 1 cuillerée à soupe.

Les dix jours suivants, donner, chaque matin, à jeun,
dans du lait, I à VI gouttes de *liqueur de Fowler*, ou de
l'eau de *La Bourboule* comme boisson.

Après un repos de dix jours, reprendre la médication
iodurée, puis l'autre, et continuer ainsi, en alternant, pendant plusieurs mois.

Pour les sujets qui supporteraient mal l'iodure, on pourrait le donner en lavements, ou prescrire l'*iodalose* à la
dose de I à XX gouttes par jour.

Dans les cas de **tumeur du médiastin**, dont le diagnostic demeure
presque toujours incertain, on ne peut que recourir aux mêmes
moyens.

Le chien est sujet à une affection parasitaire de la muqueuse
trachéo-bronchique accusée par des symptômes simulant ceux de

    Méd. et chir. canines.

l'adénopathie bronchique. Elle est déterminée par des *Nématodes* du genre *Filaire* (*Filaria bronchialis canis*), qui provoquent, dans la muqueuse, la formation de nodules gris rougeâtre, des dimensions d'un grain de mil à celles d'un pois. Ordinairement peu nombreux et localisés à une étroite surface, ces nodules renferment un ou plusieurs parasites.

Les chiens atteints de cette filariose sont pris, à des intervalles plus ou moins rapprochés, de quintes de toux sèche, profonde, d'une raucité caractéristique. Souvent aussi il y a une forte dyspnée et des accès de suffocation. Quand la mort ne survient pas par asphyxie, ces troubles s'atténuent peu à peu, et la guérison arrive à la longue.

La seule indication utile est de combattre les accès de toux et la dyspnée par l'une des préparations narcotiques qui viennent d'être indiquées au traitement de l'*adénopathie bronchique.*

XV. — Pleurésie aiguë.

L'inflammation de la plèvre est *primitive* ou *secondaire*, *unilatérale* ou *bilatérale*, *sèche* ou *avec épanchement*. L'exsudat est *séro-fibrineux*, *purulent*, *hémorragique* ou *putride*.

La *pleurésie aiguë primitive* peut être causée par l'impression prolongée du froid, par l'ingestion d'eau froide lorsque la respiration est accélérée et le corps en sueur, par un trauma pénétrant de la poitrine ou par un corps étranger arrêté dans la portion thoracique de l'œsophage et qui a perforé les parois de celui-ci. — La *pleurésie a frigore* ou *rhumatismale* est infiniment plus rare qu'on ne l'a admis jusqu'à présent. Qu'elle soit d'ailleurs la conséquence d'un refroidissement, d'un trauma ou de la pénétration d'un corps étranger dans la poitrine, l'inflammation de la plèvre est toujours microbienne. — Les *phlegmasies pleurales secondaires* les plus communes se développent dans le cours de la broncho-pneumonie ou d'autres maladies infectieuses, principalement de la *tuberculose.*

Des signes d'abattement et de faiblesse, de la fièvre, des frissons, une soif vive, de l'inappétence, de la gêne respiratoire avec accélération des mouvements des côtes, souvent aussi une toux petite, sèche, douloureuse, une sensibilité anormale des parois

thoraciques à la percussion et quelquefois un bruit de frottement à l'auscultation du thorax ; tels sont les symptômes du
début de la pleurésie aiguë. Presque toujours celle-ci est exsudative, et la dyspnée s'accentue avec les progrès de l'épanchement. Les battements du cœur sont précipités, le pouls petit
la conjonctive injectée. Selon que la pleurésie est double ou unilatérale, la percussion révèle, des deux côtés ou du côté malade
seulement, une matité très nette, occupant une hauteur variable
de la poitrine et limitée en haut par une ligne horizontale, A
l'auscultation, la zone mate est silencieuse en sa partie inférieure ;
vers sa limite supérieure, on perçoit ordinairement le souffle
tubaire. En tenant le malade dans des attitudes diverses, les signes
physiques se modifient par le déplacement de l'exsudat. — Les
terminaisons habituelles sont la mort par asphyxie ou le passage
à l'état chronique.

Lors de pleurésie purulente, l'état général est mauvais, la
fièvre forte avec de brusques oscillations thermiques ; quelquefois
il y a de l'œdème thoracique.

Dès que la plèvre renferme une certaine quantité de liquide,
on peut assurer le diagnostic par une ponction exploratrice. — La
nature tuberculeuse de l'affection sera reconnue par l'examen
bactériologique du dépôt que donne ce liquide ou par l'inoculation de celui-ci au cobaye. Pour les malades chez lesquels la
fièvre est légère, on peut aussi recourir à l'injection de *tuberculine*.

Pour le traitement des plaies pénétrantes du thorax,
V. page 299.

Nourrir le malade de viande crue ou cuite et réduire le
plus possible l'eau de boisson. S'il refuse la viande, le soutenir par des aliments liquides : — lait, bouillon additionné
de viande hachée.

Aux périodes de début et d'augment, faire sur le thorax
une *friction révulsive* (*pommade stibiée, teinture d'iode, farine de moutarde*) ou, en sa partie antérieure, deux injections
d'essence de térébenthine (V. p. 90). Appliquer un bandage pour empêcher le malade de porter la langue sur le
topique vésicant. Si l'on utilise la teinture d'iode, on en
devra répéter l'application. — Pendant la saison chaude,

on peut remplacer la révulsion par la réfrigération : recouvrir les régions costales et sternale de compresses froides maintenues par une bande de flanelle ou de toile et renouvelées toutes les deux ou trois heures.

Instituer une *médication purgative* et *diurétique*. Faire prendre, le matin, à jeun, dans un peu de lait, 3 à 30 centigrammes de *calomel* et, dans la journée, une infusion de feuilles de *digitale* :

> Feuilles de digitale.................... $0^{gr},50-1$ gr.
> Eau bouillante........................ 150 —

Faire infuser une demi-heure. Filtrer et sucrer. Par petite cuillerée à café, à dessert ou à soupe. 3 par jour.

Ou prescrire :

> Poudre de feuilles de digitale....... $0^{gr},50-1$ gr.
> Calomel........................... 30-75 centigr.
> Sucre............................. 15 gr.

Pour 15 paquets. 2 à 6 par jour.

Cesser l'administration du calomel dès que la diarrhée apparaît, et substituer, pour quelques jours, à la digitale, le *salicylate de soude*, donné à la dose de 10 centigrammes à 1 gramme par jour, ou la *pilocarpine* en injections sous-cutanées :

> Azotate de pilocarpine............... 2-5 centigr.
> Eau distillée bouillie................ 25 gr.

Une injection de 1 à 5 cent. cubes, tous les deux jours.

Si l'exsudat est très abondant et la dyspnée intense, pratiquer aseptiquement la *thoracentèse* (V. p. 355).

Lorsque l'épanchement s'est reproduit, faire une nouvelle ponction, évacuer la plus grande partie du liquide et laver la séreuse avec une solution de *chlorure de sodium* à 9 p. 1 000, portée à la température de 38°.

On peut encore essayer l'*aérothérapie* : injecter dans la plèvre une quantité d'air à peu près égale à celle de l'exsudat extrait ; — ou l'*autosérothérapie* : au niveau de la ponction ou ailleurs, injecter dans le tissu conjonctif sous-cutané 1 à 10 centimètres cubes du liquide extrait de la plèvre.

XVI. — Pleurésie chronique.

L'*inflammation chronique de la plèvre* évolue d'emblée sous cette forme, où elle est consécutive à la forme aiguë. Nous avons montré que, dans plus des quatre cinquièmes des cas, elle est sous la dépendance de la *tuberculose*.

Les symptômes de la pleurésie chronique sont parfois peu accentués, même quand déjà l'épanchement est abondant. Mais, en général, avec de l'inappétence, de la faiblesse, une maigreur plus ou moins accusée, on constate de l'accélération et de la difficulté de la respiration. L'exercice s'accompagne vite de dyspnée, et celle-ci est d'autant plus marquée que le poumon est plus réduit par l'exsudat. La toux est rare, petite, sèche. La conjonctive est pâle ou infiltrée. — L'auscultation et la percussion révèlent les mêmes signes que dans le cas de pleurésie aiguë. — Les pleurésies non bacillaires ne s'accompagnent que d'une légère hyperthermie. Dans le cours de celles qui relèvent de la tuberculose on note de fréquents accès fébriles.

Avant de commencer le traitement, soumettre le malade à l'épreuve de la *tuberculine*.

Alimentation tonique. Beaucoup de viande crue ou cuite.

Effectuer la révulsion par une friction de *pommade stibiée* avec enveloppement ouaté du thorax.

Comme médication interne, prescrire le *calomel* et la *digitale*, ainsi qu'il a été dit à propos de la pleurésie aiguë ; mais ces agents ont peu d'efficacité.

Quand leur action est nulle ou insuffisante, et dans tous les cas où l'épanchement est abondant, la dyspnée forte, pratiquer la *thoracentèse* simple ou suivie soit d'*injection d'air*, soit du *lavage de la plèvre*. On peut aussi essayer l'*autosérothérapie* ou l'*aérothérapie* (V. *Pleurésie aiguë*).

Si la fièvre n'a pas permis d'utiliser la tuberculine, faire l'examen bactériologique de l'exsudat ou recourir à l'inoculation pour établir si la pleurésie est ou n'est pas tuberculeuse.

XVII. — Pneumothorax.

Caractérisé par la présence d'air ou d'autres gaz dans la cavité pleurale, le *pneumothorax* est rarement simple ; le plus souvent la plèvre contient une certaine quantité de liquide : un exsudat séreux (*hydropneumothorax*), du sang (*hémopneumothorax*) ou du pus (*pyopneumothorax*).

Dans la plupart des cas, le pneumothorax résulte d'une plaie pénétrante de la poitrine, d'une fracture costale avec déchirure du poumon, d'une thoracentèse mal pratiquée, ou de lésions pulmonaires : — d'une caverne tuberculeuse, d'un abcès sous-pleural, d'un foyer de gangrène, quelquefois de l'emphysème.

Le début est tantôt brusque (pneumothorax traumatique), tantôt lent, insidieux (pneumothorax secondaire). — Immédiatement intense ou graduelle, la dyspnée résulte de l'affaissement du lobe pulmonaire comprimé par le gaz et de la congestion qui survient dans l'autre. — La percussion du côté malade donne un son tympanique ou un bruit de pot fêlé, et de la matité dans la zone inférieure s'il y a épanchement. A l'auscultation, on perçoit d'ordinaire du souffle amphorique ou un bruit de glouglou.

Le diagnostic est facile lorsque le pneumothorax est provoqué par une plaie pénétrante — seule variété intéressante au point de vue thérapeutique. — Le pneumothorax causé par la déchirure de la plèvre au niveau d'une vésicule emphysémateuse disparaît généralement au bout de deux à trois semaines.

En cas de *pneumothorax traumatique* faire l'occlusion aseptique de la plaie qui a ouvert la plèvre.

Pour atténuer la douleur et modérer la dyspnée, employer la *teinture d'opium*, le *laudanum de Sydenham* (I à X gouttes, dans une cuillerée de lait, trois ou quatre fois par jour), ou la *morphine* :

Chlorhydrate de morphine................. 2 10 centigr.
Eau distillée bouillie...................... 30 gr.
Trois injections hypodermiques de 1 à 5 cent. cubes par jour.

Chlorhydrate de morphine......... 2-10 centigr.
Eau distillée ou sirop simple...... 100-300 cent. cubes.
Par cuillerée à café, à dessert ou à soupe. 3 à 5 par jour.

S'il y a lieu, combattre la faiblesse par l'administration d'une infusion de *thé* ou de *café* légèrement alcoolisée.

Lorsque la dyspnée est menaçante, et plus tard s'il y a épanchement abondant, extraire par la ponction et l'aspiration les gaz et le liquide collectés dans la plèvre.

Au besoin, effectuer le lavage de la séreuse.

AFFECTIONS DE L'APPAREIL CIRCULATOIRE

I. — Péricardite.

Très généralement secondaire, la *péricardite*, — l'inflammation de la séreuse qui enveloppe le cœur, — survient dans le cours de diverses maladies infectieuses, — des pneumonies, de la maladie du jeune âge, mais surtout de la *tuberculose*. Dans plus des trois quarts des cas, elle relève de celle-ci. — Elle peut être provoquée par le froid, notamment par l'immersion prolongée dans l'eau froide. Cette variété est observée principalement chez les chiens hydrophiles et chez ceux qui chassent dans les marais. Quelquefois elle est déterminée par une contusion ou une plaie pénétrante de la région précordiale, par des grains de plomb, par un corps vulnérant dégluti et arrêté dans la portion thoracique de l'œsophage.

I. — Péricardite aiguë.

La *péricardite aiguë* s'annonce par des troubles généraux : signes d'abattement et de faiblesse, inappétence, accélération de la respiration, anxiété ou dyspnée et fièvre.

Elle est bientôt accusée par des signes physiques qui permettent de la reconnaître : — dès que l'épanchement est abondant, par la faiblesse ou la disparition du choc cardiaque, par l'assourdissement ou l'effacement des bruits normaux du cœur, par une large zone de matité qui correspond au péricarde distendu. Avec la compression des oreillettes surviennent le pouls veineux des jugulaires, la dyspnée par engoûment pulmonaire, l'essoufflement au moindre effort, puis les troubles dus à la stase dans les veines de la grande circulation. — La ponction exploratrice donne issue à un liquide séreux, purulent ou hémorragique.

Couper les poils sur la région thoracique inférieure, au niveau du cœur, dans toute l'étendue de la zone de matité ;

faire là une *friction révulsive* et appliquer un bandage de
poitrine (V. p. 299). Pendant l'été, remplacer la préparation
vésicante par l'application de compresses froides fréquemment renouvelées. — Tenir le malade au repos.

Régime lacté. Toutes les deux ou trois heures, donner
du lait ; si le malade n'y touche pas, lui en faire prendre
chaque fois quelques cuillerées. Quand l'appétit est conservé, donner en outre, matin et soir, un peu de viande
crue.

Administrer quotidiennement, dans du lait, une dose de
3 à 30 centigrammes de *calomel* et de l'infusion de *digitale*, comme il a été dit pour la pleurésie aiguë. Au bout
de quatre ou cinq jours, cesser le calomel ; ajouter au lait
un tiers d'eau de *Pougues* ou de *Vals* ou une petite dose de
bicarbonate de soude, et remplacer la digitale par la *caféine* :

        Caféine........................... ⎰
        Benzoate de soude...............   ⎱ āā 0gr,50-2 gr.
        Eau distillée bouillie..........   40 cent. cubes.
    En injections sous-cutanées de 1 à 5 cent. cubes. 2 ou 3 par jour.

Si ces moyens ne donnent rien, recourir aux injections
hypodermiques de *pilocarpine* :

        Chlorhydrate ou azotate de pilocarpine. 25 centigr.
        Eau distillée bouillie................... 25 cent. cubes.
    Tous les deux jours, une injection de 1 à 5 cent. cubes.

Lorsque l'épanchement est très abondant et les symptômes alarmants, on peut faire la *paracentèse du péricarde* suivie ou non d'*injection d'air*. On peut aussi essayer
l'*autosérothérapie* (V. p. 101).

Dans le cas de *plaie* de la région précordiale ayant pu
intéresser la plèvre et le péricarde, couper les poils dans
une certaine étendue autour de la blessure ; désinfecter
celle-ci et la peau du voisinage avec la teinture d'iode ;
suturer la plaie, — en drainant à la gaze s'il est nécessaire ;
ensuite appliquer un pansement ouaté sec, maintenu par un
bandage.

II. — Péricardite chronique.

La *péricardite chronique exsudative* se développe d'emblée sous cette forme ou succède à la forme aiguë. Dans le premier cas, son début est insidieux et son évolution ordinairement lente. Elle reste méconnue jusqu'à ce que l'épanchement détermine de la dyspnée et de l'essoufflement. Alors l'examen du malade révèle les mêmes signes locaux que dans la péricardite aiguë. — A une période plus avancée, avec l'aggravation des phénomènes rationnels, on constate de l'anorexie, des signes d'épanchement dans la plèvre, dans le péritoine, et de l'œdème des membres.

La péricardite chronique peut être *sèche* et donner lieu à des adhérences multiples entre les feuillets séreux ou aboutir à la soudure de ceux-ci dans leur étendue, — à la symphyse cardiaque.

Avant d'instituer un traitement, faire une injection de *tuberculine* afin de savoir si la péricardite est ou n'est pas tuberculeuse.

Mêmes soins généraux que pour la péricardite aiguë. Soutenir le malade par la viande crue ou cuite, le lait et les préparations lactées.

Friction de *pommade stibiée* sur la région précordiale.

Ainsi que pour la péricardite aiguë, utiliser le *calomel*, le *bicarbonate de soude*, la *digitale* et les injections de *pilocarpine*, ou la *médication iodurée* :

```
Iodure de sodium......................... 4-5 gr.
Sirop simple.............................. 200 —
```
Pendant dix jours, le matin, à jeun, 1 cuillerée à café — 1 cuillerée à soupe. Quinze jours de repos. Reprendre ensuite la médication.

Quand, par son abondance, l'épanchement provoque de la dyspnée et des troubles circulatoires graves, on peut faire la ponction du péricarde. Après avoir évacué la quantité de liquide que l'on veut extraire, on peut encore injecter dans le sac péricardique soit de l'air atmosphérique, soit une petite quantité de la solution de *chlorure de sodium* à 9 p. 1 000, et à la température de 38°, ou faire une injection sous-cutanée d'exsudat péricardique (V. p. 101).

II. — Endocardite aiguë.

L'*endocardite aiguë* — l'inflammation aiguë de la séreuse qui tapisse les cavités du cœur — survient généralement dans le cours des maladies infectieuses, produite par une localisation sur l'endocarde des germes qui ont provoqué celles-ci. C'est ainsi qu'on peut l'observer comme complication des broncho-pneumonies, de la maladie du jeune âge, du rhumatisme, des inflammations des muqueuses, notamment de la métrite, et des affections chirurgicales : plaies suppurantes, lymphangite, ostéomyélite. — Les *endocardites primitives a frigore* ou *traumatique* sont exceptionnelles. L'endocardite *a frigore* ou *rhumatismale* n'est d'ailleurs pas déterminée par la seule action du froid ; celui-ci n'agit qu'en favorisant l'infection.

Parfois l'endocardite coexiste avec la myocardite : — le myocarde et l'endocarde ont été touchés simultanément par les agents infectieux, ou l'inflammation s'est propagée de l'un à l'autre. La pathogénie est la même lorsque le myocarde et les deux séreuses cardiaques sont affectés.

Le surmenage et toutes les influences qui diminuent la résistance de l'organisme peuvent intervenir à titre de causes favorisantes.

On rencontre chez le chien des *endocardites bénignes*, qui ont pour type la forme rhumatismale, demeurent locales ou ne produisent que des lésions valvulaires, et des endocardites *malignes, infectantes* ou *ulcéreuses*, dont les microbes se répandent dans tous les organes par les voies du sang. — Les localisations sont un peu plus fréquentes dans le cœur gauche que dans le cœur droit.

L'endocardite étant presque toujours secondaire, ses *symptômes* propres sont masqués par ceux de l'infection causale. A l'examen du malade, avec des troubles fébriles plus ou moins accentués, on constate de la dyspnée, quelquefois une augmentation de la force des systoles et un assourdissement des bruits normaux du cœur. — Au bout de quelques jours, quand les lésions entraînent l'inocclusion de l'un des orifices — une *insuffisance valvulaire*, l'auscultation révèle un *souffle systolique* ou *diastolique*.

Dans l'*endocardite végétante*, aux troubles précédents s'ajoutent ceux qui résultent du rétrécissement des orifices dont les valvules sont altérées, et parfois des symptômes spéciaux dus à des embolies.

Quant à l'*endocardite maligne, infectante* ou *ulcéreuse*, elle donne lieu à des phénomènes généraux graves, — prostration, frissons, coliques, plaintes, diarrhées, hématurie, — qui dénoncent la diffusion, dans l'organisme, des agents infectieux et de leurs poisons.

Laisser le malade au repos absolu et le soutenir par du lait, du bouillon, de la tisane de céréales ou une autre boisson alimentaire.

Appliquer sur la région précordiale soit un révulsif (*pommade stibiée* ou *farine de moutarde*), puis un pansement protecteur, soit des compresses froides renouvelées toutes les deux ou trois heures.

Combattre l'*endocardite rhumatismale* par la *médication salicylée* :

> Salicylate de soude.. .... 2-10 gr.
> Eau distillée ou julep gommeux...... 100-200 —
>
> Matin et soir, 1 cuillerée à café — 1 cuillerée à soupe.

Pour les autres variétés, utiliser le *sulfate de quinine*, donné quotidiennement à la dose de 5 à 50 centigrammes, en plusieurs fois, pendant quelques jours. En outre, recourir aux injections sous-cutanées de la *solution chlorurée sodique* à 9 p. 1 000 (20 à 200 grammes par jour).

Lorsque le jeu du cœur est précipité et ses pulsations violentes, continuer l'usage des compresses froides et administrer un sédatif cardiaque :

> Bromure de potassium ou de sodium. 4-5 gr.
> Eau distillée ou sirop simple.......... 200 cent. cubes.
>
> Matin et soir, 1 cuillerée à café — 1 cuillerée à soupe.

Si l'on constate des signes de faiblesse du myocarde, recourir aux *stimulants diffusibles* et aux *cardiotoniques* (V. p. 113).

Pendant et après la convalescence, essayer de prévenir, par la *médication iodurée*, les phénomènes consécutifs aux inflammations valvulaires :

Iodure de potassium ou de sodium...   1.5 gr.
Eau distillée ou sirop simple........   100-200 cent. cubes.

Dix jours par mois, le matin, à jeun, 1 cuillerée à café, à dessert ou à soupe.

III. — Endocardite chronique. Lésions valvulaires.

L'*endocardite chronique* est généralement consécutive à l'endocardite aiguë, et celle-ci, développée dans le cours d'une maladie infectieuse, a pu passer méconnue. Quelquefois elle se constitue d'emblée, sans cause évidente, ou sous l'influence d'un processus scléreux atteignant l'appareil artériel. Presque toujours les lésions sont localisées sur les valvules et le pourtour des orifices.

Les altérations auriculo-ventriculaires (mitrales ou tricuspidiennes), toujours d'origine endocarditique, se rencontrent assez fréquemment chez les sujets parvenus à la période moyenne de la vie, quelquefois déjà chez les jeunes. — Les lésions artérielles (aortiques ou pulmonaires) qui résultent de l'endartérite ou de la combinaison de celle-ci et de l'endocardite ne sont guère constatées que chez les animaux âgés.

La plupart de ces lésions peuvent rester muettes ou latentes pendant de longs mois, voire des années; mais un moment arrive où elles donnent lieu à des troubles circulatoires et à des signes physiques. Ordinairement elles consistent en la rétraction des lames d'une valvule, entraînent l'inocclusion de l'orifice correspondant et réalisent une *insuffisance*, laquelle permet le retour du sang dans la cavité qui précède la valvule altérée. Parfois elles produisent le *rétrécissement* de l'un des orifices du cœur et gênent le cours du sang, son passage d'une cavité dans l'autre. Elles peuvent déterminer une insuffisance et un rétrécissement au niveau du même orifice.

Qu'il y ait insuffisance ou rétrécissement, la conséquence première de la lésion est l'accumulation du sang dans la cavité qui, d'après le cours normal de celui-ci, précède l'orifice lésé : dans l'une des oreillettes ou dans l'un des ventricules. Il en résulte une dilatation passive de cette cavité, dilatation dont les effets sont prévenus, pour un temps, par le fait de l'hypertrophie concomitante des parois de la cavité : la lésion orificielle ou valvulaire est momentanément *compensée*. Le terme de cette période de compensation est marqué par l'apparition des troubles dus à la stase sanguine dans le poumon ou dans les autres viscères.

Les principaux de ces troubles sont des signes de faiblesse, de l'oppression, de la dyspnée rapide sous l'influence d'efforts même modérés, l'inaptitude à tout exercice violent, à la course, à la marche accélérée, et la diminution de l'appétit ou des périodes d'anorexie. Assez souvent les apparences extérieures de la santé sont conservées. — Les *lésions mitrales* déterminent plus spécialement la stase dans la petite circulation, par conséquent des troubles pulmonaires, de l'oppression, de l'essoufflement, de la dyspnée par les efforts de l'exercice. — Les *lésions aortiques* ne suscitent d'ordinaire, pendant un long temps, que des troubles peu accusés, — de la faiblesse, des palpitations, quelquefois des étourdissements et une dyspnée modérée. — Les *lésions du cœur droit*, qui retentissent vite sur le système veineux général, produisent surtout des congestions viscérales passives, de l'ascite, de l'œdème des extrémités.

A l'auscultation de la région précordiale, on perçoit généralement un *souffle systolique* ou *diastolique*. — Le pouls, fort et régulier dans l'insuffisance aortique, est faible et irrégulier dans toutes les autres variétés d'affections valvulaires.

Dans l'ensemble des phénomènes que suscitent les lésions valvulaires, on peut reconnaître, au point de vue thérapeutique : 1° une *période latente*, où il n'existe que des signes physiques difficilement appréciables ; 2° une *période de compensation*, durant laquelle les troubles fonctionnels font encore défaut ; 3° les *périodes d'hyposystolie* et d'*asystolie*, caractérisées par de la dyspnée, par la faiblesse des contractions du cœur, par des troubles graves de la circulation veineuse générale, — les stases viscérales, les hydropisies, les œdèmes.

On désigne sous le nom de *cardio-rénaux* les malades qui souffrent à la fois du cœur et du rein, malades chez lesquels la symptomatologie est celle d'une double insuffisance cardiaque et rénale. On s'explique facilement les œdèmes qui surviennent ainsi sous l'action d'altérations concomitantes du cœur et des reins (V. p. 121). Mais des œdèmes peuvent se produire en l'absence de toute lésion rénale, par la seule oligurie d'origine cardiaque.

On procédera à l'examen des urines pour s'assurer de l'état des reins et voir s'il n'y a, à cet égard, aucune indication particulière à formuler.

Si l'endocardite chronique était soupçonnée à son début, alors que les lésions consistent en un simple épaississement des valvules, on emploierait alternativement les *médications iodurée et arsenicale* :

> Iodure de potassium ou de sodium. 1-5 gr.
> Eau distillée ou sirop simple....... 100-200 cent. cubes.

Dix jours par mois, le matin à jeun, 1 cuillerée à café — 1 cuillerée à soupe.

Les dix jours suivants, donner le matin, à jeun, dans un peu de lait, I à VI gouttes de *liqueur de Fowler*.

Après un repos de dix jours, reprendre la médication iodurée.

Pour les malades qui supporteraient mal l'iodure, on pourrait le donner en lavements ou prescrire l'*iodalose* à la dose de I à XX gouttes par jour.

Lorsque les lésions ont abouti à la production d'une insuffisance ou d'un rétrécissement, on ne peut que retarder l'échéance de l'asystolie.

Pendant la période de compensation, le traitement doit être exclusivement hygiénique : régime alimentaire alibile et exercice modéré, sans fatigue. Dans quelques cas, on devra combattre les palpitations par un sédatif cardiaque :

> Bromure de potassium ou de sodium... 1-40 gr.
> Sirop simple.............................. 100-200 —

Pendant quelques jours, matin et soir, 1 cuillerée à café — 1 cuillerée à soupe.

Quand surviennent les troubles dénonçant l'affaiblissement du myocarde, donner, pendant quatre ou cinq jours, le *sirop de digitale* (1 cuillerée à café — 2 cuillerées à soupe par jour), la *teinture de digitale* (I-XX gouttes, matin et soir), ou l'infusion suivante :

> Feuilles de digitale.............. 50 centigr.-1 gr.
> Eau bouillante .... 150 —

Deux ou trois fois par jour, 1 cuillerée à café — 1 cuillerée à soupe.

Après un repos de quinze jours à un mois, reprendre la médication ou donner, pendant une semaine, tous les jours,

II à XX gouttes de *teinture de strophantus* dans un peu de *café* ou de *thé*.

Répéter l'administration de la digitale et du strophantus quand la faiblesse du myocarde s'accentue de nouveau.

Au dernier stade de la *période asystolique*, lorsque les contractions du cœur sont très affaiblies et les extrémités infiltrées, utiliser la *caféine* en injections hypodermiques.

S'il y a lieu, appliquer quelques pointes fines et pénétrantes sur les extrémités œdématiées et faire la paracentèse de l'abdomen.

Pour les chiens très attachés à leurs maîtres ou très irritables, éviter les émotions morales vives, l'isolement ou l'hospitalisation.

IV. — Myocardites.

Affection secondaire causée par les états morbides toxi-infectieux, principalement par la maladie du jeune âge et les pneumonies, la *myocardite aiguë* évolue tantôt isolément, sans lésions des séreuses cardiaques ; tantôt elle coexiste avec l'endocardite ou l'endopéricardite.

Les symptômes passent facilement méconnus au milieu des troubles provoqués par la maladie primitive. Le début est presque toujours marqué par des phénomènes d'excitation cardiaque : systoles précipitées et fortes, quelquefois tumultueuses ; pouls fort, respiration accélérée et dyspnéique. Au bout de vingt-quatre à quarante-huit heures, les battements du cœur s'affaiblissent, deviennent irréguliers, puis intermittents ; les bruits s'atténuent, le premier peut donner l'impression d'un souffle. — Les formes légères se terminent d'ordinaire par la guérison. Quand l'issue doit être funeste, les signes d'affaiblissement du cœur s'accentuent, le pouls s'efface, la dyspnée augmente, et la mort survient par asphyxie (congestion et œdème pulmonaires) ou par syncope.

La *myocardite chronique* a une double origine : elle succède à la forme aiguë, ou se constitue d'emblée avec ses caractères propres, causée soit par des lésions cardiaques ou pulmonaires, soit par la tuberculose. — Après une période latente de durée variable, la maladie provoque des troubles fonctionnels : inaptitude à la course, essoufflement, fatigue rapide, — ordinairement rapportés à une affection du poumon. A l'examen du cœur, on peut noter d'abord des battements tumultueux, des palpitations ; plus tard, les systoles s'affaiblissent, les bruits normaux s'atténuent ; puis surviennent des intermittences du cœur et du pouls. — Les lésions de la myocardite chronique s'accentuent graduellement. Elles finissent par entraîner la mort dans la cachexie, quelquefois par syncope ou par rupture du cœur.

Au début de la *myocardite aiguë*, combattre l'éréthisme du cœur par l'application, sur la région précordiale, d'un révulsif ou de compresses froides (V p. 108).

Soutenir le malade par le lait et la décoction de céréales. Pour activer l'élimination des poisons microbiens, couper ces boissons d'eau de *Vals* ou y ajouter une dose quotidienne de 2 à 3 grammes de *bicarbonate de soude*, ou encore injecter journellement, dans le tissu conjonctif, de 20 à 200 grammes de la *solution chlorurée sodique* à 9 p. 1 000.

A la période d'asthénie cardiaque, employer les cardiotoniques et les stimulants diffusibles. Utiliser de préférence le *strophantus* et la *caféine* :

> Teinture de strophantus...................... 20 gr.

Pendant une semaine, le matin, II à XX gouttes, dans un peu de café ou de thé.

> Caféine.........................
> Benzoate de soude............... } ãã 0gr,50-2 gr.
> Eau distillée bouillie........... 40 cent. cubes.

Deux ou trois injections quotidiennes de 1 à 5 cent. cubes.

Lorsque les signes de faiblesse cardiaque sont très accentués, faire, trois fois par jour, une injection hypodermique de 1 à 5 centimètres cubes d'*éther* ou d'*huile camphrée*. Donner aussi la préparation suivante :

> Eau de tilleul...................... 150 gr.
> Acétate d'ammoniaque............ 4 —
> Teinture de cannelle............. XV gouttes.

1 cuillerée à café — 1 cuillerée à soupe, 3 ou 4 dans la journée.

Pendant la convalescence, alimentation substantielle et un peu d'exercice.

Pour combattre les phénomènes d'excitation cardiaque du premier stade de la *myocardite chronique*, recourir à la *médication bromurée* :

Bromure de potassium ou de strontium.   1-5   gr.
Eau distillée ou sirop d'écorce d'orange.   100-200 cent. cubes.

1 cuillerée à café — 1 cuillerée à soupe. 2 ou 3 par jour.

Quand apparaissent les troubles qui accusent la faiblesse du cœur, instituer la diète lactée et employer la *digitale*, puis le *strophantus* ou la *caféine*.

Plus tard, donner alternativement l'*iodure* de *sodium* ou de *potassium* à petites doses, par périodes de dix jours chaque mois (V. p. 111), et l'eau de *Vals* ou le *bicarbonate de soude*.

Chez les chiens âgés atteints de myocardite chronique, souvent les reins sont touchés. Il convient alors d'instituer, pour des périodes de durée variable, les *régimes déchloruré* et *hypoazoté* (V. p. 123).

La déchirure du cœur est dite *traumatique* ou *spontanée* selon qu'elle résulte ou non d'une violence extérieure qui a porté sur la région précordiale. — La déchirure spontanée est toujours amenée par une altération dégénérative du myocarde relevant d'ordinaire de la myocardite chronique. — De même la *déchirure de la base de l'aorte* ou de l'*artère pulmonaire* est préparée par la dégénérescence athéromateuse des parois de ces vaisseaux.

En général, ces accidents se produisent à un moment où le chien se livre à des efforts. Les symptômes sont ceux d'une syncope, de l'apoplexie ou d'une abondante hémorragie interne. Le plus souvent, le malade s'affaisse brusquement sur le sol en poussant un cri aigu, s'agite et meurt au bout de quelques instants ou de quelques minutes, suivant les dimensions de la déchirure.

La rupture du cœur et celle des gros vaisseaux qui en partent ne sont reconnues avec certitude qu'à l'autopsie. On ne pourrait d'ailleurs leur opposer aucun traitement efficace.

V. — Hypertrophie et dilatation.

L'*hypertrophie primitive* ou *essentielle* du cœur, amenée par les efforts musculaires, est observée surtout chez les chiens de chasse ou de trait. — L'*hypertrophie secondaire*, consécutive à une lésion valvulaire, à des altérations des gros vaisseaux ou du poumon, finit par se compliquer de dilatation partielle ou totale du cœur.

L'hypertrophie cardiaque s'accuse par la violence des systoles, par des palpitations, de l'oppression, de la dyspnée, et par des signes d'anxiété qui apparaissent sous l'influence des efforts musculaires qu'exige la course ou le travail de traction.

Lors d'*hypertrophie secondaire*, l'auscultation du cœur révèle généralement l'existence d'une lésion valvulaire ; plus tard, quand le cœur est dilaté, on observe des signes de stase dans les veines de la petite ou de la grande circulation. Peu à peu on voit s'accentuer les troubles dus à la faiblesse du myocarde et les phénomènes de l'asystolie.

Une dilatation mécanique temporaire du ventricule droit est facilement déterminée par les affections pulmonaires aiguës à lésions massives.

Dans le cas d'*hypertrophie primitive* avec palpitations, combattre celles-ci par l'administration quotidienne de *bromure de potassium* ou de *strontium* (V. p. 114) et par l'application de compresses froides sur la région précordiale, ou en alternant, par périodes de dix jours, les *médications iodurée* et *bromurée*, avec repos les dix autres jours de chaque mois. — Autant que possible, pas de courses prolongées, pas de fatigue.

Mêmes indications pour les *hypertrophies secondaires* qui s'accompagnent de palpitations.

Quand le cœur est forcé et les effets de la dilatation bien accusés, fractionner la ration, ou mieux instituer la diète lactée. Relever l'énergie du myocarde par la *digitale* et le *strophantus* :

    Feuilles de digitale...................... 0gr,50-1 gr.
    Eau bouillante.......................... 150 —
Trois fois par jour, 1 cuillerée à café — 1 cuillerée à soupe. — Pendant quatre ou cinq jours.

Quinze à vingt jours plus tard, donner la *teinture de strophantus* à la dose quotidienne de II à XX gouttes, dans un peu de *café* ou de *thé*, pendant une semaine. — Alterner ces deux médications.

Si des troubles plus graves, — stase veineuse, encombrement cardio-pulmonaire, dyspnée intense, — annoncent une attaque d'asystolie, une *saignée* de 30 à 300 grammes est le moyen le plus efficace.

VI. — Angine de poitrine.

L'*angine de poitrine* est l'expression de troubles de l'innervation ou de la circulation cardiaques, troubles d'ordre toxique ou dus au rétrécissement des artères du cœur. Toxique, elle est surtout d'origine urémique; c'est l'un des accidents possibles de la néphrite chronique.

Caractérisée par des accès d'angoisse profonde, de suffocation, de douleur violente, elle éclate inopinément. Les premiers accès surviennent généralement pendant une course ou une marche accélérée. Tout à coup l'animal s'arrête, demeure immobile, la facies anxieux, accusant une vive douleur. Dans quelques cas, la respiration est précipitée ou pénible, et les battements du cœur sont affaiblis, inégaux ou intermittents. Généralement la résolution a lieu au bout de quelques secondes ou de quelques minutes; il ne persiste que des signes de faiblesse et d'inquiétude. Mais le malade peut succomber au cours d'un accès.

Le chien chez lequel on a observé des phénomènes qui paraissent causés par l'angine de poitrine doit être mis, pendant plusieurs semaines, au régime lacté ou nourri de soupes aux herbes, de pâtées sans viande. On coupera le lait avec de l'eau de *Vals*, ou l'on additionnera quotidiennement la boisson de 2 à 3 grammes de *bicarbonate de soude*.

Prescrire la *médication iodurée* par périodes de dix jours, avec des repos d'égale durée;

    Iodure de sodium....................................   2 40 gr.
    Sirop simple.......................................   200 —

Tous les jours 1 cuillerée à café — 1 cuillerée à soupe, avant l'un des
repas.

Quant aux phénomènes de la crise, les combattre par des
inhalations de vapeurs de *nitrite d'amyle*. Il suffit de quelques gouttes de celui-ci sur le coin d'un mouchoir.

AFFECTIONS DE L'APPAREIL URINAIRE

I. — Congestion du rein.

La *congestion du rein* est *active* ou *passive*. — La première reconnaît pour principales causes l'administration prolongée ou à doses trop fortes de diurétiques irritants (essence de térébenthine, nitrate de potasse) ; — l'application, sur une large surface, de topiques contenant des produits irritants (farine de moutarde, cantharides) ; — l'action sur le rein de toxines microbiennes élaborées dans le cours des maladies infectieuses, les brûlures étendues, les refroidissements, les traumas de la région lombaire.

La *congestion passive* accompagne les états morbides qui entraînent la stase dans les veines de la grande circulation : les affections chroniques du cœur, du péricarde, des plèvres, du poumon, les tumeurs des cavités thoracique ou abdominale.

La *congestion rénale active* s'accuse par de légères *coliques*, souvent accompagnées de gêne dans les mouvements de locomotion, d'une sorte de parésie des membres postérieurs. Au bout d'une demi-heure à quelques heures, la *polyurie* apparaît ; les mictions sont fréquentes et abondantes ; l'urine est tantôt claire, tantôt sanglante et albumineuse.

Dans la *congestion passive*, l'excrétion urinaire est diminuée, et l'on constate des troubles généraux subordonnés à l'affection causale.

Mêmes soins hygiéniques et même régime que pour la *néphrite aiguë*.

Toutes les deux ou trois heures, appliquer sur la région lombaire des compresses chaudes laissées à demeure. Provoquer la dérivation intestinale par l'administration d'un purgatif (5 à 50 grammes *d'huile de ricin*, de *sirop de ner-*

prun ou de *manne grasse*). On peut aussi favoriser la déplé-
tion des reins et suppléer à leur fonction par une injection
de 1 milligramme à 1 centigramme d'un sel de *pilocarpine*.

Dans le cas de *congestion passive*, traiter la maladie
initiale. Combattre l'asystolie par la *digitale* et la *caféine*
(V. p. 111 et 113).

II. — Néphrite aiguë.

La *néphrite aiguë* — *l'inflammation aiguë du rein* — est généralement produite par des facteurs d'ordre infectieux ou toxique.
Elle peut être la conséquence d'un empoisonnement aigu, — la
substance nocive ayant pénétré par la muqueuse digestive ou
par la peau, — de l'administration prolongée ou à doses trop
élevées de diurétiques irritants, de l'action sur les reins de poisons élaborés par l'organisme malade (affections de l'appareil
digestif, diabète, insuffisance hépatique, brûlures étendues à
une grande surface du tégument). — Le plus souvent, la néphrite
aiguë survient dans le cours des maladies infectieuses, notamment de la maladie du jeune âge ou des broncho-pneumonies.
Les microbes agissent directement sur le rein, apportés dans
cet organe par le sang, ou indirectement, par l'intermédiaire
de leurs toxines. — Le refroidissement sous toutes ses formes
n'intervient qu'en favorisant l'infection ; il ne provoque la néphrite
que chez des sujets prédisposés par un état morbide actuel ou
antérieur. — Rares sont les néphrites traumatiques, qui succèdent à de violentes contusions portées sur la région lombaire.

La néphrite aiguë s'accuse par des signes de coliques et par des
troubles généraux graves. Souvent la fièvre est modérée, mais
l'abattement est profond, l'anorexie complète. Les mouvements
sont pénibles, ceux du train de derrière surtout ; chez quelques
malades, la région lombaire est sensible à la palpation. — Les
mictions sont fréquentes, douloureuses, peu abondantes. A de
brefs intervalles, le malade expulse de l'urine colorée en rouge
par du sang et albumineuse ; l'examen microscopique y décèle
des cellules épithéliales du rein, des globules rouges, des cylindres
épithéliaux, granuleux et hyalins. Dans les cas graves, la fonction
des reins peut être suspendue et l'anurie absolue. L'*urémie*
— l'intoxication par les poisons urinaires — est révélée par des

vomissements, de la dyspnée, des troubles nerveux (convulsions, parésie, état comateux) et par l'odeur urineuse de l'air expiré.

Tenir le malade au repos et à l'abri du froid.

Régime lacté ou *hydrolacté* : lait additionné d'eau de Vals ou de petites doses de *bicarbonate de soude*, et donné par cuillerées. Lavements lactés.

Calmer les douleurs rénales par l'application, sur la région lombaire, de compresses humides et chaudes, renouvelées toutes les trois ou quatre heures.

Provoquer la dérivation intestinale par l'administration de 5 à 50 grammes de *sirop de nerprun*, *d'huile de ricin* ou de *manne grasse*, ou faire une injection hypodermique quotidienne de 1 milligramme à 1 centigramme de *nitrate de pilocarpine*.

Deux fois par jour, faire prendre, dans un peu d'eau sucrée, une dose de 5 à 50 centigrammes de *tanin* à l'alcool.

S'il survient des *accidents urémiques*, faire une saignée de 30 à 300 grammes et activer les sécrétions intestinales par une préparation drastique :

Huile de ricin..........................	} āā 50 gr.
Huile d'amandes douces.............	
Huile de croton......................	I-II gouttes.

1 cuillerée à café — 1 cuillerée à soupe, 3 ou 4 par jour.

On peut faire aussi, pendant quelques jours, une injection hypodermique de 10 à 100 grammes *d'eau salée* à 8-9 p. 1 000.

Combattre la faiblesse du cœur et le coma par une infusion de *café* ou de *thé* légèrement alcoolisée, ou par la *caféine* :

Caféine........................	} āā 0gr,50-2 gr.
Benzoate de soude..............	
Sirop simple..................	250 —

Quatre fois par jour, 1 cuillerée à café — 1 cuillerée à soupe.

Caféine.................................... }
Benzoate de soude .... } āā 0ᵉʳ,50-1 gr.
Eau distillée............................ 40 cent. cubes.

Trois ou quatre injections de 1 à 5 centimètres cubes dans la journée.

Durant la période de résolution et la convalescence, continuer le lait et les alcalins à petites doses. Donner d'abord des viandes blanches. Remettre graduellement le sujet à son alimentation habituelle.

III. — Néphrite chronique. Mal de Bright.

La *néphrite chronique* succède à la néphrite aiguë ou se développe d'emblée, lentement, provoquée par une infection ou une intoxication chroniques. Surtout fréquente chez les animaux âgés, elle peut être déterminée soit par des agents infectieux que le sang a portés dans le rein, soit par des toxines, des poisons chimiques, des déchets organiques que les reins éliminent. Elle est souvent liée à la tuberculose, aux affections cardiaques ou pulmonaires. Exceptionnellement, elle est causée par la présence d'un calcul ou d'un parasite dans le bassinet (pyélonéphrite).

Des troubles de l'appétit, de légers accès fébriles, des signes de faiblesse et un amaigrissement qui s'accentuent peu à peu, la diminution de la sécrétion urinaire (oligurie), parfois des *œdèmes* aux régions déclives, puis des signes de suractivité ou d'hypertrophie du cœur, de la polyurie et la disparition des œdèmes : tels sont les principaux troubles de la première période de l'affection.— Le sujet s'amaigrit de plus en plus ; puis, quand le cœur est épuisé, surviennent de nouveaux œdèmes de la partie inférieure du tronc et des membres, ainsi que des hydropisies. L'urine contient, avec une proportion variable d'albumine, des cylindres épithéliaux et des *cylindres hyalins*. — L'insuffisance des reins comme organes dépurateurs entraîne la rétention, dans l'organisme, de produits toxiques, l'empoisonnement urémique avec des crises de dyspnée.

Les œdèmes sont expliqués par l'*oligurie* et par la rétention chlorurée. On sait depuis longtemps que la diminution de la sécrétion urinaire est une cause d'hydropisie. Un malade qui urine peu, — qui urine moins d'eau qu'il n'en absorbe, — est un malade qui retient de l'eau, ce qui a d'abord pour conséquence la dilution

du sang (hydrémie), puis la filtration de l'eau dans les tissus, à
travers les parois des capillaires, et son accumulation dans les
régions déclives (œdèmes) avec rétention d'une quantité proportionnelle de chlorure de sodium. — La succession des phénomènes
peut être différente. La rétention élective du chlorure de sodium
par le rein malade serait le fait initial ; le sel retiendrait à son tour
et attirerait dans les tissus une quantité d'eau proportionnelle,
d'où diminution de la sécrétion urinaire : l'oligurie serait ainsi
la conséquence de la rétention chlorurée. Ajoutons que la défaillance cardiaque intervient aussi quelquefois dans la production
de ces œdèmes (V. p. 110).

Chez certains sujets, par suite d'un trouble de la sécrétion
urélque, lié sans doute à des lésions légères de néphrite chronique,
l'urée, retenue au niveau du rein, s'accumule dans les liquides de
l'organisme, surtout dans le sang, provoquant les symptômes de
l'*azotémie* : dyspnée toxique ou dyscrasique sans lésion évidente,
hypertension ; troubles gastro-intestinaux, vomissements, diarrhée, anorexie ; albuminurie, démangeaisons, signes de vertige...
— Lorsque la proportion d'urée par litre de sérum sanguin dépasse
50 centigrammes, il y a rétention azotée. Si le taux de l'urée est
compris entre 50 centigrammes et 1 gramme, le pronostic devient
sévère (azotémie d'alarme). Et quand la proportion atteint 2 ou
3 grammes, la mort est à craindre dans un court délai. — A l'azotémie par rétention ou d'origine rénale peut s'ajouter une azotémie par oligurie ou d'origine cardiaque.

Avant d'entreprendre le traitement, soumettre le malade à
l'épreuve de la tuberculine.

Bonne hygiène. Ni froid, ni humidité.
Régime lacté ou *hydrolacté* pendant quelques jours,
ensuite alimentation mixte : préparations lactées, légumes
verts bien cuits, œufs, viandes blanches. Comme boisson :
lait, tisanes de chiendent ou de céréales. — Additionner le
lait d'eau de *Vals* ou d'un peu de bicarbonate de soude.

S'il n'y a pas d'œdèmes, si l'albuminurie est légère ou
intermittente, on peut donner des aliments variés, des viandes blanches en petite quantité, et faire prendre, dix jours
par mois, de 5 à 50 centigrammes d'*iodure de sodium*
(V. p. 109).

Lorsque les œdèmes sont développés, le malade doit être tenu à la diète lactée pendant quelques jours, ensuite au *régime déchloruré* avec un peu de viande.

Au besoin, tonifier le cœur par l'administration d'infusion de *digitale* pendant quatre ou cinq jours, puis de *teinture de strophantus* pendant huit à dix jours (V. p. 113). Revenir à cette médication dans la suite.

Chez les malades qui souffrent d'*azotémie*, on instituera le régime lacto-végétarien, et s'il y a lieu, on recourra aux cardio-toniques.

De temps à autre, on pourra aussi utiliser avantageusement les ferrugineux et la préparation suivante :

    Lactate de strontium.................... 4-10 gr.
    Eau distillée ou sirop simple............ 100-200 —

Par cuillerée à café, à dessert ou à soupe, 2 par jour.

Lorsque l'état du malade est satisfaisant, donner des viandes rouges et interrompre momentanément le régime déchloruré.

IV. — Lithiase urinaire.

Favorisée par le défaut d'exercice et la diathèse arthritique, la *lithiase urinaire* est observée surtout chez les chiens âgés, abondamment nourris ou obèses. Selon leur *siège*, les calculs provoquent les troubles de la *néphrite* ou de la *cystite chroniques*. C'est surtout dans les cas de calculs de la vessie que des hématuries surviennent parfois après les courses, les marches prolongées. — Les *sables* et les *petits graviers*, habituellement entraînés par l'urine, sont rejetés au moment des mictions, ou ils s'arrêtent, chez le mâle en arrière de l'os pénien, obstruent l'urètre et provoquent la stase urinaire. — Les calculs sont retenus dans la cavité où ils se sont formés. On ne peut que soupçonner ceux du rein ; le toucher rectal ou vaginal permet de reconnaître ceux de la vessie. Celle-ci contient souvent de nombreux graviers et quelquefois plusieurs calculs à facettes.

Régime mixte peu nutritif. Lait, soupes légères, viande blanche et légumes bien cuits. Donner de l'eau de *Vittel*, de *Vals-Précieuse*, ou additionner l'eau de boisson de 2 à 3 grammes de bicarbonate de soude.

Faire prendre un sel de *lithine* :

Benzoate ou salicylate de lithine............. 4-10 gr.

Diviser en 20 paquets, 1 matin et soir, dans les aliments ou dans du lait, une semaine sur deux.

Dans la suite, alterner ces deux médications.

Si l'urine est purulente, associer à la lithine une dose quotidienne de 5 à 50 centigrammes de *salol*.

Lorsque des graviers engagés dans l'urètre causent la rétention de l'urine, les extraire par l'*urétrotomie* pratiquée en arrière de l'os pénien. — Combattre l'urémie s'il y a lieu.

Dans le cas de *lithiase vésicale*, si le traitement médical ne donne rien, extraire les calculs en pratiquant la *taille antépubienne* (V. p. 380).

V. — Cystite

La *cystite* — l'*inflammation de la vessie* — a pour causes principales les calculs retenus dans ce réservoir, le cathétérisme effectué avec un instrument malpropre, l'ingestion de substances irritantes pour la muqueuse des voies urinaires (préparations cantharidées, essence de térébenthine), la rétention de l'urine quand son expulsion est empêchée par un obstacle mécanique ou lorsque le chien est longtemps séquestré. Elle est quelquefois le résultat de la propagation, à la vessie, d'inflammations d'abord localisées à l'urètre, au vagin ou au rein.

La *cystite* est *aiguë* ou *chronique*. Dans la première, les mictions sont pénibles, douloureuses ; l'urine est ammoniacale, elle contient du mucus, de l'albumine, des globules blancs, des débris de l'épithélium vésical et des bactéries. Explorée à travers la paroi abdominale par le toucher rectal ou vaginal, la vessie est le siège d'une sensibilité anormale. Le malade est abattu, fébricitant, constipé ; l'appétit est diminué ou supprimé.

La *cystite chronique* s'accuse par l'émission d'urine purulente et par des signes de souffrance à la fin des mictions.

Régime alimentaire rafraîchissant : lait, soupe aux herbes, légumes cuits, bouillon de viande, tisane d'orge ou de chiendent.

Pour atténuer l'irritation exercée par l'urine sur la muqueuse vésicale, couper la boisson avec de l'eau de *Vals* ou de *Pougues*, ou ajouter chaque jour aux aliments 1 à 4 grammes de *bicarbonate de soude*.

Atténuer l'infection vésicale en donnant un antiseptique qui s'élimine par le rein :

> Salol.. 1-10 gr.
> Pour 20 paquets, 2 par jour, dans un peu de lait ou de tisane.

Combattre la constipation par des lavements d'eau chaude, d'huile ou de glycérine.

Lorsque les phénomènes aigus sont apaisés, recourir aux agents capables de modifier ou de tarir la sécrétion morbide de la muqueuse vésicale :

> Sirop de térébenthine......................... 200 gr.
> Extrait alcoolique de cubèbe................. 10-20 —
> Copahu.. 10-20 —
> Sirop simple .... 150 —
> Matin et soir, 1 cuillerée à café — 1 cuillerée à soupe.

Si la cystite est rebelle, surtout si l'urine est purulente, pratiquer le cathétérisme avec une sonde en gomme, préalablement aseptisée et enduite de vaseline boriquée. L'urine évacuée, irriguer la vessie avec une solution tiède (bouillie) d'*acide borique* (3 p. 100), de *résorcine* (1-2 p. 100) ou d'*acide salicylique* :

> Acide salicylique............................. ⎫
> Borate de soude............................. ⎬ āā 1 gr.
> Eau bouillie.................................. ⎭ 500 —

VI. — Rétroflexion de la vessie.

La *rétroflexion* ou *renversement de la vessie* se produit sous l'influence des efforts expulsifs réitérés auxquels se livrent sel sujets atteints de constipation, de coprostase ou d'hypertrophie de la prostate. Le tissu conjonctif du bassin cède peu à peu sous la poussée de la vessie, et celle-ci, infléchie au niveau du col, refoulée à droite ou à gauche, le long du rectum, vient former sur le côté de l'anus une saillie plus ou moins volumineuse.

L'accident se traduit par une tumeur molle, kystique, située entre l'anus dévié, la base de la queue et la pointe de la fesse (p. 315). La miction est gênée ; mais, en général, l'urine peut encore être expulsée. — Lorsque la lumière du conduit urétral vient à s'effacer, on constate les troubles de la rétention : vains efforts de miction, coliques, tension de la tumeur. La compression du rectum empêche aussi l'expulsion des matières. Si l'on n'intervient pas, la vessie peut se rupturer.

Se garder de prendre pour un kyste ou un abcès la tumeur formée par la rétroflexion de la vessie. Si le diagnostic est indécis, le préciser par une ponction exploratrice.

Pour les chiens chez lesquels l'accident ne s'accompagne que de légers troubles, entretenir la liberté du ventre par des lavements et par l'administration répétée d'*huile d'olive*, de *manne* ou d'*huile de ricin* (5 à 50 grammes).

Régime mixte : laitage, pâtées légères, légumes bien cuits ; peu de viande.

Lorsque la miction est pénible ou impossible, donner de fréquents lavements d'eau chaude ; au besoin, vider le rectum avec le doigt. Ensuite refouler la vessie dans le bassin par de légères pressions exercées sur la tumeur. Si la réduction est difficile, introduire l'index dans le rectum et malaxer la tumeur avec les doigts de la main libre.

Parfois ces manipulations sont douloureuses : le malade se défend ; il importe de l'assujettir étroitement.

En cas d'insuccès, vider la vessie par une ponction capillaire aseptique et recommencer les manœuvres de réduction.

Chez les sujets où les accidents de rétention se reproduisent, faire la cure radicale (V. p. 361).

VII. — Urétrite.

L'inflammation de la muqueuse de l'urètre — l'urétrite — est très rare et presque toujours d'origine traumatique. Ses causes habituelles sont les blessures du conduit, déterminées par la sonde, par un calcul ou un corps étranger, par les contusions qui portent sur le périnée, au niveau du canal urinaire, ou sur la verge, pendant l'accouplement.

Elle s'accuse par un écoulement urétral muco-purulent, par la rougeur et la tuméfaction du méat, quelquefois par des signes de douleur pendant la miction.

Régime lacté ; décoctions de chiendent ou de céréales.

Exercer une action topique sur la muqueuse urétrale en administrant des agents qui s'éliminent par le rein : *salol* ou *bicarbonate de soude* :

> Bicarbonate de soude................... 2gr,50-25 gr.
> Salol.............................. 25 centigr.-5 gr.
> Pour 10 paquets, 1 matin et soir, dans du lait.

Dès que les douleurs mictionnelles ont disparu, employer la préparation balsamique indiquée au traitement de la cystite ou le sirop de térébenthine :

> Sirop de térébenthine..................... 200 gr.
> Par cuillerée à café, à dessert ou à soupe, 3 ou 4 par jour.

Si l'écoulement persiste, faire quelques petites injections urétrales avec l'une des solutions indiquées au traitement de la cystite.

VIII. — Prostatite. — Hypertrophie de la prostate.

Les calculs urinaires arrêtés dans la partie pelvienne de l'urètre, les cathétérismes maladroits, la cystite, l'urétrite, la tuberculose sont les principales causes des formes *aiguë* ou *chronique* de la *prostatite*. — *L'hypertrophie de la prostate*, observée surtout chez les chiens âgés, est le plus souvent consécutive à l'inflammation chronique de la glande ;quelquefoiselle est de nature néoplasique.

Ces affections s'accusent par des mictions fréquentes, pénibles, peu abondantes. L'expulsion des fèces est d'abord simplement gênée, un peu douloureuse ; plus tard, la constipation est opiniâtre. Par le toucher rectal, on sent la prostate volumineuse et dure ou fluctuante, kystique ou abcédée, endolorie dans toute sa masse ou au niveau d'un lobe. Lorsque la prostate est abcédée, caverneuse, l'urine émise est purulente. L'examen bactériologique y peut déceler le bacille de la tuberculose.

Nourriture rafraîchissante : mêmes aliments que pour le chien atteint de cystite.

Faciliter les émissions alvines par des lavements d'eau chaude, d'une décoction de guimauve ou de graine de lin, et par l'administration d'*huile d'olive* ou de purgatifs (5 à 50 grammes d'*huile de ricin* ou de *manne grasse*).

Dans le cas de *prostatite aiguë*, calmer la douleur en ajoutant à chaque lavement II à X gouttes de *laudanum de Sydenham* ou 1 à 5 grammes de *chloral*.

Conjurer les accidents de la rétention (cystite, urémie, rupture de la vessie) par le cathétérisme, ou par la ponction de la vessie, en avant du pubis, avec un trocart capillaire (V. p. 380).

Lorsque la glande est abcédée, donner issue au pus par une ponction au trocart faite par le rectum ou sur le périnée, en guidant l'instrument avec l'index introduit dans le rectum.

Traiter l'*hypertrophie de la prostate* par la *médication iodurée* :

<pre>
    Iodure de potassium ou de sodium...........   2-10 gr.
    Sirop d'écorce d'orange amère..............   200 —
</pre>

Dix à quinze jours par mois, le matin, à jeun, 1 cuillerée à café — 1 cuillerée à soupe.

Si cette médication est insuffisante, pratiquer la *castration*.

IX. — Hématurie. — Hémoglobinurie.

L'*hématurie* — l'*émission d'urine sanglante* — reconnaît des causes variées dont les principales sont : la congestion des reins, la néphrite et la cystite aiguës, la tuberculose rénale, les néoplasies rénales et vésicales, la lithiase urinaire, les lésions traumatiques de la vessie, de la prostate, de l'urètre, un coup porté sur le périnée ou le cathétérisme mal pratiqué. Exceptionnellement, des hématuries peuvent encore être provoquées par la présence, dans l'un des reins, de l'eustrongle géant.

Selon l'abondance de l'hémorragie et le temps du séjour de l'urine dans le réservoir vésical, la coloration de celle-ci est rosée, rouge, brunâtre ou noirâtre. Recueillie dans un vase, on y peut constater des caillots et, après un temps variable, un dépôt contenant de nombreux globules rouges.

En l'absence de lésions traumatiques ou inflammatoires permettant de déterminer le siège de l'hémorragie, si l'urine expulsée au début de la miction est rouge, presque toujours le sang provient de l'urètre ou de la prostate. Quand l'urine est uniformément teintée pendant toute la durée de la miction, l'hématurie est ordinairement d'origine rénale. Les hématuries d'origine vésicale ont pour principales causes les tumeurs ulcérées de la muqueuse et les blessures de celle-ci par les ca'culs. Si l'hématurie résulte d'une lésion du col, généralement l'urine n'est colorée en rouge qu'au début de la miction; dans les autres hématuries d'origine vésicale, la teinte rouge de l'urine est constatée d'ordinaire seulement vers la fin des mictions.

Des caillots peuvent s'arrêter en arrière de l'os pénien et déterminer la rétention de l'urine.

On ne confondra pas avec l'hématurie l'écoulement préputial sanguinolent qui accompagne les polypes du fourreau de la verge, chez le chien, et l'écoulement de même nature qui a lieu par la vulve chez les chiennes atteintes de polypes du vagin.

L'*hémoglobinurie* est caractérisée par l'émission d'urine de couleur foncée, brunâtre, ne contenant pas d'hématies en quantité notable, et par des phénomènes généraux de gravité variable. Presque toujours elle est d'origine sanguine et de nature microbienne, provoquée par les piroplasmes (V. p. 219).

Les *hématuries d'origine traumatique* seront traitées par le repos, le régime lacté, les tisanes d'orge ou de chiendent, et par l'administration d'une préparation hémostatique :

Extrait de seigle ergoté......................   1 gr.
Tanin..   2 —
Eau ou sirop simple.....................   300 cent. cubes.
Par cuillerée à café, à dessert ou à soupe, 3 ou 4 dans la journée.

Au bout de vingt-quatre à trente-six heures, si l'hémorragie persiste, irriguer la muqueuse urétro-vésicale avec une solution tiède (bouillie) d'*alun cristallisé* à 3 p. 100.

Pour les autres variétés d'hématurie, en outre de l'intervention symptomatique, agir sur la lésion causale. Traitement de l'hyperémie rénale, de la néphrite ou de la cystite aiguës et des intoxications. Extraction des calculs.

Pour le traitement de l'*hémoglobinurie*, V. *Piroplasmose*.

X. — Eustrongylose.

Quelquefois rencontré chez le chien, l'*Eustrongle* ou *Strongle géant*, le plus grand des *Nématodes*, est un parasite du rein. Il en occupe primitivement le bassinet, mais la glande irritée, enflammée, éprouve de graves lésions qui aboutissent à sa destruction plus ou moins complète ; finalement, elle est réduite à sa capsule formant une sorte de kyste qui renferme le strongle avec une certaine quantité de matière sanglante ; rares sont les cas où il est engagé partiellement dans l'uretère. Si cette coque se déchire, ce qui arrive assez souvent, le parasite tombe dans la cavité abdominale, où il s'entoure parfois de fausses membranes. Exceptionnellement on peut le trouver dans la vessie, dans une tumeur sous-cutanée au voisinage de l'ombilic, dans la région inguinale ; enfin on l'a vu sortir par l'urètre.

Bien que le rein parasité soit le siège de vives douleurs, l'affection peut passer inaperçue ou n'être reconnue qu'à l'autopsie. Les premiers *symptômes* relevés chez les malades sont un amaigrissement progressif, des plaintes, des hurlements la nuit ; à certains moments, l'urine est émise sanguinolente ou purulente.

Chez quelques sujets, on note encore des convulsions, des troubles nerveux pouvant donner l'impression de la rage.

Le *diagnostic* est difficile, mais possible dans une partie des cas. L'hématurie et la pyurie dénoncent une affection des voies urinaires. La constatation, dans l'urine, des œufs du parasite révèle la présence de celui-ci.

Lorsque le strongle géant vient provoquer la formation d'une tumeur sous-cutanée, une simple ponction permet la sortie du parasite, et la guérison est à peu près certaine. Quand le diagnostic est assuré par l'examen de l'urine, on peut encore tenter l'extraction du strongle contenu dans le rein ou la vessie, mais l'opération est délicate et dangereuse.

XI. — Rétention d'urine. — Incontinence.

La *rétention d'urine* — l'impossibilité pour l'animal d'évacuer celle-ci, de vider sa vessie — est un symptôme commun à des états morbides diversifiés, le plus souvent à des affections des voies urinaires (calculs de l'urètre, compression ou rétrécissement de celui-ci, hypertrophie de la prostate, rétroflexion de la vessie...), quelquefois à des lésions des centres nerveux (myélite, compression de la moelle, fracture du rachis, hémorragie cérébrale...), ent aînant l'inertie de la musculature vésicale ou une contraction spasmodique du sphincter.

Dans la rétention complète, le malade, en proie à de vives douleurs, se livre à d'incessants efforts de miction. A l'exploration de l'abdomen, on perçoit la vessie volumineuse, distendue. Si l'urètre est encore perméable, parfois la patient émet, de temps à autre, quelques gouttes d'urine (miction par regorgement). — La rétention incomplète se traduit par des mictions fréquentes, les efforts n'aboutissant qu'à l'exploration d'une petite quantité d'urine.

Lors de rétention complète, on doit d'abord recourir au *cathétérisme*. Une fois la sonde parvenue dans la vessie, l'urine s'écoule peu à peu : le patient est soulagé. Si la rétention est provoquée par un calcul arrêté en arrière de l'os pénien, l'*urétrotomie* pratiquée au niveau de l'obstacle permet d'évacuer l'urine et de sortir le calcul.

Dans les autres cas, l'intervention varie avec l'affection ou la lésion causale.

L'*incontinence d'urine vraie* consiste en l'évacuation involontaire du contenu vésical soit par une miction, soit gou te à goutte.

Elle peut être déterminée par des causes nombreuses et variées (méningites spinales e. méningo-myélites, épilepsie, lésions du col vésical, de l'urètre, du vagin, du rectum, modifications du chimisme urinaire...). — L'incontinence dite *essentielle*, observée chez les jeunes chiens, peut être consécutive à la maladie du jeune âge, à quelque autre infection ou à un choc nerveux, à une frayeur. — Dans l'incontinence par regorgement ou *pseudo-incontinence*, la vessie distendue laisse, de temps à autre, échapper son trop-plein sans se vider ; elle reste en permanence distendue par l'urine.

Le traitement de l'incontinence doit s'attaquer à la cause qui provoque celle-ci. Lorsque l'indication étiologique ne peut pas être remplie, on essayera la *strychnine* en injections sous-cutanées, la *médication iodurée* et l'*électrolhérapie* (V. p. 170).

AFFECTIONS DES ORGANES GÉNITAUX

I. — Balanite. — Balano-posthite.

L'*inflammation de la partie libre du pénis* — la *balanite* — ou de cette partie du pénis et du *tégument interne du fourreau* — la *balano-posthite* — est fréquente chez le chien. Souvent elle est liée à la maladie du jeune âge ou à l'eczéma. Elle peut être déterminée par diverses causes d'irritation qui s'exercent sur cette membrane, par les souillures de toutes sortes auxquelles est exposée l'entrée du prépuce dans le décubitus sterno-abdominal, plus rarement par les corps étrangers du fourreau, les blessures du pénis, par le phimosis et le paraphimosis.

Les poils qui garnissent l'entrée du prépuce sont agglutinés par une goutte de muco-pus jaune verdâtre. La muqueuse, enduite d'une mince couche de cet exsudat, est peu modifiée. L'inflammation est rarement étendue à la première partie de l'urètre. La miction n'est pas douloureuse.

Tous les jours, faire dans le fourreau une injection d'eau boriquée chaude, l'orifice préputial fermé avec le pouce et l'index, et pratiquer une douce malaxation pour détacher les mucosités adhérentes à la muqueuse. Injecter ensuite une solution de *permanganate de potasse* ou de *sublimé* à 1 p. 1 000-2 000, de *sulfate de zinc* à 1-2 p. 100 ou d'*alun cristallisé* à 2 p. 100.

Dans les rares cas où l'écoulement est tenace, instiller dans le fourreau quelques gouttes d'une solution de *nitrate d'argent* à 1 p. 100.

Instituer la médication interne de l'eczéma si la balanite paraît relever de cette affection.

II. — Phimosis. — Paraphimosis

Congénital ou *accidentel*, le *phimosis* — le *rétrécissement du prépuce* — gêne l'émission de l'urine, empêche l'accouplement et s'accompagne d'inflammation, parfois d'ulcération ou de gangrène de la muqueuse du fourreau.

Le *paraphimosis*, — l'*étranglement de la verge* en arrière de son renflement érectile, par l'anneau préputial, — est ordinairement un accident de la saillie. Il peut entraîner la mortification du pénis si l'on n'intervient pas à temps. — La plupart des contusions et des plaies de la verge ainsi que la *fracture de l'os pénien* relèvent de la même cause.

Pour remédier au *phimosis*, débrider la partie antérieure du fourreau, sur la ligne médiane, avec les ciseaux ou le bistouri guidé par la sonde cannelée.

Dans le cas de *paraphimosis*, essayer de rentrer le pénis dans son enveloppe : le refouler tout en tirant celle-ci en avant. Si cette manœuvre échoue en raison de la tuméfaction excessive de la verge, réduire le volume du renflement érectile par quelques mouchetures, par des affusions d'eau bouillie tiède, puis par une compression légère et prolongée après enveloppement avec un linge mouillé. S'il est nécessaire, inciser le prépuce comme il vient d'être dit pour le phimosis.

Pendant quelques jours, combattre les phénomènes inflammatoires consécutifs en faisant, dans le fourreau, des injections tièdes d'une solution de *sublimé* à 1 p. 2 000, de *permanganate de potasse* à 1 p. 1 000-2 000 ou d'*alun cristallisé* à 3 p. 100.

III. — Polypes de la verge et du fourreau.

Les *polypes de la verge* — les *papillomes* ou *végétations* de la muqueuse pénienne — sont fréquents chez le chien. Ils peuvent se développer en tous les points de la surface du pénis, mais le plus ordinairement ils en couvrent la base ainsi que la région correspondante de la muqueuse préputiale.

Ils sont de nature et de gravité variables. Certains de ces néoplasmes sont contagieux, transmissibles par l'accouplement.

Ils se présentent sous l'aspect de petites végétations rouges, pédiculées ou sessiles, molles, friables, facilement saignantes. Le fourreau est gonflé, plus ou moins distendu partiellement ou sur toute sa longueur ; les poils qui en garnissent l'orifice sont agglutinés par du mucopus grisâtre ou sanguinolent.

Découvrir la verge par une traction exercée en arrière sur le fourreau, et, avec des ciseaux courbes, exciser les tumeurs au ras de la muqueuse, puis la curetter s'il y a lieu. Lorsque les végétations sont anciennes, volumineuses ou étendues à la plus grande partie de celle-ci, il peut être nécessaire de débrider le fourreau, sur sa face inférieure, par une incision longitudinale, ou mieux de l'inciser en ses régions moyenne et postérieure seulement. L'ablation terminée, suturer les lèvres de la plaie préputiale.

Les jours suivants, faire dans le fourreau deux injections quotidiennes avec une solution chaude d'*acide borique* à 3 p. 100 ou de *permanganate de potasse* à 1 p. 1 000. Au bout d'une semaine, employer de préférence un liquide astringent, — l'*alun cristallisé* à 2-3 p. 100 ou le *sulfate de zinc* à 1-2 p. 100.

Si les tumeurs se reproduisent, en pratiquer de nouveau l'excision aussi complète que possible et reprendre les injections précédentes. En répétant l'opération, on peut obtenir la guérison définitive.

IV. — Orchite. — Tumeurs du testicule.

D'origine traumatique ou consécutive à une maladie infectieuse l'*orchite* — l'*inflammation du testicule* — a pour principaux symptômes : la tuméfaction de la glande et des bourses, l'infiltration œdémateuse de celles-ci, l'adhérence de la peau aux tissus sous-cutanés, la douleur provoquée par les pressions exercées sur la région testiculaire et des troubles fébriles.

Rencontré surtout chez les sujets âgés, le *testicule néoplasique* est augmenté de volume, dur, indolore et habituellement bosselé. Les enveloppes demeurent d'ordinaire assez longtemps indemnes et conservent leur mobilité sur la glande. — Le plus souvent, il s'agit d'un tumeur maligne. L'ectopie testiculaire y prédispose.

Combattre l'*orchite* par des applications de compresses humides (eau boriquée, eau blanche) ou par des onctions de *vaseline gaïacolée* :

    Gaïacol.....................................   5 gr.
    Vaseline...................................   30 —

et, en ce dernier cas, protéger la région des bourses par un pansement ouaté.

Faire prendre, tous les jours, dans du lait, en plusieurs fois, un paquet de 10 centigrammes à 1 gramme de *salicylate de soude* ou de *salol*.

La castration est le seul traitement des *tumeurs testiculaires*. Elle doit être faite hâtivement, bien que le cordon reste parfois assez longtemps indemne. Elle est contre-indiquée si l'on constate des signes de généralisation du néoplasme.

V. — Vaginite. — Vulvite.

Dans nombre de cas, la *vaginite* et la *vulvite* — *l'inflammation du vagin* et *de la vulve* — coexistent avec la métrite ou elles sont consécutives soit à l'accouplement, soit aux lésions contuses produites dans les cas d'accouchement laborieux, en particulier chez les primipares ; quelquefois elles sont causées par des corps étrangers ou des tumeurs du vagin.

Rappelons que, dans l'accouplement, le vagin est parfois meurtri, déchiré, et qu'il peut en résulter une hémorragie mortelle.

Chez les chiennes atteintes de *vulvo-vaginite aiguë*, les lèvres de la vulve sont gonflées, endolories, souillées par un écoulement d'abord muqueux ou sanguinolent, puis purulent ; la muqueuse vulvo-vaginale est rouge, enflammée, suintante. — Lorsque l'affection est *chronique*, il s'écoule par la vulve un liquide muco-purulent, qui agglutine les poils de la commissure inférieure. Les lèvres de l'orifice sont peu tuméfiées.

*

Quand la *vulvo-vaginite* est *aiguë*, faire dans le vagin des injections avec une décoction tiède de *racines de guimauve* ou de *têtes de pavot* (deux ou trois capsules pour 1 litre d'eau), ou avec un liquide obtenu en faisant bouillir pendant vingt minutes, dans 2 litres d'eau, deux ou trois têtes de pavot et une poignée de racines de guimauve ; à ce liquide, filtré, on peut ajouter 20 grammes de *borate de soude* et 10-15 grammes de *sel marin*.

Dès que les phénomènes inflammatoires sont atténués, remplacer les émollients par une solution antiseptique (*acide borique* à 3 p. 100 ou *permanganate de potasse* à 1 p. 1 000-2 000). — Plus tard, on peut associer le *borate de soude* et le *tanin* :

        Borate de soude...................................   20 gr.
        Tanin..   6 —
    Pour 2 litres d'eau bouillie — 2 injections par jour.

Matin et soir, donner, dans la boisson ou la pâtée, une petite dose de *bicarbonate de soude*.

Si un abcès se développe dans l'une des lèvres de la vulve ou dans les parois du vagin, en faire la ponction et déterger la poche avec une solution antiseptique.

Traiter la *vaginite chronique* par des injections chaudes astringentes (solution tiède d'*alun cristallisé* à 2-3 p. 100, de *sulfate de zinc* à 1-2 p. 100, d'*eau blanche* diluée ; eau blanche, 1-2 cuillerées à soupe ; eau bouillie, 1 litre), suivies du saupoudrage de la vulve et du vestibule vaginal avec de l'*oxyde de zinc* finement pulvérisé.

VI. — Renversement du vagin.

Le *renversement du vagin* — le *prolapsus vaginal* — est assez commun chez les jeunes chiennes et survient le plus souvent vers la fin des chaleurs. Il est presque toujours *partiel* : une partie de la muqueuse vaginale, poussée hors de la vulve, forme une tumeur arrondie, rougeâtre, sessile ou pédiculée, dont la couche superficielle est quelquefois ulcérée par places.

Laver la tumeur à l'*eau boriquée* chaude ou avec une solution de *permanganate de potasse* à 1 p. 1 000 ; la réduire doucement avec les doigts enduits de vaseline boriquée, puis la contenir par l'introduction, dans le vagin, d'un tampon de gaze.

Si la muqueuse est fortement tuméfiée, faciliter la réduction par la malaxation de la tumeur préalablement recouverte d'un linge fin trempé dans l'eau chaude. Au besoin, y faire des mouchetures avec la pointe d'un bistouri ou d'une lancette.

Pendant quelques jours, favoriser les évacuations alvines par des lavements d'eau tiède et par l'administration quotidienne d'*huile d'olive*, d'*huile de ricin* ou de *manne*.

Lorsque le pessaire est rejeté, il n'y a qu'à retamponner. Si le prolapsus se produit, faire de nouveau la réduction et la contention.

Dans les cas où ce traitement est insuffisant, provoquer la mortification de la muqueuse prolabée par l'application d'une *ligature élastique* qui doit laisser libre l'urètre. On s'en assurera, s'il y a lieu, par le cathétérisme du conduit.

Jusqu'à la chute de la partie ligaturée, faire journellement dans le vagin des lotions avec un liquide antiseptique. On peut la couper à 1-2 centimètres en arrière de la ligature.

VII. — Tumeurs du vagin et de la vulve.

Les tumeurs les plus communes sont les *polypes* — les *papillomes myxomateux* — développés sur la muqueuse et qui restent d'ordinaire longtemps limités à cette membrane. Ainsi que nous l'avons dit pour les tumeurs similaires du chien, ils sont contagieux, transmissibles par l'accouplement. — Ils peuvent devenir sarcomateux, détruire la muqueuse et envahir les couches profondes des parois vaginales.

Les néoplasmes épithéliomateux sont plus rares.

Pratiquer l'ablation des *polypes* au moyen de petits ciseaux courbes, en prenant les précautions nécessaires pour ne pas blesser la muqueuse saine. Compléter l'excision par le curettage.

Les jours suivants et tant que les lèvres de la vulve sont souillées par un écoulement, faire dans le vagin deux injections quotidiennes avec les solutions antiseptiques ou astringentes indiquées au traitement de la vaginite.

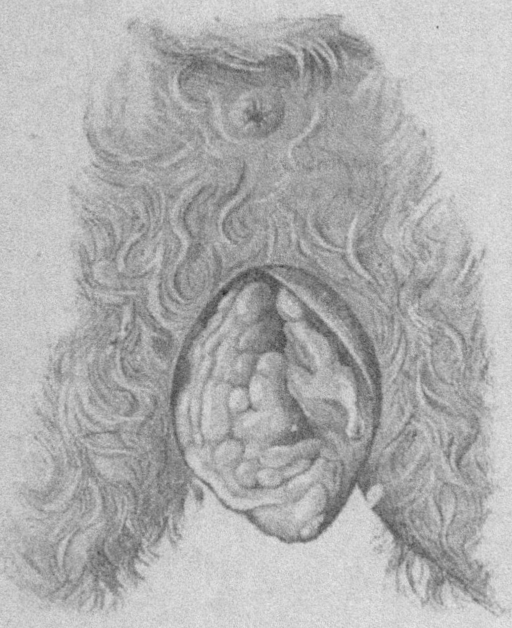

Fig. 10. — Polypes de la vulve et du vagin.

Si les tumeurs se reproduisent, répéter l'opération.

Pour les *végétations sarcomateuses* et le *cancroïde*, le seul traitement efficace est l'ablation précoce et totale.

VIII. — Métrites.

Toujours de nature infectieuse, la *métrite* — *l'inflammation de la matrice* — est souvent consécutive à la parturition ou à l'avortement. En quelques cas, elle est déterminée par la rétention d'un fœtus ou de ses enveloppes ; dans d'autres, elle est une complication de la vaginite. Parfois encore elle se développe dans le cours ou à la suite des chaleurs ; il n'est pas rare de l'observer chez des chiennes qui n'ont jamais été couvertes.

Elle se présente sous deux formes principales : 1° la *métro-péritonite* ; 2° la *métrite simple*.

La *métro-péritonite* — la *septicémie puerpérale* — est assez fréquente, observée exclusivement à la suite de la mise-bas ou de l'avortement. Elle éclate dans les jours qui suivent l'expulsion des petits et s'accuse d'emblée par des symptômes graves. Les malades sont apathiques et très faibles ; l'anorexie est complète, la bouche chaude et sèche, les excréments rares et durs. Par la vulve, dont les lèvres sont gonflées, s'écoule un liquide abondant, fétide, grisâtre ou sanguinolent. Le ventre est douloureux à la pression. La température atteint ou dépasse 41°. — Lorsque l'issue doit être fatale, les phénomènes généraux s'accentuent vite, la température s'abaisse, le pouls s'efface, le coma devient de plus en plus profond. Souvent la mort arrive en vingt-quatre à trente-six heures. Quand les malades résistent plusieurs jours, on peut observer, vers la fin, une diarrhée abondante et fétide. — Chez les chiennes qui survivent, la métrite chronique est fréquente.

La *métrite aiguë simple*, accusée par des symptômes beaucoup moins alarmants, évolue aussi moins rapidement ; la fièvre est modérée, l'appétit quelquefois conservé ; l'écoulement vulvaire est gris jaunâtre ou sanguinolent.

Lorsque la métrite aiguë passe à l'*état chronique*, les symptômes fébriles disparaissent, mais l'écoulement persiste plus ou moins abondant.

Liées à la métrite chronique, l'*hydrométrie* et la *pyométrie* sont caractérisées par la rétention, dans l'utérus, des sécrétions de la muqueuse. Le col étant fermé, ces sécrétions s'accumulent dans la cavité utérine ; le ventre augmente de volume, surtout en ses régions inférieures, comme dans l'ascite ; parfois il y a de la fièvre et des vomissements. A des intervalles de durée variable, le col s'entr'ouvre, et un liquide muco-purulent s'écoule par la vulve.

La *prophylaxie des infections puerpérales* comporte l'isolement des chiennes prêtes à mettre bas, la propreté du local qui leur est affecté ; l'asepsie des mains et des instruments lors de parturition dystocique ; la désinfection, par une large irrigation avec un liquide antiseptique chaud, des voies génitales souillées.

Dès l'apparition des premiers signes de la métro-périto-nite ainsi que de toute métrite aiguë, appliquer sur l'abdo

men des compresses humides et chaudes maintenues par
un bandage *ad hoc* et renouvelées toutes les deux heures ;
faire des irrigations vaginales d'*eau bouillie boriquée* chaude
(45°), répétées trois fois par jour, en employant la *décoction
de pavot et de guimauve* indiquée au traitement de la vaginite, et administrer en plusieurs fois une dose quotidienne
de 15 centigrammes à 1 gramme de *sulfate de quinine* ou
d'*antipyrine*.

Dans le cas de *métrite puerpérale*, on peut recourir à
la désinfection de l'utérus, mais son exécution est assez
délicate. A l'aide d'une sonde à double courant, on irriguera
la matrice avec une solution chaude de *sel marin* à 9 p. 1 000,
d'*iode* à 1 p. 2 000, ou de *permanganate de potasse* à 1. 1 000-
2 000, puis avec un peu d'*eau oxygénée* étendue de 5 à
6 parties d'eau bouillie chaude. Lorsque la délivrance a
été incomplète, ces irrigations peuvent entraîner les débris
placentaires.

Atténuer la résorption des produits toxiques par l'administration de *sirop d'ergot de seigle* :

<pre>
Extrait d'ergot de seigle..........   ⎰ āā 1-2 gr.
Teinture de digitale..............   ⎱
Sirop d'écorce d'orange amère.........   150 —
</pre>

1 cuillerée à café — 1 cuillerée à soupe, 2 ou 3 dans la journée.

Faire prendre à la cuillère, souvent et peu à la fois, des
aliments liquides : lait, bouillon de viande, décoction de
céréales. — Pour activer l'élimination des poisons, couper
le lait d'eau de *Vals* ou y ajouter une petite dose de *bicarbonate de soude*, et injecter sous la peau de 25 à 200 grammes
d'*eau salée* (9 p. 1 000), à la température du corps.

S'il y a lieu, combattre la *diarrhée* par les antiseptiques
et les narcotiques. (V. *Gastro-entérite*.)

Stimuler la malade par l'administration fréquemment
répétée d'une infusion de *café* ou de *thé*, additionnée d'un
peu d'alcool, ou par la *caféine* :

<pre>
Caféine........................)
Benzoate de soude.............. { ãã 0gr,50-2 gr.
Eau distillée bouillie..........   40 cent. cubes.
</pre>
Deux ou trois injections hypodermiques de 1 à 5 cent. cubes.

Traiter la *métrite chronique* récente par l'enveloppement humide du ventre et les injections vaginales chaudes, comme il a été dit pour la forme aiguë.

En cas d'insuccès, ainsi que pour la *pyométrie* et l'*hydrométrie*, on peut faire dans la matrice, à l'aide de la sonde à double courant, des irrigations soit avec l'un des liquides antiseptiques qui viennent d'être indiqués à propos de la métrite aiguë, soit avec une solution tiède d'*alun cristallisé* à 3 p. 100, ou de *borate de soude* et de *tanin* (V. p. 137).

Ces affections sont d'ordinaire rebelles. Comme dernier moyen, on peut recourir à l'*hystérectomie* (V. p. 386).

IX. — Rétention du délivre. Non-délivrance.

Si la *non-délivrance* est relativement rare chez la chienne, elle y est grave parce que, la portion maternelle de chacun des placentas se détachant pour être expulsée en même temps que les enveloppes fœtales, il en résulte des plaies multiples de la muqueuse utérine au niveau desquelles l'*infection* se produit facilement quand un délivre se putréfie dans la matrice. Tantôt c'est le délivre complet afférent à un ou plusieurs fœtus, — amnios, chorion, placenta maternel, — qui reste dans l'utérus ; tantôt le placenta maternel est seul retenu. Au point de vue des accidents infectieux, la gravité est la même dans les deux cas.

Le premier jour, la chienne est triste, refuse les aliments ou en laisse une partie ; elle s'occupe peu de ses petits et se livre, par moments, à des efforts expulsifs ; les mamelles sont flasques, mais le ventre n'est pas douloureux, et les grandes fonctions ainsi que la température sont normales.

Les deux jours suivants, l'abattement s'accentue, la malade est fébricitante, le thermomètre monte à 39°,5-40° ; le pouls est accéléré, la sécrétion lactée presque tarie ; la vulve donne issue à un liquide trouble, séro-purulent, exhalant l'odeur du délivre putréfié, révélatrice de la nature du mal.

Pendant vingt-quatre à quarante-huit heures, le *diagnostic* peut être hésitant. Dans le doute, on surveillera de près l'état des voies génitales ; en outre, on prescrira de faire, matin et soir, dans le vagin, une injection antiseptique chaude.

La non-délivrance reconnue, on a conseillé d'intervenir en cherchant à extraire avec des pinces le délivre intense. Mieux vaut s'en tenir à la *désinfection de l'utérus*, effectuée comme il a été dit à propos de la *métrite aiguë*, par des *irrigations antiseptiques chaudes* (solutions d'acide borique à 30 p. 1 000, de permanganate de potasse à 1 p. 1 000, d'iode à 1 p. 2 000). Elles entraînent les liquides putrides et favorisent le détachement du délivre.

On appliquera sur le ventre des compresses humides et chaudes, renouvelées toutes les deux heures.

On soutiendra la malade par des aliments liquides donnés à la cuillère ou en lavements, par des infusions stimulantes, et, s'il y a lieu, on recourra à l'hypodermoclyse ainsi qu'aux injections d'huile camphrée.

X. — Renversement de la matrice.

Assez rare chez la chienne, le *renversement* ou *prolapsus de la matrice* ne s'observe guère que comme accident de la parturition. Sous l'influence d'efforts expulsifs violents ou de tractions excessives, la corne gravide s'invagine, franchit le col, pénètre dans le vagin et sort par la vulve.

L'utérus prolabé forme une tumeur plus ou moins volumineuse, cylindrique ou piriforme, dont la couche superficielle est constituée par la muqueuse. Celle-ci est bientôt tuméfiée, enflammée, et, si l'on n'intervient pas, elle peut être déchirée, perforée, ou se gangrener.

Laver la matrice ; désinfecter la muqueuse avec une solution chaude d'*acide borique* à 3 p. 100 ou de *permanganate de potasse* à 1 p. 1 000 et l'enduire de *vaseline boriquée*. Avec les doigts, rentrer peu à peu dans le bassin la masse prolabée et la refouler dans la cavité abdominale.

Achever la réduction en injectant dans l'utérus une assez grande quantité d'eau bouillie simple ou légèrement boriquée, afin d'en étaler les parois. Donner quelques lavements chauds pour calmer les efforts expulsifs.

Si le renversement se reproduit, réduire à nouveau et contenir l'utérus en garnissant le fond du vagin d'un tampon de gaze iodoformée ou salolée.

Au cas où le pessaire serait rejeté par les efforts expulsifs, recommencer le tamponnement.

Lorsque l'utérus est déchiré, perforé ou gangrené, en pratiquer l'ablation au moyen d'une *ligature élastique* fixée haut sur l'organe, et exciser celui-ci à 1 centimètre au-dessous du lien. Faire sur le pédicule et dans le vagin des irrigations avec un liquide antiseptique.

XI. — Congestion des mamelles.

Normale vers la fin de la gestation et pendant la période de l'allaitement, la *congestion des mamelles* peut devenir très forte lorsqu'on supprime la totalité ou la plupart des petits, immédiatement après la naissance.

Sur les chiennes vierges ou non fécondées au moment des chaleurs, on l'observe aussi communément, deux mois après celles-ci, vers l'époque où aurait dû se faire l'accouchement si elles avaient conçu.

Les mamelles sont tuméfiées, chaudes, sensibles à la palpation ; les pressions exercées sur elles font sourdre quelques gouttes de lait normal ou aqueux.

Demi-diète. Nourriture surtout composée de soupes maigres et de légumes.

Purgation avec 5 ou 50 grammes d'*huile de ricin*, de *sirop de nerprun* ou de *manne*. La répéter au bout de quelques jours si les phénomènes congestifs ne s'atténuent pas, ou utiliser l'infusé suivant :

Pervenche...	1-5 gr.
Rhizome de canne de Provence..............	2-25 —
Sulfate de magnésie...............................	4-25 —
Eau bouillante..	40-200 —

A faire prendre dans la journée, en trois ou quatre fois.

Faire sur les mamelles des lotions astringentes froides (*eau blanche*, solution d'*alun cristallisé* à 3-4 p. 100) ou les enduire d'un topique adhésif :

Blanc d'Espagne . . . . 20 gr.
Vinaigre . . . . \
Eau froide . . . . / āā 20 —

XII. — Mammite.

La *mammite aiguë* — l'*inflammation aiguë des mamelles* — est souvent préparée par la congestion de ces glandes. Toujours infectieuse, elle a pour causes provocatrices habituelles les blessures des mamelles et les irritations réitérées produites par la succion.

Les mamelles enflammées sont tuméfiées, chaudes, endolories, souvent œdématiées. Elles donnent un lait grisâtre, grumeleux ou purulent. Ordinairement il y a de l'anorexie et de la fièvre. L'abcédation de la glande est accusée par de la fluctuation limitée à une partie de la tumeur.

Quand la mammite passe à l'*état chronique*, le tissu glandulaire est détruit par une néoformation scléreuse. La mamelle est hypertrophiée, dure, fibreuse.

Lorsqu'une chienne nourrice est atteinte de *mammite aiguë*, sevrer les petits ou les allaiter artificiellement et instituer le traitement de la congestion mammaire.

Si l'inflammation est intense, la combattre par l'application sur les mamelles de compresses humides, trempées dans une solution antiseptique légère, chaude, et humectées ensuite avec cette solution.

Dans le cas de mammite suppurée, faire la ponction de l'abcès, déterger la cavité par des injections antiseptiques et protéger la région par un pansement.

Le traitement de la *mammite chronique* a peu d'efficacité. Il consiste en des applications quotidiennes de *pommade iodo-iodurée* :

Iode . . . . 1 gr.
Iodure de potassium . . . . 3 —
Eau . . . . 3 —
Axonge . . . . 25 —

Méd. et chir. canines. 10

Appliquer un bandage pour empêcher la chienne de se
lécher.

XIII. — Tumeurs des mamelles.

Fréquentes surtout durant la seconde moitié de la vie normale,
observées sur les chiennes non livrées à la reproduction comme
chez les autres, les *tumeurs des mamelles* sont *bénignes* (kystes,

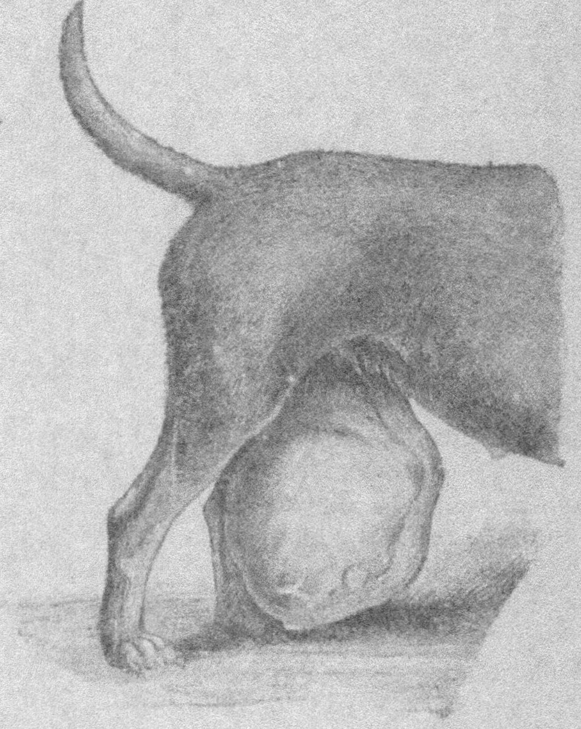

Fig. 11. — Tumeur mixte de la mamelle.

fibromes, myxomes, papillomes, lipomes), ou *malignes* (sarcomes,
épithéliomes, chondromes). Il est assez commun de rencontrer
des *tumeurs mixtes* dans la constitution desquelles entrent principalement les tissus fibreux, cartilagineux, osseux, et qui peuvent
acquérir un volume considérable (*fig. 11*).

Les *tumeurs bénignes* ont une évolution lente ; elles ne sont pas douloureuses, ne provoquent pas de fièvre et beaucoup demeurent stationnaires lorsqu'elles ont acquis un certain volume. Les *tumeurs malignes* restent parfois assez longtemps limitées à la glande et aux tissus voisins, sans susciter de troubles notables. Certains cancers guérissent par la *calcification* ; mais la plupart finissent par se propager aux lymphatiques, causent des souffrances, s'ulcèrent, retentissent sur la nutrition et se généralisent plus ou moins rapidement.

L'ablation est la seule intervention efficace. Pour les *tumeurs malignes*, il importe de la faire à temps.

Lorsque le néoplasme est encapsulé ou nettement limité, l'opération est en général facile, et les complications peu à craindre. Mais les tumeurs entourées d'une zone d'infiltration, de traînées néoplasiques dans les lames conjonctives ou le long des vaisseaux, exigent de larges extirpations sous peine de récidive. — Si l'on intervient trop tard, souvent l'ablation est incomplète, et le résultat thérapeutique mauvais.

On effectuera l'opération en prenant les précautions aseptiques requises. — Lorsque la tumeur est de petites dimensions, on obtient facilement la cicatrisation immédiate de la plaie : il n'y a qu'à la suturer et à la recouvrir d'un enduit collodionné. — Les plaies anfractueuses seront drainées par un tube de caoutchouc ou un tampon de gaze. On protégera la région par un pansement ouaté et un bandage de corps (V. p. 300).

Au cas où l'opérée chercherait à se débarrasser de son pansement, on appliquerait une muselière.

XIV   Troubles de l'instinct génésique.

L'affaiblissement de l'instinct génésique est habituellement la conséquence d'une maladie générale, de gestations trop rapprochées, d'affections qui ont amené l'épuisement ou encore d'une alimentation insuffisante. — Chez la chienne, la *stérilité* tient parfois à l'acidité des sécrétions vaginales (métrite et vaginite chroniques).

Le *satyriasis* et la *nymphomanie* peuvent être liés à quelque état morbide des organes génitaux ou à des troubles nerveux, mais le plus souvent leur cause est indéterminée. En outre de l'amaigrissement progressif, ces perversions du sens génésique peuvent entraîner des troubles de la sensibilité générale, l'impuissance, la stérilité, quelquefois de la parésie ou de la paralysie des membres postérieurs par suite de lésions médullaires.

Lorsque le *satyriasis* et la *nymphomanie* existent indépendamment de toute affection des organes génitaux (tumeurs, vaginite), réduire l'alimentation à la portion congrue et supprimer la viande.

Purger chaque semaine et recourir à la *médication bromurée* :

> Bromure de potassium ou de sodium.... 2-10 gr.
> Eau distillée ou sirop simple............ 200 cent. cubes.
> Dix jours sur quinze, 1 cuillerée à café — 1 cuillerée à soupe.

Si ces moyens échouent, pratiquer la *castration*.

Quand l'*impuissance* et la *stérilité* ne tiennent pas à un obstacle mécanique, donner une nourriture alibile, variée autant que possible.

Dans les jours qui précèdent l'accouplement, ajouter à la ration, matin et soir, une petite dose de *cantharides* (de X gouttes à 1 cuillerée à café de *vin cantharidé*) ; et, si la stérilité paraît liée à l'acidité des secrétions du vagin, faire dans celui-ci, une ou deux fois par jour, une injection d'un liquide alcalin (solution de *bicarbonate de soude* à 1 p. 100).

AFFECTIONS DU SYSTÈME NERVEUX

I. — Anémie cérébrale.

L'anémie cérébrale est *brusque, aiguë,* ou *lente, chronique.* — *L'anémie* aiguë est habituellement causée par une hémorragie abondante ou par l'évacuation trop rapide d'un épanchement pleural ou péritonéal ; dans quelques cas, elle est due à l'oblitération d'une artériole (thrombose ou embolie) ou à une vive excitation psychique. — Les états cachectiques, la leucémie, l'insuffisance aortique, la compression des carotides par une tumeur cervicale, sont les principales causes de *l'anémie chronique.*

L'anémie cérébrale aiguë provoque subitement des signes de vertige et d'extrême faiblesse. L'animal chancelle quelques instants, puis s'affaisse et perd connaissance ; les mouvements volontaires sont abolis ; les pupilles sont successivement rétrécies et dilatées ; quelquefois il y a des convulsions généralisées. D'abord précipitée, la respiration se ralentit ; les battements du cœur et le pouls s'affaiblissent ; la peau se refroidit. Tantôt le coma se prolonge, tantôt la mort arrive vite, par syncope.

L'anémie chronique s'accuse par de la torpeur ou un état subcomateux entrecoupé de symptômes d'excitation légère. Habituellement déprimés, hébétés, les malades sont en même temps très impressionnables ; ils redoutent la lumière vive, tressaillent au moindre bruit ; le pouls est petit ; il y a des signes de vertige, quelquefois des nausées et des vomissements. Les courses, même la marche accélérée, peuvent provoquer de phénomènes syncopaux.

Lorsque l'anémie cérébrale est consécutive à une hémorragie, si le sujet est étendu sur le sol, placer la tête en position déclive et y faire des aspersions d'eau froide ou flageller la face avec une serviette mouillée. Pratiquer ensuite une injection hypodermique ou intraveineuse d'une solution de *chlorure de sodium* (9 p. 1 000) à la température du corps (50 à 500 grammes).

Stimuler le malade en lui donnant, par cuillerées, du *thé* ou du *café* légèrement alcoolisés, ou en faisant, plusieurs fois dans la journée, une injection sous-cutanée de *caféine*, d'*éther* ou d'*huile camphrée* (V. p. 113).

Le traitement de l'*anémie chronique* se confond avec celui de la cause provocatrice. S'il y a lieu, activer la circulation cérébrale par l'*extrait thébaïque* (5 à 25 centigrammes par jour) ou la *morphine* :

> Chlorhydrate de morphine.................. 2-10 centigr.
> Eau distillée bouillie...................... 30 cent. cubes.
> 1 à 3 centimètres cubes. 2 ou 3 injections dans la journée.

II. — Congestion et hémorragie cérébrales.

L'*hyperémie du cerveau et des méninges craniennes* est *active* ou *passive*. Les traumatismes craniens, les hautes températures atmosphériques, l'exposition forcée à un soleil ardent, l'action violente ou prolongée du froid et le réchauffement trop rapide, les vives excitations psychiques, les empoisonnements par les narcotiques, la maladie du jeune âge et diverses autres infections sont les principales causes de la *congestion active*. — La *congestion passive* est la conséquence d'obstacles à la circulation veineuse céphalique, de lésions valvulaires, de la compression de la jugulaire ou de la veine cave antérieure par une tumeur.

Rare, l'*hémorragie cérébrale* — l'*apoplexie* — peut survenir dans le cas de congestion active, quand des lésions dégénératives des vaisseaux de l'encéphale ont diminué la résistance de leurs parois. Elle est quelquefois causée par la commotion du crâne, par une embolie banale ou parasitaire (cysticerque, filaire, spiroptère, embryon de strongle).

La *congestion cérébrale active* s'accuse par des troubles psychiques, sensitifs et moteurs. Le malade est d'abord inquiet, surexcité ; il crie, hurle, happe dans le vide, cherche à mordre ou à s'échapper ; parfois il y a des convulsions et des vomissements ; le crâne est plus chaud qu'à l'état normal ; la circulation et la respiration sont accélérées, les conjonctives injectées, la pupille rétrécie. — A ces troubles, dont la durée est ordinairement

d'un quart d'heure à quelques heures, succèdent des phénomènes
comateux : hébétude, somnolence ou stupéfaction. La démarche
est chancelante ; l'animal prend des attitudes insolites, exécute
des mouvements automatiques, ou il s'affaisse et reste étendu sur
le sol.

La *congestion passive* s'exprime par les manifestations de la
seconde phase de la forme précédente, c'est-à-dire surtout par

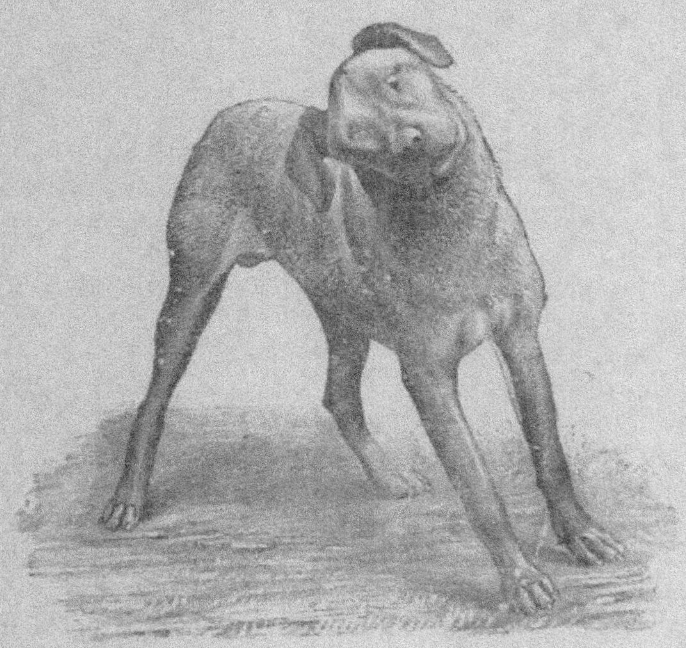

Fig. 12. — Hémorragie cérébrale. Le malade trois mois après l'attaque.

des phénomènes de dépression. En certains cas, l'état comateux
est entrecoupé de symptômes d'excitation.

L'*hémorragie cérébrale* n'est souvent précédée d'aucun prodrome.
Subitement le malade tombe ou présente des symptômes graves :
convulsions ; renversement, flexion latérale ou torsion de la
tête sur le cou ; pirouettement des yeux ; troubles psychiques ;
émissions urinaires et alvines involontaires. Le pouls est faible,
la respiration ralentie, irrégulière. Selon le siège de la lésion,
on peut constater des paralysies diverses (monoplégie, hémiplégie,
paraplégie) et des troubles de la sensibilité.

La *congestion cérébrale active* peut se terminer très vite par la guérison ou donner lieu à plusieurs accès. Parfois elle entraîne l'apoplexie ou la méningo-encéphalite. — La gravité de la *congestion passive* est subordonnée à la cause dont elle relève. — Quand l'*apoplexie* ne tue pas, la guérison est généralement incomplète.

Tenir au repos absolu, dans un lieu frais et à l'abri de toute excitation, le chien atteint de *congestion encéphalique active*.

Faire une *saignée* de 20 à 300 grammes. Placer la tête en position élevée ; l'asperger d'eau froide ou la recouvrir de *compresses froides*. — Provoquer la dérivation intestinale par l'administration d'un drastique (5 à 50 gr. de *sirop de nerprun*). Toutes les deux heures, donner un lavement froid.

S'il y a lieu, apaiser les symptômes d'excitation par la *médication bromurée* (V. p. 114).

A la période comateuse, employer les laxatifs (5 à 50 gr. d'*huile de ricin* ou de *manne grasse*). Combattre les phénomènes de dépression par le *café* ou le *thé* légers, additionnés d'un peu d'alcool, par la *caféine* ou l'*éther*.

Si, le lendemain de l'attaque, il n'y a pas d'amélioration, passer deux *sétons* à la nuque, le premier très rapproché de la base des oreilles.

Lors de congestion passive, traiter l'affection causale.

A l'*apoplexie*, opposer la saignée, la réfrigération du crâne, la révulsion cutanée, la dérivation intestinale par un purgatif drastique et le *séton* de la nuque. S'il y a des signes de faiblesse du cœur, stimuler celui-ci par des injections d'*éther* et de *caféine* (V. p. 113). — Plus tard, favoriser par la *médication iodurée* la résorption du sang épanché :

        Iodure de potassium ou de sodium..   1-10 gr.
        Arséniate de soude.....................   1-5 centigr.
        Sirop d'écorce d'orange amère......   100-200 gr.

Quatre ou cinq jours par semaine, matin et soir, 1 cuillerée à café — 1 cuillerée à soupe.

Pour les malades qui supporteraient mal l'iodure, on le donnerait en lavements ou on le remplacerait par l'*iodalose*, à la dose de II à XX gouttes par jour.

Les sétons seront laissés à demeure de une à trois semaines.

Traiter les paralysies consécutives par le *massage*, l'*exercice*, la *strychnine* et l'*électricité* (V. p. 170).

III. — Méningo-encéphalite.

La *méningo-encéphalite* — l'*inflammation des méninges craniennes et de l'encéphale* — est *aiguë* ou *chronique*, *primitive* ou *secondaire*. — La *méningo-encéphalite aiguë* peut être provoquée par les traumatismes craniens, par l'insolation, par les parasites des centres nerveux, par l'extension aux méninges d'une suppuration de l'oreille, des sinus ou de l'œil. Mais on l'observe surtout comme affection secondaire dans le cours des maladies infectieuses, principalement de la maladie du jeune âge, et de quelques intoxications.

Le début est exprimé par des troubles analogues à ceux de la congestion cérébrale active : inquiétude, agitation, signes de délire, plaintes, hurlements ou cris de douleur, exaltation des sensibilités sensorielles et générale. L'œil est hagard, la conjonctive injectée, la pupille rétrécie, la région cranienne plus chaude qu'à l'ordinaire. L'anorexie est absolue ; quelquefois il y a des vomissements. On observe fréquemment des convulsions, des contractures et parfois des phénomènes rabiformes ou épileptiformes. — La période de torpeur arrive, accusée par la somnolence, par une dépression plus ou moins profonde, par des attitudes anormales, et si l'on oblige le sujet à se déplacer, par la démarche incertaine, titubante. A certains moments, il se produit des convulsions. Puis la sensibilité s'émousse, l'état comateux s'accentue, et il peut survenir des paralysies diverses. La fièvre est d'ordinaire assez forte, tandis qu'elle est légère ou nulle dans la congestion et l'hémorragie cérébrales. — La méningite purulente et l'abcès encéphalique peuvent être soupçonnés à l'exacerbation des phénomènes généraux.

La plupart des malades succombent dans le coma ou au cours d'une crise convulsive. En certains cas, les symptômes s'atténuant et l'affection se prolonge sous la forme chronique, ou il persiste des paralysies. La guérison complète est exceptionnelle.

On observe chez le chien des cas de *méningo-encéphalite diffuse subaiguë* — de *paralysie générale* très analogue à celle de l'homme provoquée par la localisation sur les centres nerveux de l'agent spécifique de la maladie du jeune âge. — Les principaux symptômes observés sont des phénomènes d'excitation alternant avec du coma, l'affaiblissement graduel de l'intelligence, des troubles de la sensibilité générale et quelquefois l'auto-mutilation.

La *méningo-encéphalite chronique* succède à la forme aiguë ou se développe à la suite de congestions encéphaliques répétées, de maladies infectieuses, d'intoxications chroniques.

Elle se traduit surtout par des troubles de la motilité (signes de vertige, faiblesse des extrémités, mouvements involontaires ou automatiques, convulsions, contractures), par des perturbations des sensibilités générale et spéciales ; puis l'on note des phénomènes de profonde dépression, quelquefois des paralysies. Souvent aussi elle s'accompagne de vomissement et de constipation. Qu'elle évolue graduellement ou par accès, elle finit d'ordinaire par entraîner la mort lente dans le coma, quand elle ne tue pas par hémorragie méningée ou cérébrale.

Installer dans un local obscur le malade atteint de *méningo-encéphalite aiguë*. Le nourrir d'aliments liquides — lait, bouillon — donnés par cuillerées.

Combattre l'élément congestif par la *réfrigération du crâne*, la *saignée* et l'administration d'un purgatif (5 à 50 centigrammes de *calomel*, 5 à 50 grammes d'*huile de ricin* ou de *manne grasse*). Passer sous la peau de la nuque deux *sétons* trempés dans la teinture d'iode.

Calmer les phénomènes d'excitation par la *médication bromurée* ou le *sulfonal* :

Bromure de potassium ou de sodium...	1-3 gr.
Sirop d'écorce d'orange amère........	100-200 —
Sulfonal...........................	1-5 gr.
Sirop de groseilles................	100-200 —

Deux ou trois fois dans la journée, 1 cuillerée à café — 2 cuillerées à soupe.

Opposer au coma le *café* ou le *thé* faiblement alcoolisés, les injections de *caféine* ou d'*éther* (V. p. 113).

En cas de rétention urinaire, faire le cathétérisme vésical. Remédier à la constipation par les lavements. Au besoin, vider le rectum.

Traiter la *méningo-encéphalite chronique* par les *sétons* de la nuque, la *médication iodurée*, la *strychnine* et l'*électricité* (V. p. 170).

IV — Méningo-myélite

La *méningo-myélite* revêt les mêmes formes que la méningo-encéphalite et reconnaît des causes de même ordre : infections et intoxications, contusion, traumatisme ou écrasement du rachis ; extension aux méninges et à la moelle d'une inflammation de voisinage. Le refroidissement serait quelquefois en cause, surtout chez les chiens hydrophiles ou à longs poils. — Dans la plupart des cas, elle survient comme complication de la maladie du jeune âge.

Lors de *méningo-myélite aiguë*, avec des troubles généraux de gravité variable, on note, au début, une sensibilité anormale du rachis à la pression, des symptômes d'excitation, des tremblements, des contractures, quelquefois des mouvements choréiques dont le siège est en rapport avec la localisation des lésions, parfois aussi du priapisme chez le mâle. La méningo-myélite dorso-lombaire peut s'accompagner de rétention de l'urine et des matières fécales (paralysie de la musculeuse de la vessie et du rectum ou spasme des sphincters). — Puis surviennent des phénomènes de dépression, de la parésie, des paralysies locales, la paraplégie ou la paralysie des quatre membres quand les lésions siègent sur la moelle cervicale. Les sphincters anal et vésical sont relâchés : il y a incontinence de l'urine et des fèces. Dans les cas où l'inflammation s'étend aux méninges crâniennes et à l'encéphale, on observe les troubles de la *méningo-encéphalite*. — La guérison est rare et presque toujours incomplète.

La *méningo-myélite chronique* est consécutive à la forme aiguë, ou elle relève soit d'une maladie infectieuse chronique, soit d'une intoxication lente. Son développement serait favorisé par le surmenage musculaire (chiens de chasse) et les excès génésiques.

Quand la forme aiguë ne la précède pas, elle s'annonce par

des troubles de la motilité : fatigue rapide, faiblesse des membres, marche pénible, mouvements choréiques, contractures, parésie du train postérieur. L'impotence s'accentue ; la marche devient impossible ; plus tard, la paraplégie est complète. Du côté de la vessie et du rectum, on note successivement de la rétention, puis de l'incontinence. Les muscles paralysés s'émacient peu à peu. L'appétit est conservé et la température normale.

Les indications thérapeutiques sont à peu près les mêmes que pour la méningo-encéphalite.

Au début de la *forme aiguë*, modérer les phénomènes congestifs par l'application de *compresses froides* sur la colonne vertébrale ou par une friction de *pommade stibiée* sur la région dorso-lombaire et par l'administration d'un *drastique* :

> Teinture de jalap composée... ......
> Sirop de séné. .... āā 10-50 gr.
> Sirop de nerprun.. ....

Toutes les heures, jusqu'à effet, 1 cuillerée à café — 1 cuillerée à soupe.

On peut aussi recourir avantageusement au *séton* à la nuque.

Calmer les phénomènes d'excitation par les *bromures* ou le *sulfonal* (V. p. 154).

Activer par l'*iodure de potassium* ou de *sodium* la résorption de l'exsudat. Si l'urine et les excréments sont retenus, vider la vessie par le cathétérisme, et le rectum par les lavements chauds, au besoin avec le doigt ou la curette mousse.

A la seconde période, exciter les fonctions médullaires par des injections sous-cutanées d'un sel de *strychnine* :

> Sulfate ou arséniate de strychnine..... 5-20 milligr.
> Eau distillée bouillie.................... 20 cent. cubes.

Commencer par une injection quotidienne de 1 à 3 cent. cubes (V. *Paralysies*).

Traiter la *méningo-myélite chronique* par la *médication*

iodurée et la *cautérisation* de la région dorso-lombaire, ou par la *strychnine* et l'*électricité* (V. p. 170).

V. — Compression de la moelle. — Ostéomes des méninges. — Pachyméningite chronique ossifiante.

La *compression de la moelle* peut être réalisée par des exsudats ou une hémorragie des méninges, par des épaississements des néoplasmes de ces membranes, par des saillies intrarachidiennes dues aux arthrites intervertébrales. Il est des cas complexes dans lesquels des lésions médullaires coexistent avec celles des méninges ou du rachis.

Assez communs chez les chiens âgés et localisés le plus souvent

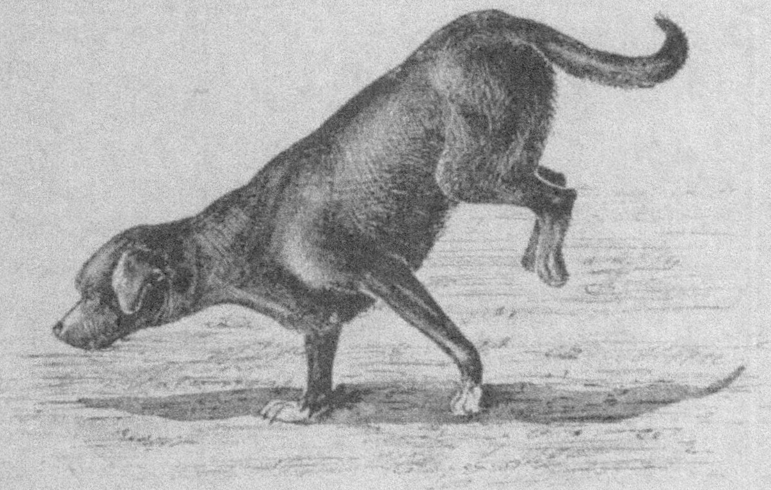

Fig. 13.

à la région lombaire, quelquefois étendus à tout le canal rachidien, les *ostéomes de la dure-mère*, rapportés à la *pachyméningite*, — à *l'inflammation chronique de la dure-mère*, — représentent en réalité des lésions non inflammatoires dues à l'involution sénile et consistant en des incrustations calcaires ou des plaques d'ossification (*pachyméningite ossifiante*) avec ou sans épaississements fibreux. Ces lésions provoqueraient parfois la compression lente et le ramollissement de la moelle, la compression et des altérations dégénératives des nerfs à leur origine, — désordres exprimés par des troubles sensitifs et moteurs.

Les malades se tiennent de préférence couchés, évitent les mouvements brusques, se lèvent avec précaution et marchent lentement. La montée ou la descente d'un escalier sont particulièrement pénibles. Quelques sujets progressent sur les membres antérieurs, la tête basse, le tronc oblique, le train de derrière soulevé et tenu en l'air, — attitude prise en raison de la vive douleur que cause l'appui des membres postérieurs sur le sol (fig. 15). Les moindres pressions exercées sur la tige dorso-lombaire provoquent souvent des cris ou des défenses ; les malades les redoutent et cherchent à s'y soustraire. Parfois aussi il y a rétention ou incontinence de l'urine et des matières fécales.

L'évolution des ostéomes de la dure-mère et des autres affec-

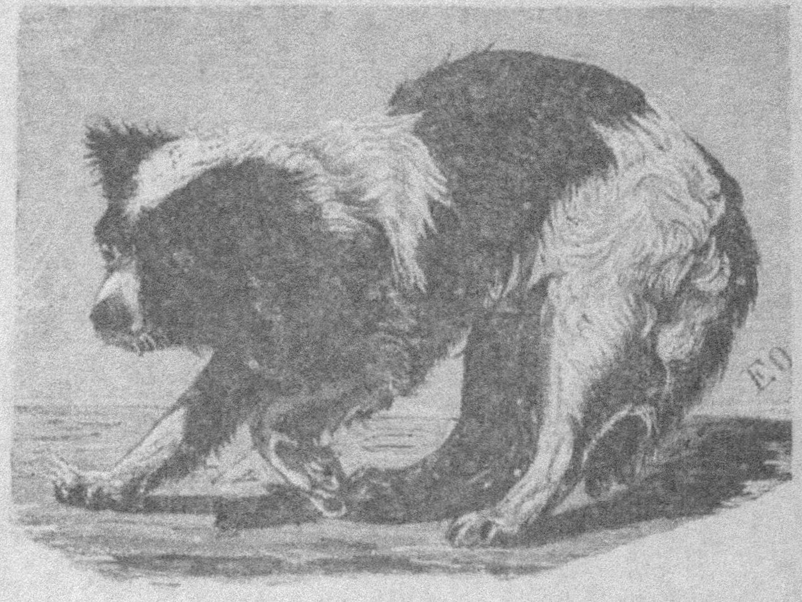

Fig. 14.

tions chroniques qui provoquent la compression de la moelle est lente ; elle peut durer des années ; mais l'accentuation progressive des troubles est la règle.

Nous avons rapproché de ces affections un état morbide quelquefois constaté chez les chiens adultes ou âgés, caractérisé par des douleurs paroxystiques, et qui paraît bien être une détermination du *rhumatisme* sur certains organes de la tête, du cou ou de la tige dorso-lombaire.

Il s'accuse par des accès de vive douleur, qui surviennent d'ordinaire sous l'influence d'excitations agissant sur les organes sensoriels, ou d'irritations cutanées, de chocs portant sur la tête et le cou. Le malade manifeste brusquement des signes d'inquiétude, d'anxiété ; il prend une attitude anormale, se plaint ou pousse des cris aigus et demeure dans un état de complète inertie pendant les quelques minutes que dure l'accès (*fig. 14*). Les moindres chocs, de simples attouchements exercés sur la tête, provoquent une exagération de la souffrance ou une crise. — Les accès se répètent à des intervalles variables pendant des semaines, des mois ; avec le temps, ils s'espacent de plus en plus et finissent par disparaître.

Le traitement des compressions médullaires brusques par hémorragie ou exsudation dans les méninges est celui de la méningo-myélite aiguë.

Dès les premières manifestations de la compression lente de la moelle, faire de la dérivation, le long de la tige dorso-lombaire, par une friction de *pommade stibiée* ou par la *cautérisation actuelle ponctuée*.

Instituer la *médication iodurée* :

> Iodure de potassium...................   1-10 gr.
> Eau distillée ou sirop d'écorce d'orange
>   amère..............................   100-200 cent. cubes.

Pendant dix jours, matin et soir, 1 cuillerée à café, à dessert ou à soupe. — Dix jours de repos. — Reprendre ensuite la médication et la continuer ainsi, avec des intervalles de dix jours, pendant plusieurs mois.

Si l'iodure était mal supporté, on le donnerait en lavements ou on le remplacerait par l'*iodalose*, à la dose de I à XX gouttes par jour.

Combattre les troubles parétiques par l'*électrothérapie* — la galvanisation ou la faradisation de la moelle épinière et des nerfs émergents (V. *Paralysies*).

Traiter les accidents *rhumatismaux* par le *salicylate de soude* :

Salicylate de soude...................... 1-10 gr.
Eau distillée ou sirop d'écorce d'orange
amère .... 100-200 cent. cubes.
1 cuillerée à café — 1 cuillerée à soupe. 3 ou 4 dans la journée.

Si le salicylate est mal supporté, employer le *salophène*, le *salol* ou l'*antipyrine* :

Salol ou salophène...................... 0gr,50-10 gr.
Diviser en 10 paquets. 2 ou 3 par jour, dans un peu de lait.

Antipyrine............................. 0gr,50-5 gr.
Bicarbonate de soude... .... 2-20 —
Pour 10 paquets. 1 matin et soir, dans un peu de café ou de thé.

En cas d'inefficacité de ces agents, essayer la médication iodurée, comme il vient d'être indiqué pour la compression lente de la moelle.

VI. — Chorée. Paralysie rythmique.

La *chorée* du chien — la *danse de Saint-Guy*, la *paralysie rythmique* — est une affection convulsive fréquente, de nature toxi-infectieuse, à laquelle sont particulièrement exposés les sujets jeunes de toute origine, notamment ceux des races distinguées.

Dans quelques rares cas, les convulsions choréiques sont d'origine réflexe ; dans d'autres, non moins rares, elles résultent d'une intoxication. Chez les chiens de guerre, on aurait vu des accidents choréiformes avec tremblements généraux survenir à la suite de violentes explosions. Mais très généralement la chorée est l'expression d'une altération d'un groupe d'éléments moteurs des centres (cornes antérieures de la moelle), causée sans doute par les poisons microbiens élaborés dans le cours de la *maladie du jeune âge*.

Tantôt les malades sont d'abord atteints de parésie des membres postérieurs, de paraplégie ou de paralysie des quatre membres ; puis les convulsions apparaissent. Tantôt celles-ci se montrent d'emblée, d'abord légères, et s'accentuent avec une rapidité variable. Elles sont étendues à la totalité du corps, limitées à plusieurs membres ou à un seul, à la tête et à l'encolure, ou à un groupe de muscles. Les régions atteintes sont le siège de secousses ordinairement rythmiques, non synchrones avec les systoles cardiaques, secousses dont le nombre varie de dix à quarante par minute, plus nombreuses et plus fortes pendant le repos, après les réveils brusques ou un exercice violent, et qui persistent durant le sommeil. Pendant les premières semaines, les malades éprouvent, la nuit surtout, des douleurs accusées par des plaintes ou des cris. Que les convulsions soient généralisées ou circonscrites, limitées aux muscles d'un membre, de la tête, de la mâchoire inférieure, de la face, ordinairement elles offrent bientôt les caractères des *tics* ; elles sont brusques, rapides, rythmées. Il est toutefois des cas où les mouvements convulsifs sont lents, désordonnés, véritablement choréiques. — Habituellement flasques, les muscles peuvent être rigides, contracturés. — La sensibilité est conservée, les organes sensoriels sont indemnes, les troubles psychiques nuls ou insignifiants. — Chez quelques sujets gravement atteints, les sphincters sont relâchés ; il y a incontinence de l'urine et des matières fécales. Les groupes musculaires atteints s'atrophient rapidement, et les rayons osseux des zones choréiques ne se développent qu'incomplètement.

Dans la règle, la chorée a une évolution lente, une marche chronique. Sa durée varie de quelques mois à plusieurs années. Nombre de malades conservent l'appétit, maigrissent peu et s'habituent à leur mal ; les convulsions, plus ou moins généralisées, assez souvent localisées à une partie du corps, à un membre, à la tête, à la face, peuvent s'atténuer peu à peu au point de disparaître presque entièrement. Mais, chez la grande majorité des sujets, elles persistent à un degré variable. La forme grave, avec convulsions généralisées et paralysie, entraîne vite l'épuisement et la mort.

Donner au chien choréique une nourriture abondante et alibile : beaucoup de viande, en partie crue, et des toniques, notamment de l'huile de foie de morue. Le laisser en liberté ou le promener au soleil sans pousser l'exercice jusqu'à la fatigue. Le soustraire au froid et à l'humidité.

Dès l'apparition de troubles paralytiques des membres postérieurs, faire sur la région dorso-lombaire une application révulsive, de préférence avec la *pommade stibiée*.

En vue d'agir sur les lésions des centres nerveux, prescrire la *médication arsenico-iodurée* :

    Iodure de potassium ou de sodium.   1-10 gr.
    Arséniate de soude.................   1-5 centigr.
    Sirop d'écorce d'orange amère........   100-200 gr.
Dix jours sur quinze, 1 cuillerée à café — 1 cuillerée à soupe.

Pour atténuer les convulsions, administrer les *bromures*, le *chloral*, le *chlorure* ou le *lactate de calcium*.

    Chlorure ou lactate de calcium..   1-5 grammes.
    Eau distillée ou sirop simple ...   100-200 cent. cubes.
Par cuillerée à café, à dessert ou à soupe. 2 à 4 par jour.

    Bromure de potassium ou de sodium.   1-5 gr.
    Eau distillée ou sirop simple.........   100-200 cent. cubes.
Matin et soir, 1 cuillerée à café — 1 cuillerée à soupe.

    Chloral hydraté....................   2-10 gr.
    Bromure de sodium ....   1-5 —
    Eau distillée ou sirop simple...   100-200 cent. cubes.

Si ces moyens échouent, essayer les injections sous-cutanées de *strychnine* :

    Sulfate ou arséniate de strychnine.   5-20 milligr.
    Eau distillée bouillie................   20 cent. cubes.
Commencer par une dose faible : une injection quotidienne de 1 à 5 cent. cubes de la solution (V. *Paralysies*).

Joindre à ces agents la *médication arsenicale*.

Dix jours sur vingt, faire prendre, le matin, à jeun, dans un peu de lait, I à VIII gouttes de *liqueur de Fowler*, ou la préparation suivante :

    Archénal..........................   20-50 centigr.
    Sirop simple......................   200 cent. cubes.
1 cuillerée à café — 1 cuillerée à soupe.

Ou encore donner comme boisson de l'eau de *La Bourboule*.

VII. — Épilepsie.

L'*épilepsie* — le *haut mal* ou *mal caduc* — est une maladie cérébrale chronique caractérisée par des attaques convulsives avec perte subite de la connaissance et de la sensibilité. — Elle est *primitive, essentielle*, indépendante de toute lésion appréciable du système nerveux, ou *secondaire*, symptomatique d'affections très diverses.

En dehors de l'hérédité, les causes de l'*épilepsie essentielle* sont inconnues. — L'*épilepsie symptomatique* peut être provoquée par quelque lésion de l'encéphale, de la moelle ou d'un cordon nerveux, par un traumatisme ou une exostose du crâne, par une hémorragie, une tumeur, un parasite de l'encéphale. — Des *épilepsies toxiques* ou *toxi-infectieuses* sont déterminées par certains poisons chimiques, et, dans le cours de quelques infections (maladie du jeune âge), par des agents microbiens ou par leurs toxines. — L'acariase auriculaire, les corps étrangers de l'oreille, les parasites intestinaux et divers troubles digestifs sont les causes principales de l'*épilepsie réflexe*.

L'accès éclate subitement ou il est précédé de prodromes : — signes d'inquiétude, de malaise, marche précipitée en ligne droite ou en cercle, secouement de la tête. Tout à coup le chien s'arrête, anxieux, l'œil hagard, la physionomie grimaçante, le corps agité par des tremblements. La tête et le cou, mais plus particulièrement la face, les lèvres, les paupières, sont le siège de mouvements convulsifs. Bientôt l'animal tombe, les muscles contracturés, les mâchoires serrées. Puis les convulsions réapparaissent et s'accentuent, surtout fortes à la tête et aux membres. Par les contractions cloniques des masséters, les dents s'entrechoquent et blessent la langue ; de la bouche s'écoule une salive mousseuse ou sanguinolente. Les fonctions psychiques et sensitives sont suspendues ; les yeux sont proéminents, les pupilles dilatées. Il y a expulsion de l'urine et des matières alvines. Vers la fin de l'accès, les muqueuses sont plus ou moins cyanosées. Après une courte période d'accalmie, le malade se relève et revient peu à peu à l'état normal.

Dans l'attaque épileptique bénigne, on peut noter des signes prémonitoires analogues à ceux de la forme précédente, puis le chien perd connaissance, tombe sur le côté, un moment il a de légères convulsions des membres et de la tête ; — clignotement des paupières, pirouettement des yeux, crispation de la face ; — ensuite il se relève, hébété ; mais toute trace de l'attaque est bientôt effacée. Parfois même celle-ci ne provoque pas la chute du malade.

La durée des accès dépasse rarement quelques minutes. Ils se répètent à des intervalles qui varient de deux ou trois jours à plusieurs mois. Les cas où les crises se produisent plusieurs fois par jour appartiennent généralement aux épilepsies symptomatiques.

L'épilepsie essentielle a une évolution chronique. À la longue, le caractère se modifie, les animaux deviennent sombres, apathiques. La répétition des accès à intervalles rapprochés entraîne l'épuisement, et la mort peut survenir au cours d'un accès.

Chez le chien, dans la grande majorité des cas d'accidents considérés comme relevant du *haut mal*, il s'agit de *crises épileptiformes* et non d'épilepsie essentielle. L'indication première est de rechercher la cause des accès. La suppression de celle-ci est souvent des plus simples et donne la guérison. (V. *Acariase auriculaire* et *Vers intestinaux*.)

Lorsque l'indication étiologique ne peut être remplie, employer les calmants, principalement les *bromures* de *potassium*, de *sodium* ou de *strontium*.

Bromure de potassium, de sodium ou de strontium..	1-10 gr
Eau distillée ou sirop simple............................	100-400 —

ou le *sirop polybromuré* :

Bromure de potassium.............................	0gr,50-5 gr.
— de sodium..	0gr,25-2gr,50
— de strontium....................................	0gr,25-2gr,50
Sirop d'écorce d'orange amère ou eau distillée,...	100-400 cent. cubes.

Pendant une semaine, 1 cuillerée à café — 1 cuillerée à soupe au moment des repas, 2 ou 3 par jour.

La semaine suivante, faire prendre 3 à 5 cuillerées par jour des mêmes préparations.

La troisième semaine, repos et régime déchloruré.

Ensuite reprendre la médication.

Parfois l'alimentation devra être modifiée : peu de viande, *régime déchloruré, hypochloruré* ou *lacto-végétarien*.

Si les crises se répètent malgré le traitement bromuré, essayer la *médication borée*, le *chlorure de calcium* ou la *picrotoxine* :

    Tartrate borico-potassique..... 10-20 gr.
    Glycérine chimiquement pure ... 5-10 —
    Eau distillée..... 150-300 cent. cubes.

Matin et soir, 1 cuillerée à café, à dessert ou à soupe.

    Chlorure de calcium..... 4-10 gr.
    Sirop d'écorce d'orange amère..... 40 —
    Hydrolat de tilleul..... 30-300 —

Par cuillerée à café, à dessert ou à soupe. 3 par jour.

    Picrotoxine..... 5-15 milligr
    Alcool à 90°..... 10 gr.
    Eau distillée..... 200 —

Tous les jours, 1 cuillerée à café — 1 cuillerée à soupe, avant l'un des repas.

Les **convulsions**, fréquentes chez le chien, surtout dans le jeune âge, représentent un syndrome susceptible d'être produit par des causes nombreuses et très diversifiées. — On qualifie d'*essentielles* celles qui paraissent survenir en dehors de tout facteur étiologique appréciable. — Les *convulsions symptomatiques*, de beaucoup les plus communes, peuvent être provoquées par des *lésions encéphaliques* (congestion ou anémie de l'encéphale, méningo-encéphalite, tumeurs); d'autres sont d'*origine infectieuse* (maladies du jeune âge, tétanos) ou *toxique* (intoxications exogènes, auto-intoxications) ; d'autres encore peuvent résulter d'une alimentation déficiente, d'une nourriture dépourvue de vitamines (avitaminoses). Les convulsions dites *réflexes* sont déterminées par des excitations périphériques intéressant les viscères, les membranes (surtout les muqueuses) ou les organes des sens : à ce groupe appartiennent celles qui sont causées par les vers intestinaux, par certains troubles de l'estomac ou de l'intestin, par quelque irritation de la peau, par les parasites de l'oreille.

Toniques ou cloniques, les convulsions sont localisées ou généralisées. Celles-ci sont ordinairement accompagnées de salivation, de bave mousseuse, de chute sur le sol, comme dans l'attaque d'épilepsie. On observe souvent des manifestations agressives, le malade allant jusqu'à mordre ses maîtres (*simili-rage* de MÉGNIN).

Pour intervenir efficacement, il faut *déterminer la cause des convulsions* et la supprimer ou en atténuer les effets (V. *Helminthiase intestinale* et *Otite parasitaire*). — Quand l'indication étiologique ne peut être remplie, on prescrira un traitement symptomatique : tenir le malade à l'abri de la lumière, des bruits ; lui donner de la nourriture et de la boisson ; puis, tout danger de rage étant écarté, lui administrer l'une des préparations calmantes indiquées à propos de l'*épilepsie* ou de l'*éclampsie*

VIII. — Éclampsie.

On a donné le nom d'*éclampsie* à deux affecti ns convulsives, dont l'une s'observe pendant la puerpéralité et l'autre chez les jeunes chiens.

La première, particulière aux chiennes pleines ou nourrices, est une maladie aiguë, d'origine utérine ou rénale et de nature toxique, essentiellement caractérisée par des crises convulsives subintrantes, qui disparaissent sans retour quand les malades survivent.

Observée principalement chez les chiennes d'appartement, surtout chez les bêtes pléthoriques ou albuminuriques, elle survient d'ordinaire dans la semaine qui suit la mise-bas, quelquefois dans les jours qui la précèdent. — Le début est brusque, marqué par des signes d'inquiétude, d'anxiété, par une accélération des grandes fonctions et par des troubles neuro-musculaires (raideur des membres, incoordination des mouvements). Bientôt la malade tombe et fait de vains efforts pour se relever ; des convulsions agitent le corps tout entier ; les membres sont raides ; la tête est étendue sur l'encolure, la face grimaçante ou angoissée, la mâchoire inférieure serrée contre la supérieure ou animée de secousses cloniques, les lèvres souillées d'une salive mousseuse. La respiration et la circulation sont précipitées. La préhension des aliments, la miction et la défécation sont suspendues. Les fonctions sensorielles et la sensibilité sont peu troublées. — En général, l'attaque d'éclampsie est continue ; les convulsions persistent d'ordinaire plusieurs heures, quelquefois toute une journée, plus fortes à certains moments qu'à d'autres ;

il y a des rémissions pendant lesquelles les malades cherchent à reprendre l'attitude debout.

Abandonnée à elle-même, l'éclampsie peut entraîner la mort. Mais on en obtient facilement la guérison. La disparition des convulsions est suivie d'un état de somnolence qui s'efface peu à peu.

Le diagnostic différentiel avec l'épilepsie est facile : — dans celle-ci, les troubles sont plus profonds (perte de connaissance, abolition des fonctions sensorielles, émission d'urine et de matières alvines), et la crise ne dure que quelques minutes. Entre l'éclampsie et la rage, la distinction est toujours des plus simples.

Placer la malade dans un lieu isolé, à l'abri des diverses causes d'excitation.

Combattre les convulsions par l'administration de *sirop de chloral* ou de *chloroforme* :

> Chloral hydraté ou chloroforme pur. . . .   1-10 gr.
> Sirop simple. . . . .   100-200 —

Trois ou quatre fois dans la journée, 1 cuillerée à café — 1 cuillerée à soupe.

Lavements d'*eau salée* à 8-9 p. 1 000.

Si les troubles se prolongent, alimenter la chienne en lui faisant prendre toutes les deux ou trois heures quelques cuillerées de lait et, la guérison obtenue, continuer plusieurs jours le régime lacté.

Sous le nom d'ÉCLAMPSIE DES JEUNES CHIENS, on décrit les crises convulsives rapportées jadis à l'éruption dentaire et déterminées le plus souvent par des troubles gastro-intestinaux, par une toxi-infection, une auto-intoxication ou l'helminthiase intestinale. Elles coexistent assez fréquemment avec la maladie du jeune âge.

Ces crises surviennent tantôt brusquement, tantôt après quelques prodromes (inappétence, inquiétude, signes de malaise, d'excitation ou de dépression...). Elles débutent par des contractions toniques (raideur des muscles, trismus, suspension de la respiration, œil fixe, hagard...), auxquelles succèdent presque immédiatement des secousses cloniques des mâchoires, du tronc, des membres. Une salive mousseuse s'écoule de la bouche. Certains malades manifestent des symptômes rabiformes, crient, mordent. — Ces accès, dont la durée est ordinairement de quelques minutes, se répètent souvent, à de brefs intervalles, pendant des heures, un ou plusieurs jours. Les malades sont vite épuisés ou succombent au cours d'un accès.

Si la cause des crises peut être reconnue, très généralement on obtiendra la guérison en obéissant à l'*indication étiologique*.

Dans le cas contraire, on donnera les *bromures* ou le *chloral*, comme il est dit à propos de l'*épilepsie* ou de l'*éclampsie des nourrices*.

Au moment des crises, on utilisera avec prudence les *inhalations d'éther* ou de *chloroforme*.

Pendant toute la durée de la cure, le petit malade sera soustrait aux diverses causes d'excitation, tenu à l'abri de la lumière vive, des bruits, en l'isolant dans un local dont la température sera douce et uniforme. On le nourrira de lait, de préparations lactées, d'un peu de viande, et l'on additionnera l'eau de boisson de 3 grammes de *bicarbonate de soude* par litre (V. *Convulsions*, p. 165).

IX. — Paralysies.

Produites par des lésions de l'encéphale, de la moelle ou des nerfs, les *paralysies* sont brusques, rapides, ou se développent graduellement. En général, les premières sont déterminées par des traumatismes, des lésions congestives, inflammatoires ou hémorragiques des centres, par des infections, des intoxications, ou par le froid (paralysie rhumatismale ou *a frigore*). Les *paralysies à évolution lente* relèvent de processus chroniques, inflammatoires ou néoplasiques.

Suivant le degré des lésions, on note une diminution de la contractilité musculaire (parésie) ou son abolition complète (akinésie). Aux troubles moteurs s'ajoutent souvent la diminution ou l'abolition de la sensibilité générale (anesthésie, analgésie) et quelquefois des sensibilités spéciales (cécité, surdité).

On observe des *paralysies locales*, qui intéressent un seul muscle, un groupe de muscles ou tout un membre (*monoplégie*), des paralysies étendues à une moitié latérale du corps (*hémiplégie*), au train de derrière (*paraplégie*) ou aux quatre membres (*diplégie*). — Les muscles paralysés sont tantôt flasques, relâchés, tantôt rigides, contracturés.

En raison de l'entre-croisement bulbaire des faisceaux conducteurs (pyramides), les *paralysies d'origine cérébrale* siègent toujours du côté opposé à la lésion ; elles sont facilement reconnaissables quand elles s'accompagnent de phénomènes psychiques, de troubles sensitifs ou moteurs localisés à la tête. — Dans l'*hémiplégie alterne*, très rare, la face est paralysée du côté de la lésion, et le tronc du côté opposé.

Les *altérations du cervelet* déterminent le plus souvent de l'incoordination des mouvements (démarche ébrieuse, titubante) ou de l'hémiplégie homolatérale. Quand les *pédoncules cérébelleux* sont lésés, les malades portent la tête inclinée et abaissée ; ils tournent en cercle ou tombent et roulent sur l'axe du corps, « en tonneau ». Ces mouvements insolites s'accompagnent souvent de contractures et d'une déviation des yeux du côté de la lésion.

Les *altérations de la moelle*, fréquentes, entraînent le plus ordinairement de la *paraplégie* et, lorsque la moelle cervicale est atteinte, la *paralysie des quatre membres* ; très circonscrites, elles peuvent ne provoquer que des *monoplégies* ou des *hémiplégies directes*.

Les *paralysies d'origine périphérique* sont en général limitées à un seul nerf ou à un groupe de nerfs voisins ; elles portent rarement sur un grand nombre de muscles. Mentionnons celles du *facial*, du *maxillaire inférieur*, du *radial*, du *crural* et du *grand sciatique*. — La paralysie du *facial* se traduit par l'inertie des muscles du côté correspondant de la face, par la déviation des lèvres vers le côté sain et quelquefois par du larmoiement du côté malade (V. p. 11). — Dans le cas de paralysie du *nerf maxillaire inférieur*, le facies rappelle celui du chien atteint de rage mue ; la mâchoire inférieure est pendante, la préhension des aliments impossible ; parfois la salive tombe en filaments de la cavité buccale (V. p. 8). — Les paralysies du *radial*, du *crural*, du *grand sciatique*, s'accusent par l'impotence fonctionnelle du membre correspondant ; celui-ci traîne sur le sol ou s'affaisse au moment de l'appui.

Les paralysies rhumatismales disparaissent souvent en quelques jours. Parmi les paralysies d'origine infectieuse, toxique, ou dues à des altérations inflammatoires aiguës, il en est aussi qui guérissent rapidement. Les paralysies anciennes avec émaciation des muscles sont généralement incurables.

La rage pouvant provoquer les akinésies les plus diverses, dans tous les cas où un chien présente subitement une paralysie non traumatique, il est prudent de le tenir plusieurs jours en observation avant d'entreprendre un traitement.

La thérapeutique des paralysies récentes comprend : le massage, les frictions sèches ou animées, l'exercice, les injections sous-cutanées irritantes d'une solution saturée de *sel marin* et la *médication salicylée* ou *iodurée* :

> Salicylate de soude................................ 2-25 gr.
> Eau distillée ou sirop simple. ..... 100-200 cent. cubes.
>
> Iodure de potassium ou de sodium. 1-10 gr.
> Eau distillée ou sirop simple....... 100-200 cent. cubes.

Une semaine sur deux, une fois par jour ou matin et soir, 1 cuillerée à café — 1 cuillerée à soupe.

Si ces moyens sont insuffisants, recourir aux injections sous-cutanées d'un sel de *strychnine* ou à l'*électrothérapie* :

> Sulfate ou arséniate de strychnine. 5-20 milligr.
> Eau distillée bouillie.................... 20 cent. cubes.

Commencer par une dose faible : une injection quotidienne de 1/4 de milligr. à 3 milligr. de strychnine ou 1 à 3 cent. cubes de la solution, dose que l'on augmente graduellement jusqu'à effet (apparition des convulsions). Ne pas dépasser la dose qui provoque celles-ci ; s'en tenir plutôt aux injections un peu plus faibles. Chaque semaine, repos de trois jours au moins, pour prévenir l'accumulation médicamenteuse et l'intoxication. Les injections de doses fortes ne doivent être répétées qu'à des intervalles de trois jours, — laps de temps nécessaire à l'élimination de la strychnine. — En général, pour les très petits chiens de luxe, mieux vaut ne encore à l'emploi de la strychnine et des autres alcaloïdes, ou ne les prescrire qu'à *doses infimes, per os* ou *per anum*.

L'électricité semble modifier salutairement le processus dégénératif ou scléreux qui entraîne la destruction des éléments nerveux, et elle provoque dans les muscles des contractions qui préviennent leur atrophie.

L'*électricité galvanique* convient plus spécialement pour agir sur le cerveau ou la moelle ; mais on peut aussi l'utiliser avantageusement dans les affections des nerfs périphériques (paralysies, névralgies). Obtenu avec une pile ou une batterie, le courant sera de faible intensité et ne devra pas causer des douleurs. On garnira les électrodes de tampons humectés d'eau salée, et l'on appliquera le pôle positif le plus près possible de la lésion. Le courant traversera le cerveau ou la moelle, soit longitudinalement, du front ou de la nuque vers les lombes, soit transversalement, d'une tempe à l'autre, de la ligne dorso-lombaire vers le sternum ou l'abdomen. Si l'on veut en même temps agir sur les membres, on appliquera l'électrode positive au niveau du renflement cervical ou lombaire, et l'autre sur la région digitée. On fera journellement deux ou trois contacts d'une à deux minutes.

L'*électricité faradique*, d'un emploi commode, convient surtout pour agir sur les nerfs et les muscles, dont elle est un moyen d'excitation énergique. Le courant doit être faible, non douloureux, et la durée de la séance de trois à quatre minutes. On appliquera le rhéophore négatif sur le trajet du nerf, en un point où celui-ci est superficiellement situé, et le pôle positif sur la partie renflée de chacun des muscles. Les interruptions seront lentes si l'on veut agir sur les muscles, fréquentes si l'on vise surtout l'élément nerveux.

Tous les jours on massera les muscles paralysés, en se servant d'une flanelle sèche ou imprégnée d'un liquide légèrement irritant (*eau-de-vie* ou *alcool camphrés*).

MALADIES DU SANG

I. — Anémie.

État morbide assez fréquent chez le chien, l'*anémie* a pour caractère anatomique essentiel la diminution de la masse du sang ou de certains de ses éléments, mais surtout l'abaissement du nombre des globules rouges. Quelquefois *primitive*, elle est le plus souvent *secondaire*, consécutive aux affections les plus diverses. — Aucun fait authentique n'établit jusqu'à présent l'existence, chez le chien, de la *chlorose*, — forme d'anémie primitive qui paraît particulière à l'espèce humaine.

Parmi les causes de l'anémie, il faut mentionner surtout l'alimentation irrationnelle, trop uniforme, insuffisante ou avec des substances dépourvues de vitamines, les sécrétions exagérées, normales ou morbides, les hémorragies abondantes, les maladies aiguës et les fièvres graves, la plupart des maladies chroniques, notamment les gastro-entérites, les néphrites, la tuberculose, le cancer.

La pâleur des muqueuses, la faiblesse, la fatigue rapide causée par les moindres efforts sont les principaux signes des anémies. L'appétit est diminué, irrégulier, et la digestion troublée. À l'examen de l'appareil circulatoire, on note l'exiguïté du pouls, souvent des palpitations, quelquefois un léger souffle cardiaque systolique.

La gravité des anémies varie avec leurs causes, le degré d'altération du sang, l'abondance et le nombre des déperditions sanguines, mais surtout selon que le sujet était auparavant en bonne santé ou déjà malade. L'anémie consécutive aux affections aiguës ou aux hémorragies disparaît en général rapidement. Les anémies symptomatiques des maladies chroniques sont habituellement très graves, souvent incurables.

Pour l'*anémie pernicieuse*, V. *Uncinariose*.

Rechercher la cause de l'*anémie* et la supprimer ou instituer un traitement approprié.

Bonne hygiène. Suralimentation. Régime mixte, surtout carné : viande crue, pâtées à la viande. — Comme boisson, lait additionné d'un quart d'eau de *Pougues*, de *Bussang* ou de *La Bourboule*. Souvent on devra stimuler l'appétit par une préparation stomachique (V. p. 29).

Alterner, semaine par semaine, les *médications ferrugineuse* et *arsenicale* :

> Protoiodure ou protoxalate de fer....   4 gr.
> Extrait de rhubarbe.................   3 —
> Sirop d'écorce d'orange amère.........   250 cent. cubes.
>
> Citrate de fer ou tartrate ferrico-potassique..............................   5 gr.
> Vin rouge.......................   160 —
> Sirop simple....................   150 —
>
> Lactate de fer..................   5 gr.
> Sirop de gentiane...............   250 cent. cubes.

Le matin, 1 cuillerée à café — 1 cuillerée à soupe.

> Arrhénal........................   20-50 centigr.
> Sirop simple....................   200 cent. cubes.

Le matin, 1 cuillerée à café — 1 cuillerée à soupe.

> Liqueur de Fowler..............   )
> Tartrate de fer et de potasse....   ) ãã 10 gr.

Matin et soir, I à VI gouttes dans une cuillerée de lait.

Pour les jeunes chiens, employer l'*huile de foie de morue* et un *sirop de phosphate de chaux*, à la dose quotidienne d'une cuillerée à café, à dessert ou à soupe.

Aux sujets atteints d'anémie profonde, faire, tous les deux ou trois jours, une injection sous-cutanée de 10 à 200 grammes d'*eau salée* tiède à 9 p. 1 000 ou de 5 à 50 grammes d'*huile d'olive* stérilisée et tiède.

En cas d'anémie aiguë consécutive à une abondante déperdition sanguine, injecter d'emblée de 30 à 500 grammes de la solution salée.

II. — Lymphadénie. Leucémie.

La *lymphadénie* et la *leucémie* sont des affections rares, caractérisées par des altérations des organes lymphoïdes et du sang altérations qui peuvent coexister ou survenir isolément. — Dans la *lymphadénie pure*, les organes lymphoïdes s'hypertrophient, mais la constitution du sang est peu ou n'est pas sensiblement modifiée. — Dans la *leucémie* ou *leucocythémie*, la lésion essentielle est l'augmentation du nombre des globules blancs du sang, bientôt accompagnée d'une diminution du nombre des globules rouges. Tandis qu'il n'y a pas de *leucémie* sans *lymphadénie*, cette dernière peut évoluer sans *leucémie*, sans augmentation notable du chiffre des leucocytes du sang, du moins pendant un laps de temps quelquefois assez long. — La lymphadénie est rencontrée le plus souvent dans les ganglions lymphatiques et la rate ; parfois elle évolue ailleurs : dans l'intestin, dans la moelle osseuse, dans la peau et en divers autres organes ou tissus.

L'étiologie de ces affections est encore mal connue, mais on les considère généralement comme de nature infectieuse. Parfois la lymphadénie succède à une inflammation catarrhale de la gorge ou des bronches. Elle survient de préférence chez les sujets débiles, mal nourris, épuisés par une maladie antérieure.

Des signes de faiblesse générale, des troubles de l'appétit, l'essoufflement rapide par l'exercice, l'accélération de la circulation, des palpitations, la faiblesse du pouls, la pâleur et l'infiltration des muqueuses : telles sont les manifestations du début. Peu à peu l'amaigrissement se dessine et la faiblesse s'accentue. A l'examen du malade, on peut constater l'hypertrophie symétrique de certains groupes ganglionnaires, voire de tous les ganglions explorables (*adénie*), ou reconnaître une hypertrophie considérable de la rate. — Chez les chiens leucémiques, l'examen microscopique du sang décèle une proportion anormale de globules blancs (1 p. 50 — 1 p. 5, au lieu de 1 p. 400-600).

L'évolution est lente, progressive. La mort survient dans la cachexie, au bout d'un temps qui peut varier de quelques mois à un an.

La tuberculose donne facilement le change pour la lymphadénie. Aussi, lorsque le diagnostic est douteux, doit-on soumettre le malade à l'épreuve de la tuberculine.

Bonne hygiène. Même régime et mêmes soins que pour l'anémie.

Alterner, semaine par semaine, les *ferrugineux* et les *arsenicaux* (V. p. 173).

III. — Hémophilie.

Maladie rare chez le chien, caractérisée par des hémorragies abondantes, persistantes, très difficiles à arrêter quand elles ne sont pas intarissables, — hémorragies cutanées ou muqueuses, — presque toujours d'origine traumatique, accompagnant une blessure accidentelle ou une plaie opératoire.

C'est une sorte de diathèse hémorragique dont le caractère essentiel est l'extrême lenteur de la coagulation du sang. Héréditaire, elle paraît tenir à une constitution défectueuse du sang, à l'absence, dans celui-ci, de ferments coagulants ou à une proportion insuffisante de sels de chaux.

Presque toujours, c'est à l'occasion d'une plaie quelconque intéressant la peau ou une muqueuse que l'on constate le signe de l'hémophilie ; une hémorragie en nappe, abondante, rebelle aux moyens ordinaires, ou récidivante. Infiniment rares sont les cas où il se produirait, d'emblée, des pétéchies avec hémorragies sur certaines muqueuses et, en même temps, des taches ecchymotiques dans la peau ainsi que des hématomes sous-cutanés. Par leur abondance, leur persistance, les hémorragies peuvent être mortelles.

En présence d'une hémorragie en nappe, traumatique ou d'apparence spontanée, qui résiste aux moyens hémostatiques usuels, essayez les solutions d'antipyrine à 5 p. 100, ou d'adrénaline à 1 p. 1 000.

Faites, en outre, une *injection sous-cutanée* ou *intraveineuse* de *sérum frais de cheval* (1 à 10 centimètres cubes), et prescrivez à l'intérieur une préparation calcique :

      Chlorure de calcium.............. 10 centigr.-10 gr.
      Sirop sim.de.................... 30-160 cent. cubes.
3 cuillerées à café — 8 cuillerées à dessert par jour.

S'il y a lieu, répétez ce traitement au sérum et à la chaux, à des intervalles de deux à quatre semaines, pendant plusieurs mois.

IV. — Purpura

Maladie rare, liée à divers états morbides et vraisemblablement de nature infectieuse, le *purpura* est caractérisé par des taches hémorragiques rouge foncé, produites par l'extravasation du sang dans le derme et observées principalement aux régions où la peau est fine (ventre et face interne des cuisses). Dans le *purpura simple*, on observe d'abord de légers troubles généraux, puis les taches ecchymotiques apparaissent, pour persister de quelques heures à plusieurs jours, sans s'accompagner de démangeaisons ni d'exfoliation. — Dans le *purpura hémorragique*, les phénomènes généraux sont plus accentués, les taches ecchymotiques se produisent dans la peau et sur les muqueuses, où elles deviennent saignantes, causant des hémorragies (épistaxis, hématémèse, dysenterie, hématurie), qui se rencontrent également dans les viscères. Cette forme grave est habituellement mortelle.

Le purpura évolue d'ordinaire sans lésions gingivales.

Comme pour l'*hémophilie*, on recourra à l'injection de *sérum frais* de cheval et à l'administration de *chlorure de calcium* (V. p. 175). On utilisera aussi le *sérum physiologique* en injections sous-cutanées, à la dose de 10 à 100 centimètres cubes, matin et soir.

Le traitement comporte, en outre, des soins d'hygiène, une alimentation alibile donnée en petite quantité à la fois, au besoin à la cuillère, et l'administration de toniques.

* *

Chez le chien, les *Hématozoaires* sont assez fréquents. — Le *Spiroptère ensanglanté*, qui a pour habitat ordinaire la couche conjonctive sous-muqueuse de l'estomac et de l'œsophage, où il provoque la formation de nodules fibreux, a été quelquefois rencontré dans les parois de l'aorte. L'ulcération de celles-ci au niveau des lésions produites par les parasites peut amener une pleurésie ou une hémorragie mortelle. — Assez commun dans la région toulousaine, le *Strongle des vaisseaux* (*Hæmostrongylus vasorum*) vit dans le cœur droit et l'artère pulmonaire, causant parfois des thromboses qui entraînent la mort. La dissémination des œufs de ce parasite dans les ramifications de l'artère pulmonaire donne naissance à des lésions nodulaires (pseudo-tubercules, strongylose pulmonaire) ; il peut aussi provoquer des embolies dans d'autres organes, quelquefois dans le cerveau. — Fréquente dans les pays de l'Extrême-Orient, surtout dans les Indes, la Chine, le Japon, assez commune aussi dans les deux Amériques, mais très rare en Europe, où on ne la trouve que chez les chiens importés de ces contrées, la *Filaire cruelle* (*Filaria immitis*) vit à l'état adulte dans les cavités droites du cœur et l'artère pulmonaire. On l'a maintes fois rencontrée à l'autopsie de chiens chez lesquels elle n'avait suscité, pendant la vie, aucun trouble notable. Mais, lorsque les parasites sont nombreux, ils déterminent des symptômes graves : de la dyspnée, de la toux, parfois des hémoptysies, de la congestion pulmonaire, des phénomènes épileptiformes, des paralysies résultant d'embolies cérébrales causées par des embryons de filaires.

La prophylaxie et la thérapeutique sont également pauvres. — La filtration de l'eau de boisson, conseillée comme moyen préventif, n'est pas pratique. Quant aux vertus de l'essence de térébenthine, comme celles des autres remèdes dont a on conseillé l'administration pour les chiens atteints de filaires, elles sont médiocres ou nulles.

En ces dernières années, on a trouvé dans le sang du chien des parasites qui, jusque-là, étaient passés inaperçus : un infusoire flagellé — le *Trypanosome du surra*, — et un sporozoaire — le *Piroplasma canis*. — Tandis que la trypanosomiase, très rare, n'existe pas en Europe, la piroplasmose est, au contraire, assez commune dans la plupart des pays de l'ancien et du nouveau Monde (V. *Piroplasmose*).

Le sang peut aussi charrier des microbes qui, par leur pullulation dans les viscères et les différents tissus, provoquent des lésions très disparates (V. *Septicémies et Pyémies*).

MALADIES DE LA NUTRITION

I. — Rachitisme.

Relativement fréquent, le *rachitisme* est une maladie du premier âge, frappant de préférence les sujets de certaines races (danois, dogues) et dont les principales causes sont : l'allaitement par une chienne épuisée ou atteinte d'une maladie chronique, le sevrage prématuré, une nourriture insuffisante, trop uniforme, trop pauvre en matières azotées, en sels calcaires, ou dépourvue d'hormones, de vitamines, certains aliments acides, l'hygiène défectueuse, notamment le séjour dans des niches étroites, humides, et diverses infections.

Le rachitisme se traduit d'abord par des phénomènes généraux, — par des signes de faiblesse, des troubles de l'appétit et de la digestion. Bientôt apparaissent les lésions osseuses, les *tuméfactions épiphysaires* et la *courbure des diaphyses*. Les articulations se déforment et les rayons osseux s'incurvent ; les membres sont déviés en dedans (pattes de blaireau) ou en dehors (pattes en sabre). Chez quelques sujets, la partie inférieure des membres s'affaisse : l'appui se fait sur toute la région métacarpienne ; parfois le jarret arrive au contact du sol.

Exceptionnellement, la colonne vertébrale peut s'incurver en contre-haut (cyphose), en sens opposé (lordose) ou latéralement (scoliose). Quand les articulations des côtes avec leurs prolongements cartilagineux sont atteintes, on y remarque des nodosités dont le volume s'accroît peu à peu (chapelet rachitique).

Déduite de l'étiologie, la *prophylaxie* comporte des indications concernant la mère et les jeunes. Ne laisser à la première qu'un nombre de petits en rapport avec sa force et l'activité de la sécrétion mammaire. Lui donner une nourriture abondante et substantielle (viande crue, pâtées contenant beaucoup de viande et de laitage). — Autant que possible, l'allaitement des jeunes sera supprimé seulement vers la fin du troisième mois. Au lieu de les sevrer brusquement, les habituer peu à peu à leur alimentation nouvelle, qui sera composée de préparations lactées (soupe et riz au lait), de pâtées à la viande, de viande crue, de fragments de cartilages et d'os. Les préparations alimentaires *acides* doivent être proscrites.

Dès que l'on constate les premiers signes du rachitisme, donner aux malades une nourriture surtout carnée et prescrire les *phosphates organiques*, notamment la décoction de céréales et la *poudre d'os* :

Poudre d'os..................................... 20-100 gr.
Pour 20 paquets. 1 par jour, le matin, dans un peu de lait.

On peut aussi utiliser le mélange suivant :

Carbonate de chaux...................
Phosphate tribasique de chaux........ } āā 3-15 gr
Chlorure de sodium...................
Pour 30 paquets. 2 ou 3 par jour.

Ou bien administrer quotidiennement, le matin, une cuillerée à café, à dessert ou à soupe, d'un *sirop de phosphate tricalcique* et, le soir, une petite quantité d'*huile de foie de morue* (deux ou trois petits morceaux de viande trempés dans cette huile). On favorisera la recalcification en additionnant la boisson d'*eau de Pougues* ou d'eau de *chaux*.

Si ce traitement ne donne pas de résultat, essayer l'*huile de foie de morue phosphorée* :

Huile de foie de morue.............. 300 gr.
Phosphore......................... 1-2 centigr.
Tous les jours, 1 cuillerée à café — 1 cuillerée 1 soupe. À l'apparition de la diarrhée, suspendre la médication pendant une semaine.

Frictionner quotidiennement les membres avec de la flanelle sèche ou imbibée d'un topique stimulant (eau-de-vie ou alcool camphrés).

II. — Obésité.

Etat morbide caractérisé par l'embonpoint excessif, par l'hypertrophie générale du tissu adipeux, l'*obésité* est fréquente chez les sujets d'appartement. On l'observe surtout à l'âge adulte et pendant la vieillesse, plus spécialement chez les chiennes.

Une nourriture abondante, l'abus des féculents, des aliments sucrés, l'insuffisance d'exercice, en sont les principales causes. Dans nombre de cas, le développement de l'obésité est favorisé par une disposition héréditaire.

Le corps est volumineux, lourd, déformé ; les saillies normales sont effacées ; en quelques régions, la peau forme des bourrelets qui alternent avec des sillons. Les digestions sont lentes, pénibles ; l'animal est mou, paresseux ; il s'essouffle au moindre effort. Le cœur est hypertrophié ; ses mouvements sont précipités, souvent irréguliers. Les éruptions eczémateuses sont fréquentes. — Lorsqu'elle est très prononcée et de date déjà ancienne, l'obésité entraîne ordinairement l'impuissance.

Proscrire le sucre, les pâtisseries ; supprimer ou réduire les féculents et les graisses. Donner la stricte ration d'entretien en plusieurs petits repas. Composer ceux-ci de viande maigre ou dégraissée, crue ou légèrement grillée, de soupe aux légumes verts avec quelques croûtes de pain et d'un peu de lait. Enfin et surtout obliger le chien obèse à des marches prolongées *à jeun*.

Matin et soir, ajouter à la ration un paquet de 50 centigrammes à 4 grammes de *bicarbonate de soude*, ou couper d'eau de *Vals-Précieuse* la boisson, qui sera réduite autant que possible.

Purgation hebdomadaire avec 5 à 50 grammes d'*huile de ricin* ou de *manne grasse*.

Si ces moyens ne donnent pas le résultat poursuivi, recourir à l'*iode* ou aux *iodurés* administrés par périodes de dix jours, avec des intervalles d'égale durée :

Teinture d'iode .... 20 gr.
à X gouttes dans un peu de lait, avant les repas.

Iodure de potassium ou de sodium....   2-10 gr.
Sirop d'écorce d'orange amère.........   200 cent. cubes.

1 cuillerée à café — 1 cuillerée à soupe, le matin, à jeun.

III. — Diabètes.

Les *diabètes* sont des affections qui ont pour caractères communs des troubles de la nutrition et la surabondance de l'émission urinaire — la *polyurie.* — Dans le diabète proprement dit ou *diabète sucré*, l'urine contient une quantité variable de sucre. — Dans les *diabètes insipides*, qui comprennent la polyurie essentielle, la polyurie avec azoturie ou phosphaturie, l'urine est plus ou moins modifiée qualitativement ; elle contient une proportion excessive d'eau, de matières azotées ou de phosphates, mais pas de sucre.

I. — Diabète sucré.

Bien plus commun chez le chien que dans les autres espèces animales, le *diabète sucré* se rencontre principalement dans les races de luxe et chez les sujets âgés. Ses causes principales sont l'alimentation trop abondante ou trop riche, l'abus des friandises, des sucreries, le manque d'exercice, les émotions vives, les traumatismes craniens, diverses lésions du foie et du pancréas.

Le *diabète* s'annonce par des troubles généraux. Les malades sont faibles, se fatiguent vite à la marche et beaucoup maigrissent. Les mictions sont fréquentes et abondantes. Les chiens d'appartement *s'oublient* dans les pièces où ils se trouvent, sur les tapis ou les coussins. L'urine contient une proportion de sucre le plus souvent inférieure à 20 grammes par litre, mais qui peut s'élever jusqu'à 100 grammes, et quelquefois une certaine quantité d'albumine. La soif est vive, insatiable, surtout la nuit. Ordinairement conservé, parfois exagéré, l'appétit contraste avec l'amaigrissement qui va s'accentuant (diabète maigre). Il est toutefois des diabétiques qui conservent leur embonpoint (diabète gras). — Dans le cours de la maladie, la plupart des sujets sont atteints de cataracte double, qui entraîne parfois la cécité en quelques semaines. On peut observer des troubles digestifs, — vomissements, alternatives de constipation et de diarrhée, — des éruptions eczémateuses, des bronchites persistantes, des accidents gangreneux, paralytiques ou épileptiformes. Les plaies se cicatrisent difficilement ; elles suppurent et prennent l'aspect ulcéreux.

A la longue, les malades deviennent cachectiques et meurent dans le coma. La guérison est exceptionnelle, mais le traitement peut conjurer les complications graves.

Suivant la rapidité de son évolution, le diabète sucré est *aigu* ou *chronique*. Cette dernière forme est rarement soupçonnée au début ; pendant des mois, elle peut ne susciter aucun trouble manifeste.

Soustraire le malade aux émotions vives ; ne pas l'hospitaliser ni le séparer de ses maîtres. Autant que possible, vie au grand air ; promenade et exercice sans fatigue.

Alimentation surtout composée de pâtées faites de viande grasse, de légumes verts, de pommes de terre, de pain ou de riz, — de soupes aux herbes, de lait, d'œufs. Réduire la ration totale, surtout les féculents, le sucre, les pâtisseries. — Donner à discrétion de l'eau pure additionnée soit d'eau de *Pougues* ou d'eau de *chaux*, soit d'eau de *Villel* ou de *La Bourboule* (diabète maigre), — d'eau de *Vals*, de *Vichy*, ou encore d'une solution de *bicarbonate de soude* à 3-4 grammes par litre (diabète gras).

Administration d'*huile d'olive* par cuillerée à café, à dessert ou à soupe, une ou deux par jour, avec des repos.

Dix jours par mois, *médication arsenicale* (V. p. 173), *bromurée*, ou *antipyrine* :

```
Bromure de potassium ou de sodium.        1-5 gr.
Eau distillée.......................      100-200 —

Antipyrine.........................       1-5 gr.
Eau aromatisée de citron...........       100-200 cent. cubes.
```
1 cuillerée à café — 1 cuillerée à dessert. 2 par jour.

Combattre le coma par le *bicarbonate de soude* à fortes doses, le café ou le thé légèrement alcoolisés, par les injections sous-cutanées de *caféine*, d'*éther* ou d'*huile camphrée* (V. p. 39).

Ne pratiquer que les opérations urgentes, — et sous le couvert d'une rigoureuse asepsie.

II. — Diabètes insipides.

Les *diabètes insipides* observés chez le chien relèvent de causes diverses. — Le plus souvent il s'agit de polyuries passagères provoquées par l'ingestion de grandes quantités de boisson, par l'usage des diurétiques, — ou symptomatiques de la néphrite interstitielle chronique, de quelque intoxication, de lésions du cerveau ou du bulbe.

Le *diabète simple* ou *polyurie essentielle* est accusé par des mictions fréquentes et abondantes ; claire, limpide, l'urine ne contient pas de sucre ; quelquefois elle est un peu albumineuse. La soif est vive ; la plupart des malades absorbent de grandes quantités d'eau. Pour peu que cet état se prolonge, il survient de l'amaigrissement, qui s'accentue vite.

Dans la majorité des cas de diabète simple, indépendant de toute lésion organique, la polyurie diminue au bout de quelques semaines et finit par disparaître.

Donner une bonne alimentation mixte : laitage et viande crue. Laisser le malade boire à discrétion de la décoction de chiendent ou de céréales, additionnée d'eau de *Pougues* ou d'eau de *chaux*.

Faire prendre une préparation opiacée, valérianée ou bromurée :

             Sirop d'extrait d'opium..................   200 gr.

             Valérianate d'ammoniaque ou de zinc..   1 gr.
             Eau de tilleul...........................   150 —
             Sirop de menthe..........................   50 —

             Bromure de potassium ou de sodium...   1-5 —
             Sirop d'écorce d'orange amère............   100-250 —
    1 cuillerée à café — 1 cuillerée à soupe, matin et soir.

IV. — Rhumatisme musculaire.

Le *rhumatisme musculaire* affecte surtout les chiens âgés, ceux qui ont pour logis des niches humides ou qui chassent dans les marais. Il est assez commun pendant la saison froide.

Les divers groupes musculaires peuvent être atteints, mais le mal est le plus ordinairement localisé à ceux du cou, du dos, des lombes et des régions supérieures des membres.

Les muscles affectés sont quelquefois durs, tendus, toujours très sensibles à la palpation ; les pressions exercées à leur niveau et les efforts provoquent une douleur plus ou moins vive, souvent accusée par des cris aigus.

Les malades évitent tout déplacement et se complaisent dans l'attitude décubitale. L'appétit est généralement conservé.

Suivant le rôle physiologique des muscles intéressés, les troubles fonctionnels sont variables : gêne de la mastication et de la déglutition ; raideur du tronc, extension ou flexion de la tête ; mouvements de locomotion pénibles, défécation et miction douloureuses ; constipation, rétention de l'urine.

Erratique et récidivant, le mal frappe d'ordinaire successivement plusieurs groupes de muscles.

On observe encore des symptômes spéciaux, causés par des localisations sur d'autres organes. L'atteinte du myocarde s'accuse par l'affaiblissement du choc cardiaque et par des intermittences. Celle des méninges et de l'encéphale donne lieu à des troubles nerveux alarmants qui se manifestent par accès (V. p. 159).

Tenir les malades à l'abri du froid et de l'humidité. Pendant l'hiver et les saisons de transition, protéger le tronc par un enveloppement ouaté. Alimentation mixte ou régime lacté. Additionner le lait d'eau de *Pougues*, de *Vals-Précieuse*, ou d'une solution de *bicarbonate de soude*.

Pendant quelques jours, donner, matin et soir, dans un peu de lait, un paquet de 5 à 50 centigrammes d'*antipyrine*.

Si les douleurs sont vives, recourir à la *médication bromurée* ou faire prendre, deux fois par jour, dans une cuillerée de lait, II à XV gouttes de *teinture de semences de colchique*.

Au niveau des régions affectées, faire de légers massages dans le sens du poil avec de la flanelle, ou des onctions calmantes.

Pour les sujets très irritables, on peut encore utiliser les injections sous-cutanées de *morphine* :

> Chlorhydrate de morphine............ 2-10 centigr.
> Eau distillée bouillie................... 30 gr.

1 à 3 cent. cubes. Deux ou trois injections dans la journée.

Aider à l'expulsion des fèces par des lavements d'eau chaude simple ou mucilagineuse.

V. — Goitre exophtalmique.

Rare chez le chien, le *goitre exophtalmique* est un état morbide d'ordre toxique, exprimé par trois symptômes principaux : l'*exophtalmie*, des *palpitations du cœur* et l'*hypertrophie de la glande thyroïde*. Il semble être la conséquence d'une perversion de la fonction thyroïdienne.

La maladie débute par des *palpitations* qui apparaissent généralement à la suite d'un choc physique ou moral, d'un accident, d'une émotion violente, d'une frayeur, d'une course prolongée. L'*hypertrophie de la glande thyroïde* est uniforme, également accusée aux deux lobes, ou plus prononcée à l'un qu'à l'autre. La tumeur glandulaire est molle, élastique, mobile sous la peau. L'*exophtalmie* — la saillie anormale des globes oculaires — est parfois accusée au point que la luxation de l'œil paraît imminente.

Outre ces trois symptômes, on constate du *tremblement* limité à certaines régions, aux membres notamment, ou généralisé, et des phénomènes secondaires variables (anorexie, troubles de la digestion, diarrhée, amaigrissement, oppression, prurit).

L'évolution est ordinairement lente, entrecoupée de paroxysmes. La mort survient par hémorragie cérébrale ou par épuisement.

Bonne hygiène, nourriture alibile, toniques. Modérer l'activité cardiaque par la *digitale* ou le *bromhydrate de quinine*, associés à l'*opium* s'il y a de la diarrhée :

> Teinture de digitale............................. }
> Laudanum de Sydenham........................ } āā 5 gr.

Une semaine sur deux, matin et soir. I à VI gouttes dans un peu de lait.

> Bromhydrate de quinine................... 0gr,50-5 gr.

Diviser en 10 paquets. Une semaine sur deux, 1 paquet par jour, dans du lait.

La semaine intercalaire, *médication salicylée* ou *arsénico-iodurée* :

> Salicylate de soude......................... 1-10 gr.
> Sirop d'écorce d'orange amère....... 100-200 —
>
> Iodure de potassium ou de sodium. 1-10 gr.
> Arséniate de soude......................... 1-5 centigr.
> Eau distillée ou sirop d'écorce
>   d'orange amère........................ 100-200 cent. cubes.

Tous les jours, 1 cuillerée à café — 1 cuillerée à soupe.

Une ou deux fois par semaine, faire sur la peau qui recouvre la tumeur un badigeonnage de *teinture d'iode*.

VI. — Scorbut.

Affection très rare, caractérisée par une tendance aux hémorragies cutanées, muqueuses et viscérales, le *scorbut*, attribué à la mauvaise hygiène, rattaché aux maladies cachectisantes, reconnaît en réalité pour cause l'alimentation irrationnelle, trop uniforme, déficiente, composée de substances dépourvues d'hormones, de vitamines. C'est une avitaminose.

Principaux symptômes. — Inappétence, faiblesse, bouche fétide, gencives gonflées, ulcérées, saignantes; dents déchaussées, branlantes ; pétéchies, hémorragies cutanées et muqueuses ; épistaxis, diarrhée, dysenterie. — Anémie et amaigrissement rapides.

Bonne hygiène et changement de régime : viande fraîche, crue ou grillée, lait cru, soupe aux légumes verts.

Stimuler l'appétit. Additionner la boisson d'eau de *Pougues* ou d'eau de *chaux*. S'il y a lieu, prescrire une préparation ferrugineuse et *l'huile de foie de morue* (V. p. 173).

Combattre les lésions buccales et la diarrhée (V. *Stomatite* et *Gastro-entérite*).

MALADIES INFECTIEUSES

1. — Maladie du jeune âge.

Encore appelée *maladie des chiens*, *cariole* ou *gourme canine*, *pasteurellose canine*, *cynonose*, la *maladie du jeune âge* est un état morbide infectieux, caractérisé par une fièvre d'intensité variable, par une éruption cutanée, par des phlegmasies des muqueuses et des parenchymes, entraînant souvent de graves complications nerveuses et la mort. C'est la maladie la plus meurtrière de l'espèce.

Des recherches bactériologiques ont paru établir qu'elle était provoquée par l'introduction dans l'organisme d'un germe banal d'une *Pasteurella* — très répandu dans la nature et qui existe normalement sur les muqueuses digestive et respiratoire des chiens en parfaite santé. Mais la maladie du jeune âge n'est pas une *pasteurellose*. Il a été démontré que son agent spécifique traverse les filtres et rentre dans le groupe des microorganismes actuellement *invisibles*.

Elle sévit avec une particulière intensité dans les races améliorées ou importées, sur les animaux délicats ou très jeunes. Les chiens la contractent généralement dans le cours de leur première année ; elle est très rare parmi ceux qui ont plus de de x ans. Malgré les nombreux faits qui semblent témoigner en faveur de sa genèse spontanée, par l'ascension d'un saprophyte au rôle d'agent pathogène, il est encore douteux qu'elle puisse naître en dehors d'une contagion directe ou indirecte. Elle se transmet par la cohabitation, par le séjour dans un local ou en quelque lieu contaminé et par de nombreux intermédiaires. Elle est souvent la conséquence d'un transport en chemin de fer, d'un bref séjour à une exposition. Le *jetage* est le principal produit virulent. Le contage pénètre dans l'organisme par les voies digestives ou respiratoires. La période d'incubation varie de 3 à 8 jours.

Favorisent son développement, ses localisations graves et ses complications, toutes les influences qui affaiblissent l'organisme, notamment l'hygiène défectueuse, le sevrage précoce, l'alimentation irrationnelle ou trop pauvre (régime végétarien), les médications inopportunes, surtout la manie de la purgation. Le refroidissement sous toutes ses modalités (abri insuffisant, niche humide, pluie, bains...) est une puissante cause adjuvante, et les diverses complications sont beaucoup plus à craindre pendant les temps froids et humides qu'en été.

Lorsque l'affection éclate dans des meutes depuis longtemps épargnées, elle frappe la totalité ou la plus grande partie des sujets et cause une forte mortalité.

La maladie du jeune âge s'annonce par des troubles fébriles souvent peu accusés chez les animaux vigoureux, bien nourris, et chez ceux qui ont atteint ou dépassé l'âge adulte, très prononcés au contraire sur les chiens des races de luxe, les sujets faibles, les débilités de toute sorte. — L'appétit est capricieux ou supprimé, la soif vive, la bouche saburrale, le nez chaud et sec, le poil hérissé, le corps secoué par des tremblements. La température s'élève de 1° à 3°. Les yeux deviennent chassieux ; la conjonctive, enflammée, rouge violacé, sécrète un exsudat muco-purulent verdâtre, qui souille le bord des paupières et les accole la nuit ; parfois il y a de la photophobie.

Dès le second ou le troisième jour, les symptômes du *coryza* ou de l'*angine* apparaissent : il y a des éternuements, de la toux, puis un jetage bilatéral plus ou moins abondant, qui se concrète autour des narines, les obstrue en partie, causant une gêne respiratoire qui oblige l'animal à respirer par la bouche. Chez certains malades, la toux s'accompagne de nausées ou de vomissements.

Chez la plupart des malades, une *éruption exanthémateuse* apparaît du troisième au sixième jour. Sur le ventre et la face interne des cuisses, la peau est parsemée de petites taches rouges discrètes ou confluentes, au niveau desquelles se développent des vésico-pustules jaunâtres ou verdâtres, bientôt déchirées par les frottements ou qui se dessèchent au bout de quelques jours : leur contenu et l'épiderme plissé, ratatiné, forment de très minces croûtelettes, qui s'exfolient. Dès que l'efflorescence est achevée, certains sujets recouvrent l'appétit et guérissent rapidement. Dans quelques cas, il se produit une seconde poussée pustuleuse ; dans d'autres, une inflammation érythémateuse diffuse s'ajoute à l'éruption. Au lieu d'être circonscrite aux régions où le tégument est fin et peu garni de poils, celle-ci est quelquefois généralisée et laisse des croûtes épaisses qui, à la tête éveillent l'idée de l'eczéma impétigineux ou de la gale sarcoptique.

Ces symptômes persistent pendant six à dix jours, plus ou moins accentués suivant les malades, les soins donnés à ceux-ci ; puis, chez nombre d'entre eux, ils s'atténuent graduellement et la guérison survient.

Telle est la forme bénigne de la maladie, dont les manifestations sont parfois si frustes, si légères qu'elles passent inaperçues ; cette bénignité paraît due surtout soit à une particulière résistance des sujets, soit à la faible activité du virus.

Lorsque celui-ci est très actif, exalté dans sa puissance morbifique, ce qui est fréquent au cours des enzooties, il provoque des *cas suraigus* à évolution rapide, avec abaissement de la température, atteinte du muscle cardiaque (myocardite aiguë) ou troubles nerveux dus à la congestion de l'encéphale, et mort en quelques jours.

D'autres formes graves, des *complications multiples*, surviennent sous l'influence de facteurs étiologiques individuels (très jeune âge, débilité, anémie...) ou cosmiques (froid, humidité...). A l'action du virus filtrant s'ajoutent des *infections secondaires* produites par des germes qui végètent sur les muqueuses exposées ou dans les replis de l'organisme, sans que l'on puisse d'ailleurs faire la part des phénomènes morbides relevant du virus filtrant, et celle des troubles appartenant aux infections secondaires, dont les agents essentiels ne sont même pas encore exactement déterminés.

Très fréquentes, les complications sur l'appareil respiratoire sont exprimées par les symptômes de la *bronchite* et, dans les cas graves, par ceux de la *broncho-pneumonie*. — Lorsque la muqueuse bronchique est enflammée, la respiration s'accélère ; la toux est fréquente, pénible ; le jetage abondant, muco-purulent. L'auscultation révèle des râles humides ; la percussion dénote la persistance de la sonorité. — Dans la *bronchiolite*, qui est fréquente, la respiration est très accélérée et pénible, la toux faible, douloureuse, facilement provoquée par l'impression de l'air froid, par la percussion du thorax, par les mouvements qu'effectue le malade. A l'auscultation, on perçoit des râles muqueux et sibilants. La résonance est normale ou un peu diminuée. — Quand la *broncho-pneumonie* est constituée, le

jetage est abondant, rouillé ou fétide, il obstrue les cavités
nasales ; la respiration est dyspnéique, exclusivement buccale ;
les joues sont soulevées à chaque expiration (souffle labial).
La percussion accuse des îlots de matité ou de submatité.
A l'auscultation, on entend des râles crépitants, muqueux, sibilants, quelquefois du souffle. Les battements du cœur sont tumultueux, souvent irréguliers, et le pouls affaibli. — Si le muscle
cardiaque est lésé par les toxines que charrie le sang, à la broncho-
pneumonie peut, d'un moment à l'autre, s'ajouter un œdème
pulmonaire diffus.

Du côté de l'*appareil digestif*, indépendamment de la *stomatite*
et de la *pharyngite*, on observe fréquemment les troubles de la
gastro-entérite, — détermination provoquée, dans nombre de cas,
par les vomitifs et les purgatifs administrés au début de la maladie. — Les cas bénins s'accusent par les signes d'un *catarrhe
gastro-intestinal*, surtout par des vomissements alimentaires ou
glaireux et une diarrhée séreuse, jaunâtre ou verdâtre. — Chez
les malades abandonnés à eux-mêmes ou irrationnellement
traités, les symptômes s'aggravent d'ordinaire rapidement. L'anorexie est permanente, la soif vive ; les matières rejetées de l'estomac sont sanguinolentes, les fèces liquides, sanglantes ou fétides ;
la fièvre est forte ; la faiblesse et l'amaigrissement s'accentuent
très vite. Et, lorsque l'inflammation gastro-intestinale reste
d'intensité modérée, l'*ictère* est encore un épisode assez
fréquent.

Dans le cours de la maladie, il survient communément des
complications nerveuses, précoces ou tardives, produites par l'action, sur l'encéphale, la moelle ou les nerfs, des agents pathogènes ou de leurs toxines. C'est ainsi qu'apparaissent la *congestion de l'encéphale*, la *méningo-encéphalite* et la *méningo-myélite*.
Subordonnés au siège des lésions, les symptômes en sont très
complexes : troubles psychiques, ataxie ; parésie du train de
derrière ou des quatre membres ; paralysies locales diverses ;
paraplégie, hémiplégie, *diplégie*, *convulsions*, *chorée*, crises épileptiformes ; troubles de la sensibilité générale et des sensibilités
spéciales. — Chez quelques sujets, l'atteinte de l'encéphale revêt
les caractères et les allures de la paralysie générale.

Les principales *complications oculaires* sont la kératite, l'*ulcère
de la cornée*, la perforation de cette membrane et la fonte purulente de l'œil.

Parmi les sujets qui survivent, beaucoup ne guérissent qu'imparfaitement ; ils restent affectés de paralysies, de tics, de troubles de la vue ou de surdité.

Quelquefois, la maladie est lente dans sa marche, essentiellement *chronique*, cachectisante ; les animaux maigrissent peu à peu et périssent dans le marasme.

Sauf de rares exceptions, les sujets guéris d'une première atteinte, même bénigne, sont immunisés pour la vie ou pour un temps indéterminé. Chez quelques-uns, la maladie récidive, mais la réinfection ne peut généralement avoir lieu qu'au bout de plusieurs années.

La *prophylaxie* comporte une étroite surveillance des jeunes chiens, les mesures qui permettent de les soustraire à la contagion, la séquestration en temps d'épidémie, une bonne hygiène et une alimentation analeptique, surtout carnée (viande cuite ou crue). — Avant d'être introduit dans une meute, tout chien nouveau sera tenu en observation pendant quinze jours au moins. — La contagion est particulièrement à redouter pour les jeunes et durant la saison froide.

La *vaccination jennérienne*, prônée dans le cours du dernier siècle, donne presque toujours un résultat positif, mais elle ne confère pas l'immunité contre la maladie du jeune âge ; elle n'a aucune vertu préventive.

La *vaccination pasteurellique*, encore préconisée actuellement, ne possède, elle non plus, aucune efficacité. Il en est de même des autres *vaccins*, des *sérums* ainsi que des nombreuses spécialités pharmaceutiques recommandés à titre prophylactique.

Quelle que soit la forme de l'infection, les soins hygiéniques et diététiques sont d'importance capitale.

On isolera le malade dans un local chaud, bien aéré ; l'hiver, on le protégera par des couvertures. En été, on le promènera quelques instants pendant la partie chaude de la journée. Si la marche est impossible, on l'exposera au soleil.

Nourriture aussi substantielle que possible : viande crue ou légèrement grillée, cervelle, bouillon de viande, laitage.

Si l'anorexie est complète, donner par cuillerées des aliments liquides, additionnés de viande crue, de cervelle crue ou de jus de viande, et utiliser les lavements alimentaires (V. p. 89).

Stimuler l'organisme par une infusion de thé ou de café additionnée d'un peu d'eau-de-vie.

Laisser l'*éruption cutanée* s'effectuer naturellement. Se borner à désinfecter les surfaces suintantes par des lotions antiseptiques (solutions d'*acide borique* à 2-3 p. 100, d'*acide phénique* à 1 p. 100, ou de *permanganate de potasse* à 1-2 p. 1 000) ; les essuyer avec de l'ouate et les saupoudrer d'un tonique absorbant :

<pre>
Amidon................................. |
Oxyde de zinc.......................... | āā 30 gr.

Poudre de talc......................... |
Sous-nitrate de bismuth................ | āā 20 gr.
Tanin.................................. |
</pre>

Combattre la *conjonctivite* par des lotions d'*eau boratée* ou *boriquée* chaude, à 1-2 p. 100, ou par des instillations de quelques gouttes de l'un des collyres suivants :

<pre>
Sulfate de zinc........................ 50 cent.-1 gr.
Eau distillée.......................... 50-100 gr.

Collargol .... 1 gr.
Eau distillée.......................... 30 —
</pre>

Si le prurit conjonctival est très accusé, employer une solution de *cocaïne* :

<pre>
Chlorhydrate de cocaïne................ 1-2 gr.
Eau distillée.......................... 100 —
</pre>

Dès qu'apparaissent des signes de *localisation sur la muqueuse respiratoire*, recourir aux inhalations émollientes ou antiseptiques :

<pre>
Teinture d'eucalyptus.................. |
    —   de benjoin................... | āā 10-20 gr.
Alcool à 60°........................... |
</pre>

Une cuillerée à café ou à dessert dans un bol d'eau chaude.

et à l'administration, pendant quatre ou cinq jours, de *teinture de digitale* (II-XX gouttes matin et soir) ou d'une infusion de *digitale*, dont l'action est souvent des plus salutaires :

    Feuilles de digitale.................   50 centigr.-1 gr.
    Eau bouillante.....................   150 gr.

Faire infuser une demi-heure. Par cuillerée à café, à dessert ou à soupe, 2 ou 3 dans la journée.

ou encore de *teinture d'iode* :

    Teinture d'iode................   III-XL gouttes.
    Sirop de fleurs d'oranger.....   20-200 cent. cubes.
    Iodure de potassium...........   Q. S.

Par cuillerée à café, à dessert ou à soupe, dans la journée.

Lorsque la *fièvre* est forte, administrer une fois par jour ou matin et soir, dans un peu de lait chaud, 1 à 2 centigrammes de *sulfate de quinine* ou *d'antipyrine*.

Dans la forme bénigne, généralement ces moyens suffisent. On aura soin de soustraire les convalescents à l'action du froid et de l'humidité.

En cas de *bronchite* ou de *broncho-pneumonie*, faire la révulsion thoracique par l'application d'un *sinapisme*, par une *friction de pommade stibiée*, par des badigeonnages de *teinture d'iode* ou par une injection *d'essence de térébenthine*. Pendant l'été, on peut aussi utiliser les compresses froides.

Faciliter l'expectoration par le *gaïacol* (I à X gouttes par jour dans une infusion de thé), le *kermès* ou le *benzoate de soude* :

    Kermès........................   10 centigr.-1 gr.
    Poudre de réglisse............   20 gr.

Diviser en 10 paquets. 3 par jour.

    Benzoate de soude.............   4-20 gr.
    Eau distillée.................   100-300 —

Par cuillerée à café, à dessert ou à soupe, dans une infusion de tilleul, 3 par jour.

Méd. et chir. canines.   13

Calmer la toux par une préparation narcotique (V. p. 85).

Faire pendant quelques jours une injection sous-cutanée de sérum antistreptococcique polyvalent (2-10 cent. cubes), et recourir à l'infusion de digitale (dans les cas où cette médication a été négligée), aux injections sous-cutanées d'*huile camphrée* (1-5 cent. cubes) ou de *caféine* :

> Caféine...................................... |
> Benzoate de soude.......................... | ãã 50 centigr.-2 gr.
> Eau distillée bouillie.......................   40 cent. cubes.

3 injections quotidiennes de 1 à 5 cent. cubes.

A la période de résolution, prescrire l'*iodure de sodium* ou le *protoiodure de fer* :

> Iodure de sodium.......................   1-5 gr.
> Eau distillée ou sirop simple....   100-200 cent. cubes.
>
> Protoiodure de fer........................   1-2 gr.
> Sirop de gentiane.......................   200 —

Par cuillerée à café, à dessert ou à soupe, 2 par jour.

Lors de *localisation sur l'appareil digestif*, régime lacté ou hydrolacté : lait bouilli additionné d'eau de *Pougues* ou de *Vals*.

Calmer les vomissements en donnant, par cuillerées, du lait froid ou de l'eau gazeuse, additionnés de *teinture d'opium* ou de *laudanum de Sydenham*, la potion au *citrate de soude* ou la potion double de Rivière (V. p. 28).

Arrêter la diarrhée par les *narcotiques*, les *antiseptiques* et les *astringents* (V. p. 30 et 31). Ne pas négliger l'examen des muqueuses et de la peau, afin de reconnaître le début de l'*ictère*, si celui-ci survient.

Dès qu'apparaissent des symptômes de *complications nerveuses*, employer les *bromures* et le *sulfonal* :

> Bromure de potassium....................... |
> Bromure de sodium......................... | ãã   1-5 gr.
> Eau distillée..............................   100-300 —

Par cuillerée à café, à dessert ou à soupe, 2 ou 3 par jour.

> Sulfonal.............................   50 centigr.-10 gr.

Diviser en 10 paquets, 1 matin et soir, dans un peu de lait.

Selon les cas, instituer le traitement de la *congestion cérébrale*, de la *méningo-encéphalite* ou de la *chorée*.

Combattre les *paralysies* par la *strychnine*, le massage et l'*électricité* (V. p. 170).

Traiter la *blennorrhée oculaire rebelle*, la *kératite* et l'*ulcère de la cornée* par des lotions, répétées cinq ou six fois par jour, avec une solution chaude de *borate de soude* à 1-2 p. 100 ou de *cyanure de mercure* à 1 p. 3 000 (V. *Conjonctivite* et *Kératite*).

Pendant la convalescence, la nourriture sera composée surtout de viande, de laitage, et la boisson additionnée d'eau de *Pougues* ou d'eau de *chaux*. On pourra utiliser les stomachiques (V. p. 29), les *injections huileuses*, un *sirop de phosphate de chaux* ou le *cacodylate de fer* :

> Cacodylate de fer.............. 50 centigr. à 1 gr.
> Eau distillée ou sirop simple...... 200 cent. cubes.

Cinq jours par semaine, le matin, 1 cuillerée à café — 1 cuillerée à soupe.

Dans les localisations nerveuses de la maladie, entraînant des paralysies, la *formine* — l'*hexaméthylène tétramine* ou *urotropine* — en injections intraveineuses ou sous-cutanées, à la dose quotidienne de 20 centigrammes à 2 grammes, dans 2 à 10 centimètres cubes de sérum physiologique, pendant huit à dix jours consécutifs, aurait donné des résultats supérieurs à ceux des autres médications usitées ; mais cette supériorité n'apparaît pas encore nettement établie par les faits produits jusqu'à présent.

II. — Polyarthrite pyémique des jeunes chiens.

Consécutive à la phlébite ombilicale, *la polyarthrite pyémique des nouveau-nés* survient le plus souvent dans les jours qui suivent la naissance. Elle est ordinairement localisée aux jointures du genou, du jarret, du grasset, du coude ou de l'épaule.

L'invasion est brusque, annoncée par l'anorexie et la fièvre — Bientôt plusieurs articulations sont tuméfiées, chaudes, douloureuses à la pression. Parfois le processus rétrocède ; plus souvent l'inflammation articulaire aboutit à la suppuration ; les jointures affectées deviennent fluctuantes ; les tissus périarticulaires sont perforés par le pus, creusés de fistules d'où sourd de la synovie purulente.

La *prophylaxie* consiste à prévenir l'infection de la plaie ombilicale (V. p. 36). — Si déjà celle-ci suppure, la purifier avec un liquide antiseptique (teinture d'iode, eau oxygénée), puis la recouvrir d'un enduit collodionné et d'un pansement ouaté.

Traiter l'arthrite purulente par l'incision et les détersions désinfectantes (V. p. 326).

III. — Rhumatisme articulaire.

Rare chez le chien, le *rhumatisme articulaire aigu* est une maladie infectieuse caractérisée par des polyarthrites, par l'inflammation simultanée ou successive de plusieurs jointures.

Il débute par des phénomènes fébriles et de l'anorexie. Au bout de vingt-quatre à quarante-huit heures apparaissent les signes des localisations ; celles-ci se font de préférence au genou et au grasset. Les articulations atteintes se tuméfient et s'endolorissent ; leur fonction est entravée ou momentanément abolie. L'animal évite tout déplacement, se tient habituellement couché et se plaint ou se défend si l'on porte la main sur les jointures malades. L'affection est ambulatoire et récidivante : l'inflammation quitte les articulations primitivement atteintes et en frappe d'autres : elle peut se porter sur la plèvre, le péricarde, l'endocarde, les méninges.

Lorsque le mal passe à l'*état chronique*, les phénomènes aigus s'effacent, la fièvre disparaît, l'appétit revient, mais les troubles locomoteurs persistent ; les tuméfactions périarticulaires s'accroissent et s'indurent peu à peu.

Assez fréquemment le rhumatisme évolue d'emblée sous cette forme ; c'est d'ordinaire dans les articulations fémoro-tibiale ou carpienne (V. *Arthrite sèche*).

Pour les malades atteints de *rhumatisme articulaire aigu*, mêmes règles hygiéniques et diététiques que pour le rhumatisme musculaire. Additionner le lait d'une eau minérale alcaline (*Pougues, Vals*) ou de *bicarbonate de soude*. Donner une préparation à base de *salicylate de soude* :

> Salicylate de soude...................... 1-10 gr.
> Sirop d'écorce d'orange amère.......... 100-200 —
>
> 1 cuillerée à café — 1 cuillerée à soupe, 3 ou 4 dans la journée.

Si le salicylate est mal supporté ou contre-indiqué (lésions rénales, albuminurie), lui substituer le *salol*, le *salophène* ou le *sulfate de quinine* :

> Salol ou salophène........................ 1-10 gr.
> Diviser en 20 paquets. 3 ou 4 par jour, dans un peu de lait.
>
> Sulfate de quinine................... 25 centigr.-5 gr.
> Pour 10 doses, 1 matin et soir.

Pour les sujets atteints de *rhumatisme articulaire chronique*, employer la *médication arsenico-iodurée* :

> Iodure de potassium ou de sodium... 1-10 gr.
> Arséniate de soude.................. 1-5 centigr.
> Sirop simple....................... 100-200 gr.
>
> Matin et soir, 1 cuillerée à café — 1 cuillerée à soupe. Une semaine de repos après dix jours de traitement.

Frictionner les jointures malades en procédant comme il a été dit pour les muscles paralysés (V. p. 171).

Dans les cas rebelles et comme dernier moyen, cautérisation ponctuée.

IV. — Broncho-pneumonie contagieuse.

Indépendamment de la pneumonie et de la broncho-pneumonie sporadiques, le chien est sujet à une *broncho-pneumonie contagieuse*, qui cause dans les meutes une mortalité considérable.

Le début est marqué par de l'inappétence, de la tristesse, par des phénomènes fébriles plus ou moins accusés et par les symptômes du catarrhe bronchique. La toux est fréquente, parfois pénible, accompagnée de nausées et de vomissement. D'abord léger et séreux, le jetage est bientôt abondant, muco-purulent, rouillé ou strié de sang. A l'auscultation du poumon, on perçoit, dans les deux lobes, des râles muqueux et crépitants, quelquefois du souffle tubaire. La percussion dénote de la submatité dans presque toute la hauteur de la poitrine ou de la matité dans la zone inférieure. — A la période d'état, souvent la dyspnée est intense, et les malades présentent tous les signes d'une profonde adynamie. Le souffle labial présage une terminaison funeste. On peut observer des accidents nerveux, des crises épileptiformes ou de la paraplégie.

Quand la guérison doit survenir, les symptômes s'atténuent vers la fin du premier septénaire. Une semaine plus tard, les animaux sont convalescents.

Cette broncho-pneumonie contagieuse put simuler la maladie du jeune âge. L'absence d'éruption est le principal signe différentiel.

Appliquer les mesures sanitaires indiquées pour empêcher la diffusion des maladies contagieuses, — surtout l'isolement des sujets affectés et la désinfection des lieux contaminés.

Tenir les malades dans un local bien aéré, à l'abri des courants d'air et de l'humidité. L'hiver, protéger par des couvertures ceux qui sont débiles ou frileux.

Les nourrir de lait, de bouillon simple ou additionné d'un peu de viande crue hachée, donnés à de fréquentes reprises. Si ces substances sont vomies, recourir à l'une des préparations indiquées à propos de la *gastrite aiguë* et aux lavements alimentaires (V. p. 89).

Effectuer la révulsion par des badigeonnages de *teinture d'iode*, par une friction de *pommade stibiée* sur la poitrine ou par une injection d'essence de térébenthine. Pendant la belle saison, on peut utiliser les compresses froides (V. p. 100).

Relever les forces par les excitants diffusibles, surtout par l'administration d'une infusion de *café* ou de *thé* légèrement alcoolisée.

Faire pendant quelques jours une injection sous-cutanée de sérum antistreptococcique polyvalent (2 10 cent. cubes).

Si la toux est violente, l'atténuer par les narcotiques

faire prendre du *sirop diacode* par cuillerée à café, ou l'une
des potions calmantes indiquées au traitement de la bronchite aiguë.

Combattre la dyspnée par l'une des préparations suivantes :

    Sirop d'ipéca.......................... ⎧ āā   15-75 gr.
    —   d'écorce d'orange amère........ ⎨

    Iodure de sodium.....................   50 centigr.-4 gr.
    Sirop simple.........................   75-150 —

    Benzoate de soude....................   50 centigr.-4 gr.
    Sirop simple.........................   75-150 —

1 cuillerée à café — 1 cuillerée à soupe. 3 par jour.

Si le cœur faiblit, recourir à la *digitale*, aux injections
sous-cutanées d'*éther*, d'*huile camphrée* ou de *caféine*
(V. p. 113).

Atténuer la réaction fébrile par le *sulfate de quinine*
donné, matin et soir, à la dose de 2 à 10 centigrammes, dans
du lait.

Au cas où l'air expiré deviendrait fétide, utiliser les
fumigations d'eau chaude additionnée de 1 p. 100 de
menthol, de *crésyl* ou d'*essence de térébenthine*, et administrer l'une des préparations indiquées au traitement de
la bronchite chronique.

V. — Gastro-entérite hémorragique.

Observée principalement au printemps et à l'automne, la *gastro-entérite hémorragique* est une maladie infectieuse aiguë sévis-
sant d'ordinaire à l'état enzootique, et provoquée par un agent
spécifique qui pénètre dans l'organisme par les voies digestives. Pour certains bactériologistes, cet agent serait une *pasteurella* analogue à celle considérée un moment comme le micro-
organisme spécifique de la *maladie du jeune âge* ; pour d'autres,
la gastro-entérite dont il s'agit ne serait qu'un épiphénomène
d'une stomatite nécrotique due à une symbiose microbienne, —
à l'association de bacilles fusiformes et de spirochètes.

La gastro-entérite hémorragique s'annonce d'ordinaire par

des symptômes généraux graves : — abattement profond, faiblesse, tremblements, hyperthermie, accélération des grandes fonctions, anorexie absolue, soif vive. Les malades vomissent des matières d'abord mousseuses, verdâtres, puis sanglantes. Les premiers jours, il y a habituellement de la constipation ; les excréments sont durs, enduits de glaires sanguinolentes ; à cet état succède une diarrhée abondante, qui apparaît parfois presque dès le début : les matières sont fétides, bulleuses, plus ou moins sanglantes ; le ventre est endolori. Souvent les lèvres et les joues se tuméfient ; la bouche exhale une odeur fétide, il en tombe des filaments de salive striée de sang ; la muqueuse, rouge foncé ou violacée, est ecchymosée, nécrosée ou ulcérée par places. La langue peut être frappée de gangrène partielle.

Dans les cas graves, la faiblesse et la maigreur s'accentuent très rapidement ; les extrémités se refroidissent, la température générale s'abaisse au-dessous du chiffre normal. Quelques sujets poussent des aboiements plaintifs ; d'autres sont pris de convulsions, de parésie de l'arrière-train, ou frappés de paraplégie. La mort survient dans le coma.

Lorsque la guérison doit avoir lieu, les troubles s'atténuent du cinquième au dixième jour ; les vomissements cessent, l'appétit renaît, les matières alvines ne contiennent plus de sang et reprennent peu à peu de la consistance.

La durée de cette forme de la maladie varie de quelques jours à deux semaines. Plus de 50 p. 100 des animaux atteints succombent.

On observe des cas *suraigus*, caractérisés par un état comateux très prononcé avec hypothermie, par la teinte cyanosée des muqueuses apparentes par des convulsions cloniques généralisées, des paralysies diverses, et qui peuvent entraîner la mort en moins d'une journée. — La maladie peut encore revêtir une forme *subaiguë* qui se termine habituellement par la guérison.

La gastro-entérite hémorragique offre des traits communs avec la *maladie du jeune âge* et la *stomatite ulcéreuse* ; mais le diagnostic différentiel est en général facile. Elle frappe les sujets adultes ou âgés comme les jeunes ; elle ne s'accompagne pas de conjonctivite ni d'exanthème ; elle ne se localise ni sur le poumon, ni sur les bronches, signes qui la distinguent de la maladie du jeune âge. — Les phénomènes généraux graves qui existent dès le début, la constance et l'acuité des troubles gastro-intestinaux suffisent

pour la séparer de la stomatite ulcéreuse. — Les premiers cas
peuvent encore être pris pour des intoxications par des aliments
altérés ou par des poisons minéraux.

Tenir les malades à l'abri du froid, de l'humidité et des
causes d'excitation. Enveloppement ouaté du ventre.

Diète hydrique ou hydrolactée : donner par très petites
quantités, par cuillerée à café ou à soupe, soit de l'eau
bouillie additionnée d'eau de *Pougues-Saint-Léger*, de
Vals-Saint-Jean ou d'eau de *chaux*, soit du lait froid additionné de l'une de ces eaux.

Calmer les vomissements par l'une des préparations indiquées au traitement de la *gastrite aiguë*, par la *teinture
d'opium* (I-X gouttes à la fois), dans une ou deux cuillerées
de liquide, toutes les deux ou trois heures, par le *bromure
de strontium*, l'eau *chloroformée*, la *teinture d'iode chloroformée* ou la *teinture de belladone*.

       Bromure de strontium....................   1-5 gr.
       Eau distillée de menthe...............   100-200 —
1 cuillerée à café — 1 cuillerée à soupe. 3 ou 4 par jour.

       Eau chloroformée à 5 p. 1000....   10-50 cent. cubes.
       Sirop simple   20-100   —
Par cuillerée à café, à dessert ou à soupe.

       Teinture d'iode.....................   III-XXX gouttes.
       Chloroforme ....   5 gr.
De III à X gouttes dans un peu d'eau ou de lait. Trois ou quatre
fois dans la journée.

       Teinture de belladone.......................   5 gr
I-VI gouttes, toutes les 2 à 3 heures, dans un liquide froid.

Faire des injections hypodermiques de *sérum normal* de
cheval ; — 5 à 50 centimètres cubes par jour, cette dernière
dose en deux ou trois fois.

Donner des lavements fréquents, peu abondants, d'une
solution chaude de *permanganate de potasse* à 1 p. 1 000-2 000.
Si la teinture d'opium n'est pas supportée par l'estomac,
l'administrer par la voie rectale.

Pour atténuer les pullulations microbiennes dans l'in-

testin, faire prendre, le matin, dans une cuillerée de lait,
un paquet de 1 à 5 centigrammes de *calomel*, ou, dans la
journée, deux doses de 5 à 50 centigrammes de *benzoate de
soude* ou de *salol*.

Si les hémorragies gastro-intestinales persistent, courir
encore à l'une des potions suivantes :

Eau de tilleul..   100 gr.
Sirop d'acore..   50-100 —
Extrait aqueux d'ergot de seigle............   1-2 —

Chlorure de calcium............................   1-5 gr.
Sirop simple..................................... 100-200 cent. cubes.

Par cuillerée à café, à dessert ou à soupe, 3 par jour.

Tonifier le cœur par l'*huile camphrée* (V. p. 113). Combattre la dépression générale par le *thé* ou le *café*.

VI. — Tuberculose.

Beaucoup plus commune chez le chien qu'on ne l'a dit jusqu'en ces derniers temps, la *tuberculose* est déterminée par la
pénétration, dans les voies digestives ou respiratoires, du virus
tuberculeux, par l'ingestion de crachats humains, de produits
animaux ou par l'inhalation de poussière contenant des bacilles
de Koch.

Avant la découverte de son agent spécifique, la tuberculose
était à peine signalée chez le chien, et son existence y était con-
testée par la plupart des pathologistes. L'étude histologique de
ses lésions n'en avait point révélé la véritable nature ; on croyait
voir dans celles du poumon les caractères de phlegmasies chroniques banales ; dans celles du foie, des séreuses et des ganglions
lymphatiques, les attributs du cancer ou de la lymphadénie.
On en avait relaté quelques exemples, mais ils ne paraissaient
pas convaincants : la preuve n'y était point donnée qu'il s'agissait bien de la tuberculose. A partir de 1882, on pouvait facilement, par l'examen bactériologique, la différencier des autres
états morbides avec lesquels on l'avait confondue. Cependant,
jusqu'en 1891, les publications françaises et étrangères en contiennent à peine une trentaine de cas. On sait qu'elle existe, mais
on la tient pour une affection des plus rares.

C'est en 1890 que nous commençâmes à la rechercher parmi les malades présentés à la consultation de l'École d'Alfort. En moins de dix-huit mois, on nous abandonna quarante sujets atteints de tuberculose avancée, et nous eûmes l'occasion d'en observer un certain nombre d'autres moins gravement frappés. Avec les matériaux ainsi réunis, nous traçâmes une première description d'ensemble de la tuberculose canine, envisagée surtout au point de vue de la symptomatologie et de l'anatomie pathologique. Dans le cours des trois années suivantes, nous en recueillîmes cent soixante-cinq cas pour lesquels le diagnostic fut vérifié *post mortem* et toujours établi bactériologiquement.

Si elle est encore considérée comme très rare en maintes régions de l'ancien et du nouveau monde, cela tient certainement à ce qu'elle n'y a pas jusqu'à présent fixé l'attention de ceux qui la pourraient reconnaître. Sa fréquence doit être sensiblement la même dans les diverses contrées, partout où se trouve réalisée au même degré la condition majeure de son développement : la densité de la population ou la concentration humaine. Étroitement liée, en effet, à celle de la tuberculose de l'homme, elle est variable selon les milieux, beaucoup plus élevée dans les villes que dans les campagnes, non seulement en raison de la haute fréquence de la phtisie pulmonaire dans les premières, mais aussi parce que le chien y vit davantage au foyer de son maître, quand il ne passe pas la plus grande partie de ses journées et ses nuits dans les pièces de l'appartement, dont, souvent, aucune ne lui est interdite.

Sa morbidité générale est inévaluable pour le moment. On ne saurait dire, d'une manière approximative, le nombre des chiens infectés parmi les 200 000 qui vivent dans l'agglomération parisienne ou les 4 000 000 que l'on compte en France. Les statistiques publiées jusqu'alors renseignent seulement sur le chiffre des cas de tuberculose constatés par rapport à celui des malades présentés à la consultation des écoles vétérinaires, ou à celui des nécropsies pratiquées dans les services spéciaux. La morbidité clinique ne saurait, du reste, être établie d'une manière rigoureuse, car les atteintes récentes, frustes, échappent à l'observation.

C'est pendant les mois de l'automne et de l'hiver que l'on en rencontre le plus grand nombre d'exemples, en raison des poussées, des complications qui surviennent chez les malades sous la double action du froid et de l'humidité. En se reportant aux premières statistiques publiées tant chez nous qu'à l'étranger, on voit que la proportion des cas de tuberculose reconnus à l'examen des malades était inférieure à 1 p. 100, et que celle des cas de lésions bacillaires constatées dans les autopsies variait de 2 à 3 p. 100. Depuis la fin du siècle passé, nous savons que la morbidité clinique oscille entre 3 et 4 p. 100 dans la plupart des milieux urbains, en particulier pour Paris et sa banlieue, — évaluation d'ailleurs encore au-dessous de la réalité, parce que n'y sont pas compris les sujets atteints de lésions localisées latentes, compatibles avec les attributs d'un bon état général. Quant à l'autre, qui enregistre la presque totalité des lésions bacillaires, elle est de 6 p. 100 en moyenne.

Frappés de la progression des pourcentages indiqués dans les statistiques, quelques auteurs ont cru pouvoir en inférer que la tuberculose canine devient de plus en plus fréquente. Mais cette augmentation n'est qu'apparente ; elle tient à ce que la maladie a été plus systématiquement recherchée, aux investigations plus rigoureuses et plus suivies dont elle a été l'objet : d'abord, à une plus large application de la tuberculine chez les sujets suspects ; d'autre part, à l'extension qu'a prise, peu à peu, son domaine anatomo-pathologique, au plus grand nombre de lésions d'organes dont la véritable nature passait méconnue et qui sont aujourd'hui exactement étiquetées.

Si, au point de vue de la morbidité, nous la comparons à une autre maladie contagieuse trop commune dans le passé, — à la *rage*, — nous arrivons à cette curieuse constatation que, depuis deux années, à Alfort, chez les malades amenés à la consultation, la première a été au moins cent fois plus fréquente que l'autre, — résultat dû exclusivement à la rigoureuse application des mesures de police sanitaire qui visent la rage.

Les *lésions* de la tuberculose canine sont parfois localisées à quelques organes ou à un seul, bien plus souvent étendues à la plupart des viscères, aux ganglions médiastinaux et mésentériques, à la plèvre et au péritoine. Sur les 205 autopsies que nous avions faites à la fin de 1896, 140 fois les viscères thoraciques et abdominaux étaient envahis, 65 fois les lésions étaient circonscrites à ceux-ci ou aux premiers.

Rencontrées dans plus des trois quarts des cas, les *lésions pulmonaires* se présentent sous des aspects multiples. A l'ordinaire, ce sont des granulations miliaires translucides, brunes ou

noirâtres, et des tubercules à tous les stades d'évolution, isolés
ou réunis en amas de volume variable, plus rarement des îlots

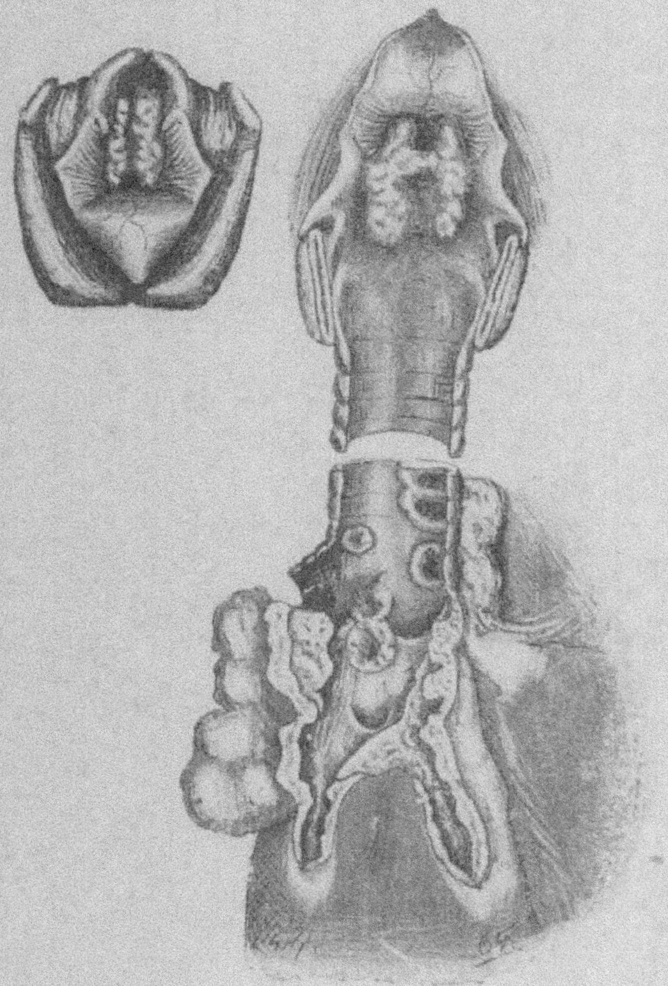

Fig. 15. — Tuberculose végétante des bronches, de la trachée
et du larynx.

de pneumonie creusés de cavernules, des foyers de pneumonie
caséeuse massive encore fermes ou ramollis, cavitaires. On peut
trouver un ou plusieurs des lobes secondaires envahis dans toute

leur hauteur, indurés par places ou totalement œdématiés. La
muqueuse des bronches de la trachée ou du larynx est quel-

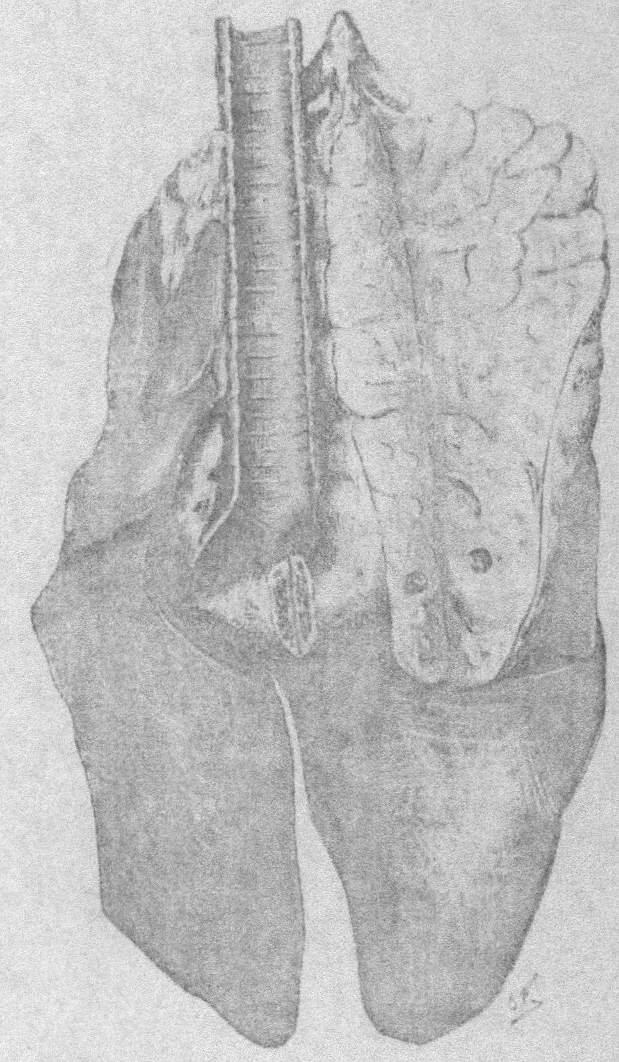

Fig. 46. — Adénopathie trachéo-bronchique tuberculeuse.

quefois ulcérée ou végétante. — Atteints chez plus de la moitié
des sujets, les *ganglions trachéo-bronchiques* et *médiastinaux* sont

hypertrophiés isolément ou conglomérés. Alors que le poumon
est à peine touché, voire indemne, les premiers peuvent acquérir un volume considérable ; réunis à ceux de l'entrée de la
poitrine, ils forment une énorme masse ovoïde ou irrégulièrement

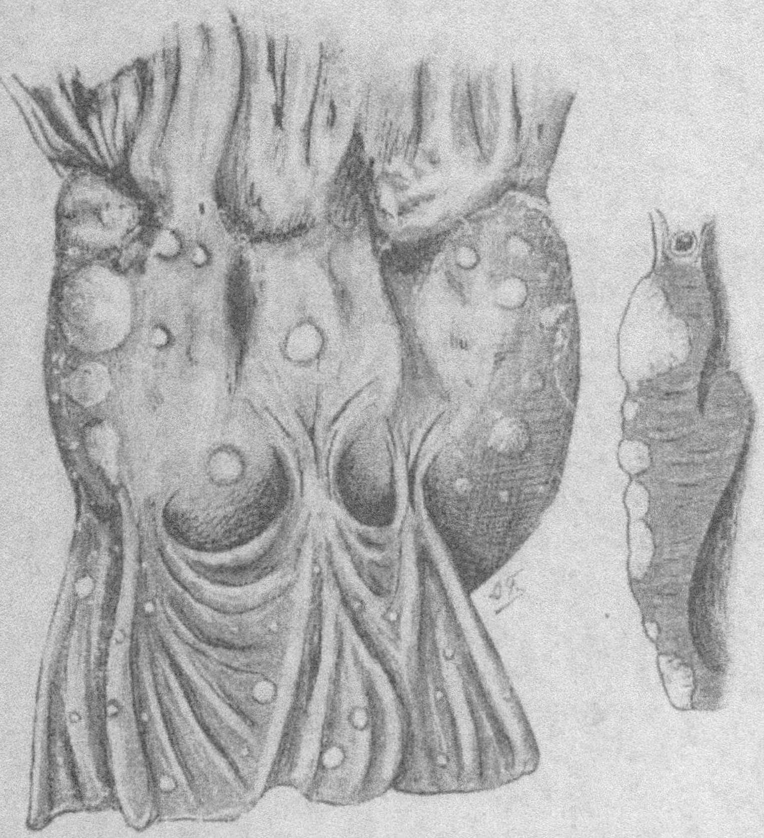

Fig. 17. — Tuberculose du péricarde et du cœur avec adhérences
péricardiques. — Coupe verticale de la paroi du ventricule gauche.

mammelonnée, longue de 20 à 30 centimètres, qui dévie, comprime
ou englobe les organes inclus dans le médiastin.

L'inflammation spécifique de la *plèvre* avec épanchement séro-
fibrineux, purulent ou hémorragique, est observée dans près de
la moitié des cas. La séreuse est constellée de granulations ou

de tubercules aplatis, souvent nombreux, confluents, sur les parois costales, le diaphragme et le médiastin.

Constatée une fois sur six, quelquefois primitive et sans autre détermination bacillaire, la *péricardite* est sèche ou exsudative. Dans la première, les deux feuillets sont partiellement réunis ou la symphyse est complète. Dans l'autre, la plus commune, les lésions sont analogues à celles de la plèvre ; l'épanchement est d'ordinaire assez abondant, séreux ou hémorragique ; les granulations et les tubercules sont disséminés ou concentrés vers la base du sac. — Plus souvent affecté que dans les autres espèces, le *myocarde* apparaît parsemé ou couvert de nodules blanchâtres,

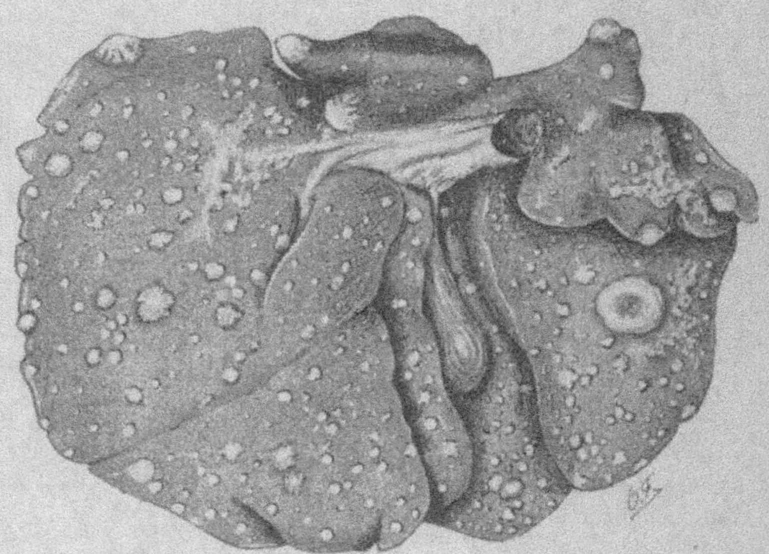

Fig. 18. — Tuberculose du foie.

les plus gros intéressant toute son épaisseur, presque tous partant de l'épicarde ; on en trouve cependant en plein muscle, dans les parois ou les cloisons. Très rares sont les lésions de l'endocarde et des troncs artériels.

La tuberculose de l'*intestin*, accusée sur la muqueuse par des granulations gris jaunâtre ou des ulcères à bords un peu saillants et indurés, est notée à peine dans le dixième des cas. Celle des *ganglions mésentériques*, *sous-lombaires*, *paracæcaux* ou *para-gastriques* est au moins trois fois plus fréquente. Les adénopathies mésentériques sont assez souvent volumineuses, irrégulières, bosselées ; comme celles dont nous venons de parler, elles subissent dans leur partie centrale la désintégration caséeuse.

Tuberculisé dans plus de la moitié des cas, souvent hypertrophié, congestionné ou recouvert d'un exsudat qui en réunit les lobes, le *foie* est le siège de lésions qui revêtent deux aspects principaux. En général, il est farci de petits tubercules blanc grisâtre, durs, réguliers ou finement dentelés sur leur pourtour, la plupart du volume d'un grain de chènevis à celui d'un haricot,

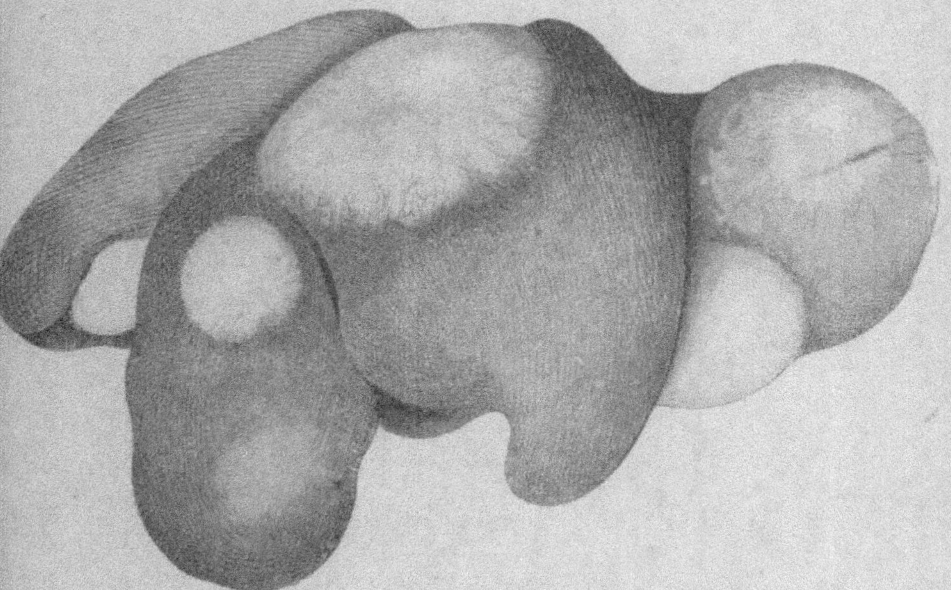

Fig. 19. — Tuberculose du foie (forme atypique).

les plus gros à centre déprimé, jaunâtre, lésions objectivement analogues à celles de la tuberculose hépatique commune des gallinacés, et longtemps prises, elles aussi, pour des noyaux cancéreux. Quelquefois il est déformé par de larges tumeurs hémisphériques, de teinte gris jaunâtre uniforme ou un peu rosée vers leur périphérie, d'abord consistantes, plus tard ramollies, fluctuantes, par suite de la dégénérescence caséeuse de leur partie centrale,

Le *rein* tuberculeux est hypertrophié et tacheté d'îlots jaunâtres, ou marqué des lésions de la néphrite chronique interstitelle.

Les deux couches de la glande ou la corticale seulement renferment des granulations, des tubercules ou des foyers caséeux.
La muqueuse du bassin et peut être noduleuse ou ulcérée. — La
vessie et la *prostate* sont rarement envahies. Chez un sujet dont
les reins tuberculisés sécrétaient de l'urine virulente, nous avons
trouvé la prostate décuplée de volume, caverneuse ; les pressions
exercées à sa surface faisaient sourdre de ses canaux du pus
grisâtre, riche en bacilles.

Nous n'avons vu aucun cas de tuberculose du *pancréas* et —

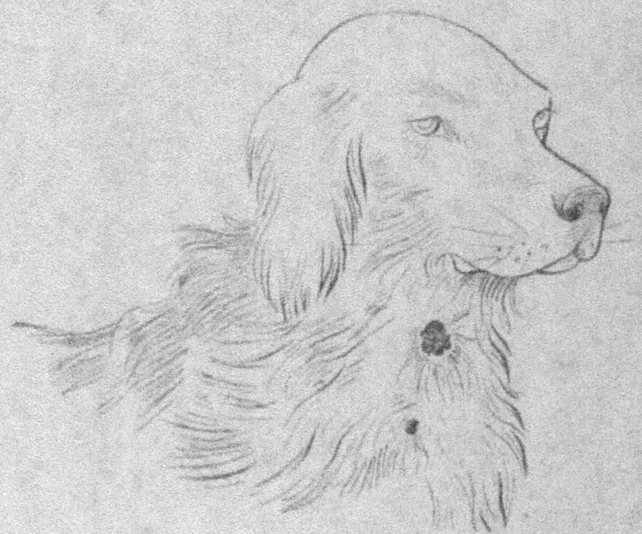

Fig. 20 — Fistules tuberculeuses.

particularité curieuse — la *rate* est presque toujours indemne :
quel que soit le degré de généralisation de l'infection, on n'y rencontre guère que des tubercules discrets, superficiels, adhérents
à la capsule.

Moins souvent envahi que la plèvre, le *péritoine* est, en général,
comme celle-ci, parsemé ou tapissé de granulations et de nodules
de toutes dimensions. Parfois le mésentère et l'épiploon offrent
des altérations atypiques, longtemps rapportées, ainsi que celles
du médiastin, au sarcome ou à la lymphadénie ; l'épiploon peut
être considérablement hypertrophié, épais de 2 à 3 centimètres,

d'un aspect et d'une consistance qui le rendent, à première vue, méconnaissable.

Les localisations sur les *centres nerveux* sont moins exceptionnelles qu'on ne l'a cru d'abord, d'après les résultats d'autopsies incomplètes. Les lésions sont tantôt limitées aux méninges, tantôt étendues à l'encéphale ou à la moelle.

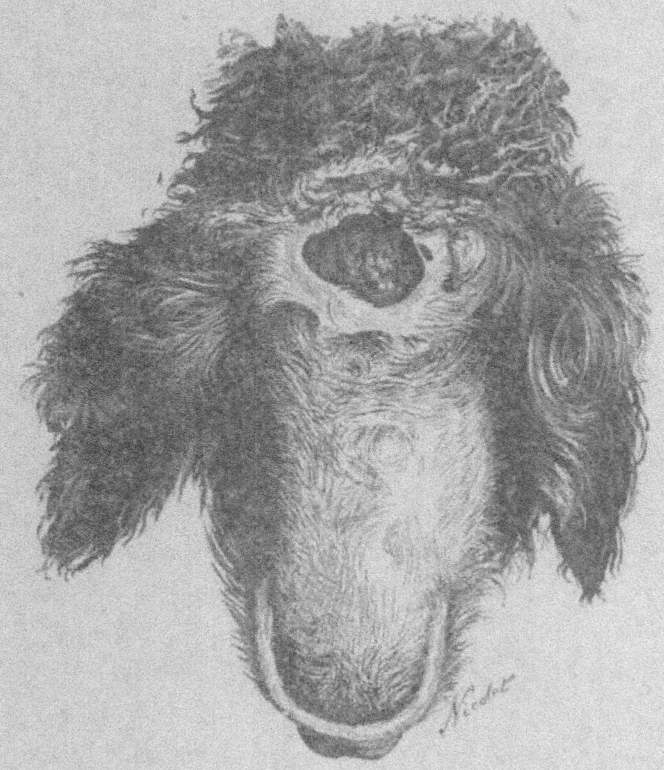

Fig. 21. — Ulcère tuberculeux.

Sans être commune, la *tuberculose miliaire généralisée* est beaucoup moins rare que la *forme septicémique*, dont nous avons relaté le premier exemple en 1893.

Les plus fréquentes des lésions externes sont les *plaies ulcéreuses* ou *fistuleuses*, qui ont pour siège électif la région cervico-pharyngienne. Assez diversifiées dans leur aspect, elles sécrètent du pus grisâtre ou sanguinolent, d'abondance variable, contenant

quelquefois, — non toujours, comme on l'a prétendu, — des bacilles
en grand nombre. Presque toutes sont d'origine lymphatique. Nous avons pu en suivre l'évolution sur plusieurs sujets;
elle est bien celle des adénites tuberculeuses suppurées. Malgré
l'habituelle intégrité des muqueuses qui forment le domaine des
ganglions affectés, elles résultent d'une inoculation qui s'opère
à travers ces membranes, généralement d'une auto-inoculation

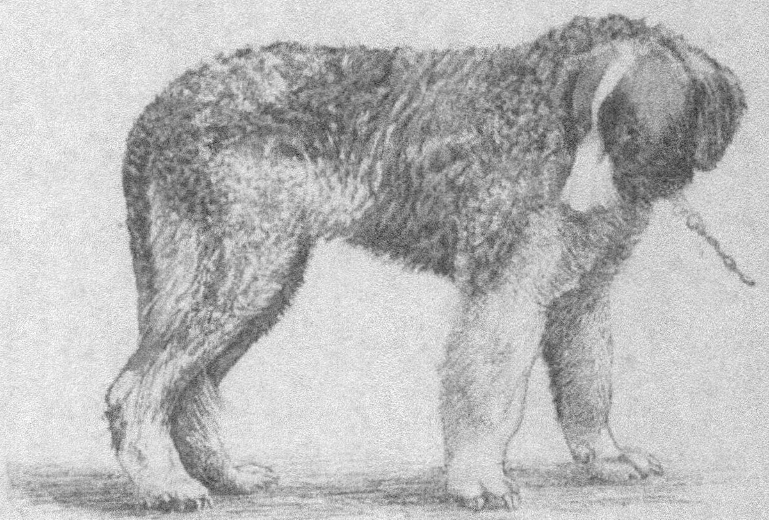

Fig. 24. — Ostéo-périostite diffuse des membres.

par les matières virulentes pulmonaires expectorées, projetées
dans le naso-pharynx.

Signalons encore l'existence de *lésions osseuses* et *articulaires*.
En ce qui concerne les dernières, il s'agit soit d'arthrites bacillaires ouvertes ou closes, soit d'hydarthroses avec épaississement
de la synoviale, érosion des cartilages, sans que l'on puisse découvrir le bacille dans les tissus morbides. Les lésions osseuses
sont souvent considérables, étendues à tous les rayons des membres, même à d'autres parties du squelette et symétriquement
disposées. La plupart des cas de l'affection décrite, chez le chien,
sous le nom d'*ostéo-périostite diffuse* relèvent de la tuberculose.
Les altérations rencontrées dans la première sont identiques
à celle que l'on assigne à la tuberculose inflammatoire, au rhu-

matisme tuberculeux chronique. En moins d'une année, nous venons de les constater sur cinq chiens : tous étaient atteints de tuberculose pulmonaire.

La tuberculose du chien s'accuse par des troubles généraux, par des symptômes fonctionnels et des signes physiques subordonnés principalement à sa marche plus ou moins rapide, à ses localisations, au nombre et à l'étendue de ses lésions. Tantôt elle ne tarde pas à s'accompagner de manifestations assez expressives pour fixer l'attention d'un observateur averti ; tantôt elle évolue insidieusement durant des mois, jusqu'à ce que surviennent des complications internes révélatrices ; parfois encore, mais bien plus rarement, ce sont des accidents externes, — cutanés, articulaires ou osseux, — qui permettent de la reconnaître.

En général, on note d'abord un ensemble de troubles dont les plus communs sont les brusques modifications portant sur le caractère ou les habitudes, la dépression, la tristesse permanente, l'anorexie ou le vomissement après le repas, la fatigue rapide sous l'action de l'exercice à une allure accélérée ou de la simple marche des accès fébriles, l'amaigrissement et la faiblesse qui souvent s'accentuent vite. Plus tard, on peut constater les phénomènes spéciaux suscités par les lésions des viscères thoraciques ou abdominaux : de la toux, quelquefois un léger jetage ; de la dyspnée, des signes stéthoscopiques et plessimétriques ; l'hypertrophie et les tumeurs du foie, les adénopathies mésentériques perceptibles à l'exploration de l'abdomen, les épanchements dans les grandes séreuses. Un phénomène constant, d'importance majeure, c'est l'émaciation rapide des sujets, et si l'habitus extérieur est celui des maladies consomptives, ses traits sont plus nettement marqués que dans aucune autre.

Pour peu que la tuberculose soit ancienne, ces troubles et la chronicité de l'affection permettent à tout le moins de la soupçonner. Les présomptions augmentent s'il y a de l'ascite, de la pleurésie ou de la péricardite ; de même si les renseignements fournis sur le passé du malade, ses habitudes, ses fréquentations, sont défavorables. On ne peut guère la confondre qu'avec les cancers viscéraux, et les probabilités ne sont pas en faveur de ceux-ci, moins cachectisants et beaucoup plus rares que la tuberculose : au cours de nos recherches, il nous est arrivé plusieurs fois de n'en rencontrer qu'un cas contre dix, quinze, voire vingt de l'autre. Chez le chien, l'amaigrissement profond et le facies qualifié de « cancéreux » dénoncent presque toujours la tuberculose.

Dans les cas douteux, le diagnostic peut être assuré par la constatation des bacilles dans le jetage, dans les sécrétions des plaies, les exsudats des séreuses, ou par l'inoculation de ces produits. Mais ces moyens ne sauraient être mis en œuvre que pour la minorité des sujets : alors même que la tuberculose pulmonaire est ancienne, avec des lésions ouvertes, il n'est pas toujours possible, bien s'en faut, de recueillir du jetage. La tuberculine, en injection sous-cutanée, à la dose de 1 à 10 centigrammes, provoque, dans les deux tiers des cas, une réaction caractéristique ; la température générale s'élève de 1°,5 à 3°, et, chez le plus grand nombre des malades, on observe en outre les autres phénomènes habituels de la fièvre. Comme il est de règle dans les petites espèces animales, cette réaction est précoce ; elle commence de la quatrième à la dixième heure, d'ordinaire vers la cinquième ou la sixième ; l'ascension thermique atteint vite son fastigium et s'y maintient plusieurs heures, les courbes n'accusant que de légères oscillations.

Particulièrement marquée dans les cas où l'infection est récente, les lésions circonscrites, la réaction est peu prononcée ou nulle si les sujets sont déjà affaiblis, les lésions généralisées ; chez ces derniers, le réactif peut déterminer de l'hypothermie et la mort. Les autres modes d'emploi de la tuberculine fournissent aussi, dans une partie des cas, des indications assez précises, mais ils sont inférieurs à l'injection hypodermique.

L'*étiologie* ne prête plus guère à discussion. Rencontrée dans toutes les races, à tous les âges, la tuberculose du chien a une double source : les expectorations de l'homme phtisique et les matières alimentaires ou les excrétions virulentes provenant des bêtes tuberculeuses. Même lorsqu'il est convenablement nourri, le chien n'en recherche pas moins les substances animales de toutes sortes. Parmi les sujets laissés libres ou peu surveillés, nombreux sont ceux qui ingèrent les débris carnés abandonnés sur la voie publique, qui explorent les tas d'ordures, les « poubelles » ouvertes, où sont jetés communément des détritus, des immondices bacillifères. Et, malgré la surveillance dont ils sont l'objet, les chiens de luxe peuvent s'infecter en léchant des crachats, ce qui a lieu surtout dans les villes d'hiver, où abondent les tuberculeux.

Une foule d'observations très précises ont établi que la tuberculose canine est presque toujours d'origine humaine. La plupart de nos malades appartenaient à des personnes tuberculeuses, où ils vivaient en étroite promiscuité avec elles, où ils séjournaient dans certains lieux publics, — débits de boissons, cafés, restaurants mal tenus, — où le sol est d'ordinaire maculé de crachats. — On sait que beaucoup de chiens manifestent une propension bien marquée à lécher les matières expectorées par l'homme ; il en est de même qui lapent volontiers dans les crachoirs. Nous avons relaté l'histoire d'un jeune caniche, victime de la sottise humaine, contaminé par le crachoir en des circonstances d'une singularité inouïe, réalisant la précision des conditions expérimentales. De grosses lésions des ganglions mésentériques et du foie, trouvées à l'autopsie, témoignaient que l'infection s'était opérée par l'intestin.

On s'explique sans peine la fréquence de la tuberculose chez les chiens qui vivent ou séjournent dans les cabarets : ils s'infectent soit en ingérant des crachats virulents, des aliments ou des friandises jetés sur le sol et souillés par ces crachats, soit en inhalant des poussières bacillifères. Nous en avons recueilli de très nombreux exemples.

Abstraction faite de cas infiniment rares, le bacille tuberculeux pénètre dans l'organisme du chien par les voies digestive ou respiratoire. Il en traverse facilement les muqueuses sans y marquer son passage, pour se cantonner dans les ganglions lymphatiques correspondants, qui tantôt le tolèrent, gardent leur apparence normale, tantôt réagissent et s'hypertrophient.

Des recherches expérimentales ont été entreprises en vue d'élucider la pathogénie de l'infection, de fixer la part respective qui revient à ses deux principaux modes, de savoir si elle peut être produite indifféremment par le bacille humain et le bacille bovin. Elles ont conduit à des résultats disparates, contradictoires, dont il est difficile de donner une satisfaisante explication, même en admettant que leur discordance soit due, pour une part, à la qualité ou à la quantité des matières virulentes employées, à l'âge, au degré de réceptivité, aux conditions d'entretien des animaux d'expérience. Il résulte toutefois des faits positifs, dont la signification ne saurait être détruite par les autres, que les bacilles tuberculeux humain et bovin peuvent infecter le chien en pénétrant par la voie digestive ou par la voie respiratoire. Mais, quoiqu'ils témoignent en faveur du rôle prépondérant des inhalations virulentes et du bacille bovin, nous persistons à penser que, dans les conditions naturelles, l'ingestion de substances bacillifères est un mode d'infection plus fréquent qu'ils ne tendent à l'accréditer, et que, pour la très grande majorité des cas, la matière contaminante est bien le crachat humain.

Quelle qu'ait été, du reste, la voie de l'infection, chez une partie des sujets, celle-ci aboutit, tôt ou tard, à la production de bacilloses ouvertes. Alors le chien tuberculeux sème le virus dans les lieux où il séjourne ; par son jetage, par les sécrétions de ses ulcères cutanés, — jetage presque toujours léger et ulcères rares, nous tenons à le répéter, — il peut contaminer les humains, surtout les femmes et les enfants, d'autant plus empressés à lui donner des soins que son mal est plus grave. Encore qu'on n'en ait produit aucune relation, aucun fait authentique, la chose n'en est pas moins possible en diverses circonstances.

Sans aucun doute, le chien, qui reçoit très généralement de l'homme l'infection tuberculeuse, peut la lui rendre dès qu'il est porteur de lésions ouvertes. Mais c'est là une éventualité dont il convient de n'exagérer ni la fréquence ni les risques. Elle n'est pas aussi inquiétante qu'on s'est plu à le dire. Il importe seulement d'en être averti. A son endroit, la prophylaxie dispose de moyens tout-puissants, sans se heurter à de sérieuses difficultés. Hormis quelques exceptions, les intéressés se décident incontinent à l'abandon, au sacrifice du malade, ou finissent par s'y résigner ; et dans le cas où il serait conservé, de très simples mesures sanitaires suffiraient à ses agressions.

Les chiens atteints de *lésions tuberculeuses ouvertes* sont dangereux et doivent être sacrifiés ou tenus séquestrés. Ceux qui n'ont ni plaie, ni jetage, ni aucune excrétion virulente, chez lesquels, par conséquent, les lésions sont *closes*, peuvent être traités, à la condition de les surveiller étroitement, — des lésions fermées pouvant s'ouvrir d'un moment à l'autre.

Mais la thérapeutique de la tuberculose est pauvre. Avec une bonne hygiène, l'indication majeure est l'*alimentation carnée* (viande crue ou cuite), si le malade a conservé l'appétit. Dans le cas contraire, lui donner, à la cuillère, en petite quantité à la fois, du jus de viande ou du bouillon additionné de viande crue hachée, et de la décoction de céréales. — L'eau de boisson sera additionnée d'eau de *Pougues* ou d'eau de *chaux*.

Comme médication interne, prescrire le *cacodylate* ou le *méthylarsinate de soude* :

> Cacodylate de soude.............   10 centigr.-1 gr.
> Eau distillée ou sirop simple.....   100-200 gr.
>
> Méthylarsinate de soude..........   10- 50 centigr.
> Eau distillée ou sirop simple.....   100-200 cent. cubes.

Quatre ou cinq jours par semaine, 1 cuillerée à café — 1 cuillerée à soupe.

Ou bien :

> Cacodylate de soude.............   50 centigr.-2gr,50
> Chlorhydrate de cocaïne..........   2-5 centigr.
> Créosote.......................   V gouttes.
> Alcool à 60°...................   5 gr.
> Eau distillée bouillie.............   100 cent. cubes.

En injections hypodermiques. 1-5 cent. cubes. Quatre ou cinq jours par semaine.

> Méthylarsinate de soude..........   0gr,25-2gr,50
> Créosote......................   V gouttes.
> Eau distillée bouillie.............   100 cent. cubes.

En injections hypodermiques. 1-2 cent. cubes, cinq jours par quinzaine.

Aux sujets atteints de tuberculose pulmonaire, faire des injections sous-cutanées de *cacodylate de gaïacol* :

> Cacodylate de gaïacol...........   20 centigr.-1 gr.
> Huile stérilisée................   20 —

Huit jours sur quinze, une injection de 1 à 5 cent. cubes.

Si la toux est fréquente, la combattre par une potion calmante (V. p. 85).

VII. — Sporotrichose.

Maladie provoquée par un parasite végétal — le *Sporotrichum Beurmanni*, — la *sporotrichose* est bien connue chez l'homme, observée aussi dans les espèces animales, mais rare chez le chien.

Elle semble avoir une prédilection pour les jeunes sujets : les nourrissons peuvent en être atteints dans les premières semaines qui suivent la naissance.

Elle se traduit d'ordinaire par la formation, dans le tissu conjonctif sous-cutané de diverses régions, notamment de la partie antérieure du cou, de *gommes* ou gros nodules indurés, mobiles sous la peau, qui peu à peu se ramollissent, adhèrent au tégument et finalement s'ulcèrent, donnant lieu à des plaies arrondies, ovalaires ou irrégulières, à bords épais, décollés, sécrétant un exsudat séro-purulent, où les *Sporotricha* ne peuvent parfois être mis en évidence que par l'ensemencement de l'exsudat en milieu approprié. Il arrive que les gommes se résorbent ou que les ulcères se comblent en laissant des cicatrices étoilées, plates, souples, bientôt masquées par les poils.

Dans les cas où le parasite envahit les viscères, les malades se cachectisent, le ventre se ballonne et la mort survient rapidement. A l'autopsie, on trouve, sur le péritoine ou dans le foie, de nombreuses granulations hémisphériques, fermes, blanc rosé ; souvent aussi les ganglions médiastinaux sont hypertrophiés ; quelquefois les poumons sont également parsemés de granulations parasitaires.

Le *Sporotrichum*, qui vit à l'état saprophytique sur les végétaux, notamment sur le foin et la paille, pénètre dans l'organisme des très jeunes sujets par la voie buccale ou par la plaie ombilicale. Ceux-ci peuvent s'infecter en mâchonnant ou en déglutissant des parcelles de foin ou de paille parasités. Si l'infection s'opère au niveau des voies digestives supérieures, elle provoque d'ordinaire des lésions cervicales ; lorsqu'elle a lieu par l'estomac, l'intestin, ou par la plaie ombilicale, elle évolue dans le péritoine et les viscères de la cavité abdominale.

Le traitement consiste en l'administration de l'iode et des iodures. On prescrira, à l'intérieur, des doses quotidiennes assez élevées d'*iodure de potassium* : de 0gr,10 à 2 grammes selon la taille du sujet.

Tous les jours, on pansera les ulcérations par un léger badigeonnage soit avec une solution forte d'iodure de potassium ;

Iodure de potassium.................................. 10 gr.
Eau... 75 —

soit avec la *teinture d'iode* pure ou diluée.

VIII. — Piroplasmose.

Maladie infectieuse assez commune vers la fin de l'été et pendant l'automne, du moins en beaucoup de pays, la *piroplasmose* est provoquée par un protozoaire — le *Piroplasma bigeminum* — qui pullule dans le sang, détruit les globules rouge et détermine généralement une anémie rapide accompagnée d'hémoglobinurie.

Elle est transmise au chien par les *Ixodes*, — les tiques, tiquets ou poux des bois, — dont les larves vivent à l'état vagabond dans les lieux boisés, les broussailles, les hautes herbes. Ces larves se fixent sur la peau du chien. Fécondées, elles implantent leur dard dans la peau et se gorgent de sang ; au bout de quelques jours, lorsqu'elles sont repues, elles se détachent, se laissent tomber sur le sol et périssent bientôt. Si les œufs mis en liberté sont en lieu humide, il en sort des larves qui achèvent leur développement sur le chien, et, lorsqu'elles proviennent de tiques infectées, c'est-à-dire de tiques qui avaient ingéré du sang de chiens atteints de piroplasmose, elles peuvent lui inoculer celle-ci.

La piroplasmose revêt les formes *aiguë* et *chronique*. La première s'accuse surtout par une sorte fièvre avec hyperthermie de 1°-3°, par de l'inappétence, de la tristesse, des signes de faiblesse, la teinte pâle ou jaunâtre des conjonctives, une accélération de la circulation et de la respiration, surtout par des mictions hémoglobinuriques (urine rouge brun ou noirâtre), — le signe révélateur, — puis par de la parésie des membres postérieurs, souvent aussi par la teinte ictérique des muqueuses et de la peau.

L'examen microscopique du sang accuse une destruction globulaire plus ou moins intense, et la présence, dans ce liquide, de nombreux piroplasmes, la plupart fixés aux globules rouges ou inclus dans ceux-ci (piroplasmes endoglobulaires). La mort, terminaison la plus fréquente, arrive d'ordinaire du deuxième au quatrième jour.

La forme *chronique* ou lente se traduit par de la faiblesse musculaire, de l'amaigrissement et les signes d'une anémie plus ou moins profonde. En général, la déglobulisation se fait lentement, et l'urine n'est pas hémoglobinurique. — L'examen du sang décèle une forte diminution du chiffre des globules rouges, mais les piroplasmes y sont rares, et souvent il est difficile de les mettre en évidence. — La durée varie de un à trois mois. La guérison est la terminaison la plus commune.

Une première atteinte de piroplasmose conférant au chien une immunité de durée variable, on a cherché à utiliser *préventivement* le sang contenant des parasites morts et le sérum de chiens immunisés. Les résultats ont été insuffisants ou nuls.

Essayé comme agent curatif, ce sérum n'a également fait preuve d'aucune efficacité.

On soutiendra le malade en lui donnant une nourriture aussi alibile que possible, ou en lui faisant prendre à la cuillère des aliments liquides.

La piroplasmose aiguë sera traitée par le *trypanbleu*, en injections sous-cutanées :

> Trypanbleu .... 1 gr.
> Eau distillée bouillie, simple ou salée. 100 cent. cubes.

Faire une injection sous-cutanée de 2 à 10 centimètres cubes. — Répéter cette injection 2 ou 3 fois, à deux jours d'intervalle.

En général, la guérison est obtenue complète et définitive.

On emploierait aussi avec succès le *novarsénobenzol*, en injection intraveineuse, à la dose de 3 à 30 centigrammes.

On combattra la forme chronique par les mêmes agents ou par les préparations suivantes :

> Méthylarsinate de soude......... 40-50 centigr.
> Eau distillée ou sirop simple.... 100-200 cent. cubes.

Le matin, 1 cuillerée à café — 1 cuillerée à soupe.

> Atoxyl.................................. 5 centigr.-1 gr.
> Eau distillée bouillie................. 5-10 gr.

En 2 injections sous-cutanées, à 5-6 jours d'intervalle.

Teinture d'iode.............................. ⎫
Iodure de sodium........................... ⎬ āā 2-5 gr.
Eau distillée ou sirop simple...... 200 cent. cubes.
Le soir, 1 cuillerée à café — 1 cuillerée à soupe.

La *toxoplasmose* et l'*anaplasmose* sont à peine signalées chez le chien.

IX. — Leishmaniose.

La *leishmaniose naturelle du chien* est observée dans les régions où sévissent le *kala-azar infantile* ou *méditerranéen* (pays constituant le littoral de la Méditerranée) et le *kala-azar indien* (Inde, Turkestan, Perse, Transcaucasie...). De même que ceux-ci, elle est produite par un protozoaire — le *Leishmania infantum* — et joue un rôle dans leur propagation. Ce parasite est facilement inoculable au chien. Sa transmission naturelle du chien au chien et du chien à l'enfant paraît se faire par les puces, dans le corps desquelles les *Leishmania* pullulent activement.

En France, la leishmaniose canine existe dans les départements qui bordent la Méditerranée. Sur 310 chiens qu'il a examinés à Marseille, Pringault en a trouvé 5 infectés de leishmaniose, soit 1,60 p. 100. C'est à peu près la proportion relevée dans les autres pays du littoral méditerranéen, notamment en Algérie, en Tunisie, en Italie et dans l'île de Malte.

Les formes légères passent inaperçues. Dans la forme grave, on constate les symptômes d'une anémie progressive, de petites ulcérations sur les muqueuses buccale, conjonctivale, nasale, et parfois des *ulcères cutanés* analogues au *salek* (*clou de Biskra* ou *bouton d'Orient*).

Provoqué par le *Leishmania furunculosa*, le salek est fréquent chez le chien dans les pays où le bouton d'Orient est endémique. A Téhéran, sur 21 sujets pris au hasard dans une des rues les plus fréquentées de la ville, on en a trouvé 15 porteurs d'ulcères spécifiques. Uniques ou multiples, ces ulcères siègent le plus souvent sur le nez ou sur la muqueuse nasale, près des narines. On en voit aussi sur les paupières, les lèvres, les oreilles ; les muqueuses préputiale et vulvaire sont quelquefois envahies. Sur un jeune chien de huit mois, une vaste ulcération partait des narines, couvrait la moitié de la face, se prolongeant jusqu'à l'œil, dont les paupières, rongées, avaient en partie disparu. Le globe oculaire lui-même était intéressé. — Le *Leishmania fu-*

runculosa peut sans doute infecter la plupart des mammifères. On a constaté ses lésions caractéristiques chez le chat, le cheval, le chameau, mais l'atteinte des animaux autres que le chien paraît exceptionnelle.

Il est probable que l'agent spécifique du salek est transmis par une mouche piquante, qui lui sert d'hôte intermédiaire. Pour la *leishmaniose* canine, on incrimine l'*Hippobosca canina*.

Le *salek* du chien est facilement curable par les injections intramusculaires de solutions aqueuses concentrées de *novarsénobenzol*. La dose employée est de 15 milligrammes par kilogramme d'animal. On fait deux injections à une semaine d'intervalle ; une troisième est parfois nécessaire. En général, la réaction fébrile est peu marquée.

Dès le quatrième jour, les ulcérations sont favorablement modifiées. La guérison complète est obtenue au bout de trois à cinq semaines.

X. — Oreillons.

Maladie infectieuse et contagieuse accusée par de la fièvre, par une tuméfaction des glandes salivaires, et provoquée par un micro-organisme (diplocoque) qui pullule dans la salive et dans le sang.

Tantôt elle naît par auto-infection, tantôt elle est le résultat d'une contamination entre sujets de l'espèce canine ou de l'homme au chien.

Après une incubation de trois ou quatre jours, la maladie s'annonce par des troubles généraux et des signes d'inflammation des voies respiratoires supérieures ; — par de l'abattement, de l'inappétence, des éternûments, de la toux et une réaction fébrile d'intensité variable. Le troisième ou le quatrième jour, on constate une tuméfaction des glandes salivaires, en particulier de la parotide et de la sous-maxillaire, d'un côté de la tête le plus souvent, quelquefois des deux. Ces glandes sont gonflées et endolories : la parotide peut acquérir le volume d'un œuf ou d'une orange. A leur niveau, la peau est infiltrée et adhérente. Le canal de Sténon est également tuméfié, transformé en cordon volumineux, dur, sensible. On trouve encore les ganglions sous-maxillaires gonflés et œdématiés. Pendant tout le cours de l'affection, la muqueuse buccale est sèche, chaude et la mastication pénible. — Dès le quatrième jour, ces symptômes s'atténuent, et la guérison est complète cinq ou six jours plus tard.

On isolera le malade : on l'enfermera dans un local bien aéré, à l'abri du froid.

On lui donnera des aliments liquides. Au besoin, on le soutiendra par le lait, le bouillon, la tisane de céréales administrés à la cuillère.

On fera sur les régions malades des onctions de *pommade iodurée*, et on les protégera par un pansement ouaté, ou l'on y appliquera des compresses d'*eau blanche*.

S'il y a lieu, on combattra la fièvre par l'*aspirine* ou l'*antipyrine* :

> Antipyrine.................................. 0gr,25-2 gr.
> Pour 10 doses. — 1 matin et soir.

XI. — Septicémies. — Pyémies. — Gangrène gazeuze. Charbon

Les *septicémies* et les *pyémies* sont des états morbides infectieux produits par la dissémination, dans tout l'organisme, de microbes qui ont fait irruption dans les voies du sang, — le plus souvent par les streptocoques ou les staphylocoques. Les *septicémies* provoquent des lésions généralisées consistant en des thromboses, des hémorragies, des dégénérescences cellulaires. Dans les *pyémies*, les agents pathogènes se localisent en certains points des tissus, des organes, où ils suscitent la formation de foyers purulents.

Les **septicémies** peuvent compliquer les plaies de toute nature, opératoires ou accidentelles. Elles sont particulièrement fréquentes chez les femelles, à la suite du part, quand l'utérus blessé contient des débris d'enveloppes en voie de putréfaction. Dans certains cas, l'infection procède de l'intestin. Le froid, le surmenage, la débilité et toutes les influences déprimantes en favorisent le développement.

Principaux symptômes. — Fièvre vive avec frissons, forte hyperthermie ; anorexie, prostration ; faiblesse du cœur et du pouls ;

albuminurie, diarrhée. La plaie d'inoculation est peu modifiée.
— Quand l'évolution est subaiguë, on peut noter des signes
d'affections viscérales (néphrite, hépatite, endocardite). Mais la
mort survient d'ordinaire rapidement.

Les jeunes chiens sont sujets à une septicémie d'origine ombilicale qui peut revêtir plusieurs modalités. La forme suraiguë,
rare, tue les nouveau-nés en quelques heures. Les formes subaiguë ou chronique se traduisent tantôt par une gastro-entérite
diarrhéique assez souvent mortelle, tantôt par des polyarthrites,
par une série d'abcès articulaires et périarticulaires (V. *Polyarthrite pyémique des jeunes chiens*).

La *prophylaxie* comporte l'asepsie des plaies opératoires
et l'antisepsie des plaies accidentelles. Déterger avec la
teinture d'iode, l'*eau oxygénée* ou une solution antiseptique
forte (*acide phénique, lysol, cresyl* à *1-5 p. 100*) les lésions
qui exposent aux complications septiques, notamment
les plaies suppurantes profondes et les foyers gangreneux.

En cas de non-délivrance, extraire les débris d'enveloppes
et désinfecter les voies génitales par une large irrigation
antiseptique (solution chaude d'*iode* à 1 p. 2 000 ou de *permanganate de potasse* à 1 p. 1 000-2 000).

La septicémie d'origine ombilicale des jeunes chiens sera
prévenue par des soins de propreté et par le badigeonnage du moignon ombilical avec l'*eau oxygénée* ou la *teinture d'iode* diluées au tiers ou au quart.

A ces moyens on peut adjoindre une injection de
sérum plurivalent antistreptococcique ou antigangreneux.

Commencer le *traitement curatif* par la désinfection de
la plaie d'inoculation, en se servant de teinture d'iode
fraîchement préparée.

Administrer, matin et soir, dans un peu de lait, 2 à
10 centigrammes de *sulfate de quinine*. — Faire chaque jour
une injection sous-cutanée de 1 à 5 centimètres cubes de
sérum antistreptococcique.

Stimuler l'organisme par le *café* ou le *thé* additionné
d'un peu d'eau-de-vie et donnés par cuillerées, ou par

quelques injections sous-cutanées d'*éther*, d'*huile camphrée*
(1 à 5 grammes) ou de *caféine* :

> Caféine.......................... \
> Benzoate de soude............. } àà 0gr,50-2 gr. \
> Eau distillée bouillie......, 40 cent. cubes.

1 à 3 centimètres cubes. 3 ou 4 injections par jour.

Favoriser l'élimination des poisons microbiens par les
injections hypodermiques d'*eau salée* à 9 p. 1 000 (30 à
300 grammes, en deux ou trois fois).

La **pyémie** ou **infection purulente** est habituellement produite par les mêmes microbes que les septicémies, mais affaiblis,
atténués dans leur virulence.

Les fractures compliquées, les écrasements et les autres lésions
graves des membres, les infections utérines chez la chienne, la
phlébite du cordon ombilical chez les jeunes, sont les points de
départ habituels de l'infection.

Elle se traduit par des troubles généraux graves, analogues à
ceux des septicémies. Il y a toutefois des accès fébriles qui font
souvent défaut dans ces dernières. La sécrétion de la plaie est
tarie ou très diminuée, de mauvaise nature, grisâtre ou sanguinolente ; les bourgeons charnus sont violacés, friables ; le gonflement des bords est d'ordinaire peu accusé. Parfois on constate
des signes qui révèlent des localisations (abcès pulmonaires,
hépatiques, rénaux, cérébraux ; arthrites, synovites, pleurésie).
— Il y a peu de chances de guérison.

Mêmes indications préventives et thérapeutiques que
pour les septicémies.

Rare chez le chien, la **gangrène gazeuse** peut éclater aux plaies
contuses profondes, anfractueuses, encombrées de caillots sanguins
ou de tissus mortifiés. Elle est provoquée par des germes divers,
mais surtout par un microbe anaérobie — le *vibrion septique* —
dont les spores, répandues partout (terre, fumier, excréments,
eaux), sont douées d'une extrême résistance aux causes de destruction. En certaines conditions, elles se transforment en vibrions, qui
pullulent dans les tissus voisins de la blessure, où ils provoquent
une gangrène envahissante.

Avec les symptômes généraux des septicémies, on observe des

phénomènes locaux caractéristiques. Les bords de la plaie sont le siège d'une forte tuméfaction, œdémateuse au début, qui s'étend vite aux régions voisines et offre bientôt : une zone périphérique inflammatoire, œdémateuse ; une zone centrale où les tissus sont gangrenés, putréfiés, infiltrés de gaz fétides. La plaie contient un ichor sanguinolent ; sa surface est de teinte grisâtre, plombée, jaunâtre par places. La plupart des malades succombent rapidement.

Mêmes soins prophylactiques et même traitement interne que pour les septicémies. Il est indiqué de recourir aux *sérums antigangreneux*, de préférence aux plurivalents.

Sur tout l'engorgement septique et un peu au delà de ses limites, appliquer des pointes de feu pénétrantes, étroites et espacées. Dans les trajets ainsi creusés, injecter de l'*eau oxygénée* ou de la *teinture d'iode* diluées au tiers, et badigeonner avec ces liquides la peau des régions envahies. Répéter les injections et le badigeonnage deux ou trois fois dans la journée.

Provoqué par un microbe spécifique — la *bactéridie*, — le **charbon bactéridien** ou **fièvre charbonneuse** est d'une extrême rareté chez le chien. Celui-ci peut s'infecter en mangeant des débris d'animaux morts du charbon. A la faveur d'une effraction cutanée ou muqueuse, les bactéridies pénétrent dans les tissus ; elles y pullulent activement, progressent dans les lymphatiques et atteignent la circulation générale, qui les dissémine dans l'organisme.

Principaux symptômes. — Abattement extrême, inappétence, forte hyperthermie (41° à 41°,5) ; signes de coliques et diarrhée sanguinolente. Au point d'inoculation, — sur les muqueuses buccale, pharyngienne ou sur les amygdales, — fort gonflement œdémateux diffus. La mort survient dans un laps qui varie de quelques heures à deux jours. — L'infection par la peau donne lieu à une lésion spéciale — la *pustule maligne* — caractérisée par une tuméfaction circonscrite, chaude, douloureuse, avec nécrose rapide des tissus en sa partie centrale.

Le *traitement* serait limité aux cas où l'inoculation se ferait par la peau. Détruire avec le fer rouge les tissus mortifiés ; appliquer des pointes de feu pénétrantes dans la zone enflammée ; injecter dans les trajets et à la périphérie de l'engorgement de la *teinture d'iode* diluée ou de *l'acide phénique* à 2 p. 100 ; tels en seraient les moyens. On y pourrait joindre les injections de *sérum anti-charbonneux*. — On soutiendrait le malade par des lavements alimentaires (V. p. 89) ; on le stimulerait par les excitants diffusibles.

XIII. — Tétanos.

Le *tétanos* est une complication des plaies, produite par un microbe anaérobie, et caractérisée par des convulsions toniques dues à l'action, sur les centres nerveux, d'un poison qu'élabore ce microbe. C'est une affection rare chez le chien.

Comme les spores du vibrion septique, celles du bacille tétanique, fort répandues en de nombreux milieux, sont surtout abondantes dans le sol ; comme elles aussi, elles possèdent une grande résistance aux causes de destruction.

L'inoculation se fait à la faveur d'une effraction cutanée ou muqueuse (piqûre, coupure, plaie contuse, écrasement des extrémités). Les hautes températures atmosphériques, de même que le froid, favorisent l'infection. Les agents tétanigènes pullulent dans la plaie, où ils sécrètent une toxine qui, absorbée, diffusée par le sang ou progressant le long des nerfs, va se fixer sur les cellules des centres nerveux et détermine les convulsions tétaniques.

Parfois les contractures sont localisées à certains groupes de muscles, — à ceux de la tête, de l'encolure, du dos ou des membres.

Lorsque le tétanos est généralisé, la démarche est embarrassée, les membres sont écartés, la queue relevée, la tête et l'encolure tendues, la peau du front plissée, l'œil fixe, en partie recouvert par le corps clignotant ; les mâchoires sont rapprochées et serrées (trismus), la déglutition est difficile ou impossible. Les sensibilités générale et spéciales sont exaltées ; la lumière et le bruit exagèrent les convulsions ou provoquent des accès. Si la température ne s'élève souvent que de quelques dixièmes de degré, dans le tétanos aigu il y a toujours, vers la fin, une forte hyperthermie.

Chez le chien, la forme bénigne du tétanos est la plus commune. Dans les cas graves, la mort survient par asphyxie ou par inanition.

La *prophylaxie* est celle de toutes les infections traumatiques. Elle se résume en l'antisepsie des blessures. — La sérothérapie préventive est inusitée, en raison de la rareté du tétanos chez le chien.

Lorsque la maladie est constatée, désinfecter la plaie d'inoculation avec la *teinture d'iode* ou l'*eau oxygénée*, puis panser à l'*iodoforme*. Si le foyer traumatique contient des îlots de tissus mortifiés, les exciser avec le bistouri ou la curette.

Faire, pendant quelques jours, une injection hypodermique de 1 à 10 centimètres cubes de *sérum antitoxique*. Suivant l'évolution du mal, augmenter ensuite les doses ou les réduire et espacer les injections.

Tenir le malade à l'abri du froid, du bruit et de la lumière vive. Lui donner des aliments de facile préhension : lait, bouillon simple, viande hachée. S'il y a du trismus ou de la dysphagie, recourir aux lavements alimentaires (V. p. 89).

Calmer l'hyperexcitabilité des centres par le *chloral* et la *morphine* :

        Chloral...........................   5-25 gr.
        Eau bouillie......................   200-400 —
Trois fois par jour, un lavement de 20 à 100 grammes.

        Chlorhydrate de morphine.....   2-10 centigr.
        Eau distillée bouillie.......   30 cent. cubes.
Toutes les trois ou quatre heures, une injection de 1 à 5 centimètres cubes.

XIII. — Rage.

La *rage* est une maladie infectieuse spécifique dont l'agent encore indéterminé provoque, par sa pullulation dans le système nerveux, des troubles des fonctions psychiques et sensorielles, de la sensibilité générale et de la motilité, troubles qui entraînent invariablement la mort.

Très commune dans le passé, alors que l'on croyait à la possibilité de son développement spontané et que l'on se bornait à lui opposer des moyens insuffisants, la rage a disparu dans nombre de pays et a considérablement diminué de fréquence dans les autres, par une rigoureuse application des mesures sanitaires que suppriment sa cause unique : la contagion intercanine.

Jamais la rage ne se développe spontanément ; du moins, à l'époque actuelle, les conditions de sa genèse d'emblée, en dehors de la contagion, ne paraissent plus exister. Elle est toujours la conséquence d'une inoculation accidentelle, soit d'une morsure faite par un animal enragé, soit du dépôt de salive virulente sur une plaie, une érosion cutanée ou muqueuse. La pénétration du virus par la peau ne peut avoir lieu qu'aux points où cette membrane est destituée de son revêtement épithélial. Sur les muqueuses exposées, sauf de rares exceptions, elle ne s'opère également qu'à cette condition.

L'insertion du virus dans la peau ne donne la rage que dans la moitié environ des cas. Même chez le chien, l'inoculation par morsure est loin de l'entraîner fatalement. Les sujets à poils longs et serrés échappent plus souvent que les autres : les dents s'essuient en traversant la toison et parfois y laissent toute la salive virulente dont elles étaient recouvertes. Dès longtemps on a reconnu que certains chiens jouissent d'une assez solide immunité ; on en a vu qui luttaient impunément avec des enragés de leur espèce et chez lesquels des morsures virulentes répétées restaient sans résultat.

L'absorption du virus est habituellement rapide. La cautérisation profonde ou l'excision de la plaie d'inoculation, pratiquées aussi vite qu'on le peut, — dans les minutes qui suivent la morsure, — n'empêchent pas toujours le développement de la rage. Introduit dans les tissus dermique ou sous-cutané, le virus peut pénétrer en partie dans les voies du sang et de la lymphe, être ainsi immédiatement disséminé dans l'organisme ; bien plus souvent il atteint les centres nerveux en progressant le long des nerfs. Parvenu dans ces centres, il diffuse par voie centrifuge vers les parenchymes et les glandes, — ici encore, semble-t-il, en suivant le trajet des nerfs. — Le virus rabique élabore une toxine qui, à elle seule, pourrait déterminer des accidents mortels.

Dans la grande majorité des cas, la période d'incubation est de trois semaines à trois mois ; elle peut être plus courte ou se prolonger fort au delà : ses limites extrêmes sont une semaine et une année. En général, elle est d'autant plus réduite que la plaie d'inoculation est plus rapprochée de l'encéphale ou de la moelle.

Les *symptômes* de la rage sont extrêmement diversifiés. Aucune maladie ne s'annonce par des troubles aussi frustes, aussi disparates, aussi équivoques ; aucune n'expose à de plus fréquentes méprises. On distingue deux formes principales : la *rage furieuse* et la *rage mue*. Voyons d'abord la première.

C'est une erreur — encore très répandue — de croire que la rage du chien provoque des accès de fureur dès le début. A sa *période initiale, prodromique* ou *mélancolique*, dont la durée est de vingt-quatre à quarante-huit heures, les phénomènes consistent surtout en des modifications du caractère et des habitudes. L'animal n'a plus son humeur ordinaire : il est inquiet, taciturne ; sa physionomie est assombrie, son regard vague, triste ; il recherche l'isolement et l'obscurité : il se blottit dans sa niche, dans quelque coin sombre ou sous un meuble.

Arrive la *seconde période*, — le *stade d'hyperexcitabilité* ou *d'irritabilité*, — d'une durée moyenne de trois ou quatre jours. Les signes de surexcitation dominent : le malade se couche, se lève bientôt, erre quelques instants, éparpille ou rassemble sa litière, se recouche, se relève, change de place, et souvent cette agitation persiste des heures, voire toute une journée. On peut remarquer déjà des manifestations dues à l'aberration des sens, au délire, à des hallucinations de la vue et de l'ouïe. A certains moments, l'animal, immobile, attentif, « en arrêt », fixe un être imaginaire, puis se précipite en avant et happe dans le vide, les mâchoires effectuant des mouvements répétés de morsure ; à d'autres, il tend l'oreille et semble percevoir des bruits qui l'effrayent ; parfois la photophobie donne lieu à un clignotement incessant des paupières.

Les chiens de caractère docile n'ont encore aucune propension à mordre ; ils obéissent à la voix qui les appelle ; assez souvent leurs facultés affectives persistent et se manifestent avec une vive expansion ; ils se montrent plus affectueux, plus caressants que d'habitude. Mais ceux qui sont naturellement méchants ou très irritables, surexcités par les appels réitérés ou les menaces, par la vue du fouet, par l'approche de la main, deviennent agressifs ou donnent sournoisement un coup de dent. — Les cicatrices des morsures par lesquelles le virus a été introduit sont assez fréquemment le siège d'une vive hyperesthésie, d'un prurit intense, que l'animal cherche à apaiser par l'action des dents. Maintes fois, lorsque cette hyperesthésie, constatée au niveau des régions supérieures d'un membre, coexistait avec une boiterie (monoplégie rabique), elle a été rapportée d'abord à une lésion traumatique. Quelques sujets chez lesquels elle est localisée à la queue se mordillent celle-ci sans répit et, le tronc incurvé, se livrent à une sorte de *valse* rapide.

La dépravation de l'appétit est l'un des plus constants symptômes de cette période de la rage. S'il est des chiens qui continuent à prendre leur nourriture habituelle, — quelques-uns témoignant d'une véritable voracité, — presque tous délaissent la pâtée, la viande, le lait, et ingèrent des matières étrangères à l'alimentation (paille, cuir, crins, charbon, bois, excréments...) ; beaucoup déchirent, dévorent tout ce qui se trouve à leur portée. Le plus souvent la bouche est sèche ; parfois une bave filante s'en écoule. — Le chien enragé n'est pas *hydrophobe* ; loin d'avoir horreur de l'eau, il la lape avidement. Certains sujets mangent et boivent jusqu'au dernier jour ; mais ordinairement ils vomissent les matières qu'ils ont dégluties. — La douleur causée par les spasmes de la gorge porte nombre de malades à se frotter cette région avec leurs membres antérieurs, comme s'ils cherchaient à se débarrasser d'un corps étranger qui obstrue le pharynx. De fait, ces troubles sont communément rapportés à un « os arrêté dans la gorge ». — La voix se modifie dans son timbre et ses modulations ; elle devient fêlée, voilée ou rauque ; l'aboiement normal est remplacé par un hurlement à ton final aigu, prolongé, caractéristique.

Avec les progrès de la rage, ces symptômes s'accentuent et d'autres apparaissent. Chez la grande majorité des sujets, on constate des accès de fureur, un irrésistible besoin de mordre. Au moment de l'accès, le chien enragé s'attaque à tout ce qu'il peut atteindre, aux objets inanimés, aux animaux, aux personnes. Enfermé, il se jette sur la grille de sa cage et en serre les barreaux avec une telle violence qu'il s'y brise les dents ; excité par la tige de bois ou de fer qu'on lui présente, il s'élance sur elle, la mord avec persistance, sans aboyer ; laissé tranquille, il en arrive à s'infliger de profondes blessures. — S'il est en liberté, dès qu'il aperçoit un chien, il bondit sur lui et le mord sans pousser un cri, ou il le flaire d'abord, le lèche en diverses régions, puis, avant de le quitter, lui donne un coup de dent. Quelques-uns se tapissent dans une encoignure ou sur le seuil d'une porte, guettent les animaux de leur espèce, s'élancent sur le premier qui passe, le mordent et reviennent à la place qu'ils occupaient, attendre une nouvelle victime. D'autres ont des manies moins dangereuses. On en peut voir qui, enfermés dans un parc ou un jardin, fouillent le sol, comme s'ils voulaient atteindre un rongeur, ne s'arrêtant que pour pousser des hurlements lugubres.

A cette phase de la rage confirmée, généralement le chien cherche à s'échapper. Quand il abandonne la maison, souvent il a mordu des animaux ou des personnes, quelquefois ses maîtres. Rarement il s'enfuit au loin, et, à moins d'être provoqué, il n'attaque guère l'homme lorsqu'il peut assouvir sa fureur sur ses semblables. Toutefois, il est des enragés qui parcourent des distances considérables, jusqu'à vingt-cinq lieues en une journée, mordant les animaux, surtout les chiens, ne respectant pas toujours les personnes, semant ainsi la rage dans les localités qu'ils traversent.

Tantôt le chien enragé continue sa course vagabonde et ses méfaits jusqu'à ce qu'il tombe épuisé ; tantôt il revient au logis après une absence plus ou moins prolongée. Il peut se montrer encore affectueux ; bien plus souvent il est agressif et répond aux caresses par des coups de dent.

Quand la rage furieuse ne tue pas dans un accès, elle finit par amener une paralysie progressive qui, à l'ordinaire, apparaît sur le train de derrière, puis s'étend successivement aux autres régions. La démarche est raide, trottinante, vacillante ; bientôt les membres postérieurs sont inertes. Devenu paraplégique, le chien enragé n'a pas perdu la propension à mordre, et il a conservé assez de force pour faire une blessure tout aussi redoutable qu'à la période des accès furieux. Avec l'extension de la paralysie, entrecoupée ou non de crises convulsives, le malade tombe dans le collapsus. La mort survient par asphyxie.

Dans la deuxième forme, — la *rage paralytique* ou *rage mue*, — on ne constate que peu de troubles des sensibilités générale et spéciales. Hormis quelques exceptions, le chien est peu ou n'est pas agressif. Ce qui frappe, c'est la tristesse, l'abattement morne, la stupeur muette. Toujours précoce, la paralysie peut débuter par un membre antérieur ou postérieur, frapper une moitié du corps ou le train de derrière ; mais, très généralement, c'est la mâchoire inférieure qui est atteinte : le chien ne peut plus mordre et n'aboie plus, — d'où le nom de « rage mue » donné à cette modalité de la maladie.

On a signalé des cas de guérison de la rage transmise expérimentalement ainsi que des exemples de rémission dont la durée peut être de plusieurs mois ; mais ces faits sont trop exceptionnels pour que la rage commune — la rage des rues — cesse d'être considérée comme une maladie fatalement mortelle.

Beaucoup d'affections peuvent simuler la rage ou, à première vue, en donner l'impression. Mentionnons particulièrement : la paralysie bulbaire infectieuse, les accidents nerveux de la maladie du jeune âge et de l'acariase auriculaire, l'épilepsie, la pharyngite, divers empoisonnements aigus, les crises nerveuses quelquefois produites par les corps étrangers ou les parasites de l'estomac et de l'intestin.

Entre la rage mue et les troubles provoqués par les corps étrangers de la bouche, du pharynx, de l'œsophage, la distinction est facile. Mais le diagnostic avec la paralysie simple de la mâchoire inférieure exige parfois une observation prolongée.

Les constatations faites à l'autopsie des chiens morts de la rage ou abattus dans le cours de celle-ci laissent le diagnostic indécis ; elles ne fournissent que des présomptions. L'étude histologique des centres, surtout de certains ganglions, a révélé des lésions qui ont paru d'abord caractéristiques lorsque les animaux avaient succombé à la rage, lorsque l'infection avait parcouru ses diverses étapes, mais la constatation de ces lésions est assez délicate et leur signification n'a rien d'absolu. — Des recherches récentes ont établi que l'agent spécifique de la rage est un virus filtrant. En ces dernières années, les corps ou corpuscules de NEGRI étaient généralement considérés comme représentant cet agent spécifique. Il s'agirait d'un protozoaire rencontré jusqu'ici exclusivement à l'intérieur des cellules nerveuses avec une distribution variable dans les diverses régions de l'axe cérébro-spinal, suivant la voie d'entrée du virus dans l'organisme et la modalité de la maladie (rage furieuse ou paralytique). Dans la première, le siège de prédilection du micro-organisme est la partie du cerveau désignée sous le nom de corne d'Ammon. — Les corpuscules nucléés de NOGUCHI, que cet auteur a réussi à cultiver en série, et avec lesquels il aurait reproduit la rage, seraient différents des corps de NEGRI. Anaérobies, ils offriraient quelque ressemblance avec les Coccidies et appartiendraient au groupe des Protistes.

Le diagnostic de la rage peut être assuré par l'inoculation à des animaux susceptibles, — en particulier au lapin, — d'une émulsion de substance bulbaire provenant des sujets suspects.

Tout chien qui présente des symptômes éveillant l'idée de la rage ou entraînant la suspicion de celle-ci doit être séquestré et

observé pendant quinze jours. On se méfiera surtout des chiens
chez lesquels sont survenus brusquement et sans cause évidente
des signes de pharyngite, des troubles des fonctions psychiques
ou de la motilité. La salive peut être virulente, alors que le chien
ne manifeste encore aucun symptôme de rage.

Les nombreuses recherches dont l'infection rabique a été
l'objet, principalement depuis l'ère microbienne, n'ont pas modifié le pronostic de la *rage déclarée*. La thérapeutique est impuis-
sante. Aucun des remèdes expérimentés n'a fait preuve de la
moindre efficacité.

Les recherches de PASTEUR ont montré que la virulence de la
matière rabique provenant d'un chien mort de la rage commune
peut être modifiée, exaltée ou diminuée.

Chez le lapin, l'inoculation intracranienne de la matière rabique possédant une virulence ordinaire détermine la rage en
dix-huit à vingt jours et tue en trois ou quatre jours. Si, avec le
bulbe d'un premier lapin, on en inocule un deuxième, puis avec
celui-ci un troisième et ainsi de suite, on obtient des incubations
de plus en plus courtes. Après un grand nombre de passages, la
durée de l'incubation ne sera plus que de six jours. Le passage
du virus rabique par l'organisme du lapin en augmente donc
l'activité.

Au contraire, ce virus s'atténue par l'action de l'air. En dessé-
chant dans un air sec, à 23°, de la moelle d'un lapin enragé,
l'atténuation s'accuse progressivement. On peut ainsi obtenir des
séries décroissantes de la virulence. Or, si l'on inocule à des animaux de la moelle exposée pendant quatorze jours, puis successivement, à un jour d'intervalle, celle de treize jours, de douze
jours, en continuant jusqu'à faire usage de la moelle fraîche, on
constate que celle-ci ne donne plus la rage aux animaux qui ont
subi cette série d'inoculations ; ils sont devenus réfractaires à
l'infection rabique ; ils sont vaccinés contre la rage.

La *séro-vaccination* du chien a été étudiée d'abord par BABÈS,
qui, en 1891, montra la possibilité d'obtenir chez cet animal un
sérum antirabique. Ce sérum n'a qu'une faible action préventive,
mais il possède la propriété de neutraliser le pouvoir pathogène
du virus fixe ; et *les mélanges de sérum antirabique et de virus fixe
possèdent un pouvoir vaccinant remarquable*, démontré par A. Ma-

rie et par REMLINGER. Avec le procédé japonais d'OSHIDA-KONDO, ils constitueraient actuellement les moyens de choix pour la vaccination du chien.

Bien que l'on puisse conférer au chien *l'immunité contre la rage après morsure*, on a refusé pour lui, jusqu'à présent, les bénéfices de la vaccination. Les mesures sanitaires de tous les pays prescrivent l'abatage des chiens mordus par des animaux enragés et de ceux qui ont été en contact avec ces animaux.

XIV. — Pseudo-rage. Paralysie bulbaire infect'euse.

Assez fréquente en Hongrie et dans divers autres pays de l'Europe orientale, mais très rare en France, la *pseudo-rage* ou *paralysie bulbaire infectieuse* est déterminée par un virus filtrant. Celui-ci pénètre habituellement dans l'organisme par la voie digestive, en s'engageant dans les parois de la bouche ou du pharynx, à la faveur d'une plaie de la muqueuse de ces cavités ou des lèvres. Les rats et les souris, qui succombent parfois en grand nombre à cette infection, paraissent être les principaux agents de la dissémination du virus et de la contamination du chien.

Le début de la maladie est marqué par l'inappétence, la tristesse, la sidération, puis bientôt apparaissent des signes de surexcitation, une continuelle agitation et de l'hyperesthésie. Toujours la région où a pénétré le virus est le siège d'un violent prurit : elle est vite meurtrie, déchirée par les frottements, les grattages continuels auxquels se livre le malade. Ordinairement il y a encore du ptyalisme, de la dilatation des pupilles, des convulsions localisées à la tête ou étendues à d'autres parties du corps, et de la faiblesse des membres postérieurs ; mais on n'observe ni propension à mordre, ni délire furieux.

L'évolution est très rapide. La mort, terminaison à peu près constante, survient généralement dans le cours de la deuxième journée.

L'absence de manifestations agressives et de paralysie des mâchoires, la marche très rapide et la non-virulence de la salive sont des caractères qui différencient nettement cette maladie de la rage vraie.

Toutes les médications essayées jusqu'à présent ont été reconnues impuissantes à enrayer cette toxi-infection.

I.   Hypertrichose. — Alopécie

L'*hypertrichose* — le développement anormal du système pileux — n'est guère rencontrée que chez les chiens des races à longs poils, où on la considère comme une marque de beauté de la robe. Il suffit de la mentionner.

Dans les races à poils longs et abondants, chez les sujets dont la robe n'est l'objet d'aucun soin, ces poils peuvent se feutrer, s'agglutiner par places, formant des amas, des plaques (trichomes), qui donnent aux animaux un aspect malpropre. La peau exhale une odeur désagréable.

Des soins hygiéniques, l'entretien de la robe en bon état par la brosse, le peigne, préviendront le feutrage des poils. Lorsque les trichomes sont constitués, faites-en l'excision, ou, après ramollissement à l'eau tiède, séparez les poils avec le peigne.

L'*alopécie* — la chute des poils — se présente sous des modalités diverses.

Exception faite pour les chiens chinois, chez lesquels l'absence de poils constitue un caractère ethnique, l'*alopécie congénitale permanente* est extrêmement rare ; mais, dans certaines races, surtout chez les sujets âgés, il est fréquent d'observer des *alopécies acquises*, le plus souvent circonscrites, quelquefois généralisées.

L'alopécie peut apparaître d'emblée, sans aucune lésion manifeste de la peau : c'est l'*alopécie vraie* ou *essentielle*, la seule modalité qui mériterait d'être envisagée à part. Dans la majorité des cas, il s'agit d'*alopécies*, ou mieux de *dépilations secondaires*, *symptomatiques*, liées à des intoxications (mercuriaux, iodurés...), à l'eczéma, à la séborrhée, à des affections microbiennes ou parasitaires de la peau.

Dans l'alopécie essentielle, au niveau des surfaces glabres, le tégument est généralement lisse, souple, quelquefois de teinte plus foncée qu'à l'état normal. Il est plus ou moins altéré dans les alopécies symptomatiques.

L'alopécie congénitale est incurable. La gravité des alopécies acquises est subordonnée à leur nature, à l'état des follicules pileux. Beaucoup sont tenaces, rebelles au traitement.

Rechercher la cause de l'alopécie. Si elle peut être déterminée, instituer un traitement approprié.

Dans les cas où la nature de l'affection reste obscure, nettoyer au *pétrole* ou à l'*éther* les surfaces glabres, et, quotidiennement ou tous les deux jours, les lotionner avec une solution de *sulfure de potasse* à 1-2 p. 100, de *permanganate de potasse* à 1-2 p. 1 000, d'*acide picrique* à 1 p. 100, ou employer l'une des préparations suivantes :

```
Alcool à 90°...............................  100 gr.
Chloral....................................   50 —
Teinture de cantharides....................   10 —
Eau........................  Q. S. p. 1  litre.

Sulfate de quinine.........................    1 gr.
Teinture de cantharides....................   XX gouttes
Vaseline neutre............................   60 gr.

Alcoolat de lavande........................   30 gr.
Menthol cristallisé........................   75 centigr.
Alcool à 50°...............................  100 gr.

Azotate de pilocarpine.....................   50 centigr.
Glycérine..................................   50 gr.
Teinture de cantharides....................    2 —
Alcool à 50° ou eau de Cologne.............  300 —

Huile de ricin.............................  100 cent. cubes.
Alcool à 60°...............................  200       —
```

En frictions légères.

Si les dépilations sont étendues, tondre le malade et donner, deux fois par semaine, un bain sulfureux ou alcalin (V. p. 249).

Régime alimentaire aussi varié que possible. Quinze jours par mois, faire prendre, le matin, à jeun, dans du lait, de l'eau de *La Bourboule* ou I à VIII gouttes de *liqueur de*

Fowler, ou encore alterner, semaine par semaine, les *médications arsenicale* et *alcaline* (V. p. 246).

On observe assez communément, chez le chien, une *dépilation anormale permanente*, plus accentuée au moment de la mue, au printemps et à l'automne, liée à des troubles encore mal déterminés. Les poils épars sur la peau sont ternes, atrophiés, peu adhérents.

Le meilleur traitement est le *massage de la peau*. Effectuez celui-ci dans le sens du poil, avec une serviette ou une lame de flanelle, deux fois par jour, pendant cinq à dix minutes. Généralement une notable amélioration survient dès la deuxième semaine.

II. — Érythème.

L'*érythème*, — l'*hyperémie de la couche papillaire du derme*, — est observé particulièrement aux régions où la peau est fine, glabre ou peu garnie de poils.

Tantôt il résulte d'irritations mécaniques (tondage, frictions avec une brosse trop rude), physiques (froid, calorique, rayons solaires), chimiques (topiques irritants), ou il est causé par l'action de la boue, de l'urine, des matières fécales; tantôt il apparaît dans le cours de quelque maladie infectieuse.

Circonscrit ou *diffus*, l'érythème consiste en une congestion plus ou moins forte de la peau et s'accuse par la *rougeur* de celle-ci, rougeur dont la nuance varie et qui s'efface momentanément sous la pression du doigt. Si l'élément irritant continue d'agir, la peau s'infiltre, s'œdématie; l'exsudat soulève et entraîne l'épiderme, puis se concrète en minces croûtes. Le prurit est assez vif; les malades se grattent et s'excorient; à l'érythème s'ajoutent ainsi des lésions traumatiques, l'infection de la peau et la dermite.

Au début, combattre la congestion du derme par des lotions d'*eau blanche* ou d'une solution d'*alun cristallisé* à 3-4 p. 100.

À la période d'exsudation, procéder comme pour l'eczéma; désinfecter la peau avec une solution tiède d'*acide borique*, *d'acide phénique* ou de *permanganate de potasse* ; l'essuyer au bout de quelques minutes, puis la recouvrir d'une poudre absorbante ou d'une pommade astringente :

Talc	50 gr.
Sous-nitrate de bismuth	40 —
Oxyde de zinc	5 —
Oxyde de zinc	10 gr.
Vaseline	90 —
Acide salicylique	4-10 gr.
Axonge	90 —

Calmer le prurit par des bains généraux émollients (son, amidon) ou par une des préparations indiquées au traitement de l'eczéma.

Le *purpura* est caractérisé par des taches ecchymotiques d'ordinaire localisées en certaines régions (abdomen, face interne des cuisses), quelquefois aussi par des hémorragies (V. p. 176).

III. — Eczéma

Fréquent chez le chien, l'*eczéma* est une dermatose éruptive très diversifiée dans ses caractères, son évolution, sa gravité, tantôt provoquée par des irritations externes, mais généralement subordonnée à un état constitutionnel diathésique, à une intoxication endogène ou exogène.

Affection de toutes les races, l'eczéma est particulièrement commun chez les chiens qui ont dépassé l'âge adulte. Son développement est favorisé par l'alimentation irrationnelle, l'insuffisance d'exercice, le lymphatisme, l'obésité, le diabète. L'hérédité peut transmettre la prédisposition aux troubles de nutrition qui dominent la pathogénie des eczémas d'origine interne. — Les éruptions eczémateuses sont fréquemment déterminées par des irritations cutanées de nature et d'intensité variables (tondage, frottements répétés, grattage, pressions du collier, malpropreté de la peau, ectozoaires, abus des bains et des savonnages ; emploi de solutions alcalines ou acides, action prolongée de rayons solaires ardents). — Les microbes qui pullulent à la surface de la peau modifient l'évolution, aggravent et entretiennent les lésions eczématiques, mais leur rôle est secondaire.

L'*eczéma* est *aigu* ou *chronique*. Bien souvent le premier n'est que l'entrée en scène d'un processus dont les actes se déroulent lentement et entraînent des lésions rebelles.

I. — Eczéma aigu.

L'*eczéma aigu* débute par de l'œdème cutané ou par de petites taches rouges, très rapprochées les unes des autres ou confluentes, au niveau desquelles se développent des vésicules qui sont vite ouvertes par le grattage. Le liquide exsudé, séro-purulent, forme avec l'épiderme détaché un enduit visqueux qui agglutine les poils et dégage une odeur fétide (eczéma humide). La couche papillaire est tuméfiée, rouge, finement granuleuse et fort sensible. Les plaques eczémateuses sont le siège d'un prurit qui suscite des grattages, des frottements continuels ; en même temps qu'elles s'élargissent, d'autres peuvent apparaître.

Dans la plupart des cas, l'exsudat se prend en croûtes jaunâtres ou de teinte foncée lorsqu'il est mélangé de sang ; plus tard, l'inflammation s'atténue, l'exsudation est remplacée par une desquamation épidermique abondante (eczéma squameux). Parfois les surfaces eczémateuses se recouvrent de croûtes épaisses, poisseuses, adhérentes, sous lesquelles on trouve le derme granuleux, suppurant (eczéma impétigineux). — Ces diverses modalités de l'affection peuvent être observées simultanément sur le même sujet. — L'*eczéma généralisé* évolue habituellement avec de légers troubles fébriles.

Certaines déterminations donnent lieu à des troubles particuliers : — aux paupières, l'eczéma s'accompagne d'un fort gonflement de la peau et de dépilation périoculaire ; — à l'oreille, il provoque l'otite externe aiguë et quelquefois l'othématome ; — l'*eczéma du tégument des doigts* et *des espaces interdigités* suscite une claudication ; il peut entraîner une dermite phlegmoneuse. Cette dernière localisation débute sur la peau qui borde la matrice de l'ongle et s'étend ensuite au tégument des espaces interdigités. Circonscrit ou diffus, limité à un pied ou étendu à plusieurs, l'eczéma interdigité donne lieu à de vives souffrances. Lorsque les quatre extrémités ou trois seulement sont atteintes, les malades restent étendus en décubitus latéral.

Le *rouge* n'est qu'une localisation de l'eczéma aux régions où la peau est fine (ars, aine, face interne des sections supérieures des membres, face inférieure du thorax et de l'abdomen). L'inflammation est surtout aiguë aux plis de l'ars et de l'aine (*intertrigo*).

Chez les chiens à longs poils, commencer le traitement par la section de ceux-ci au niveau des surfaces affectées, ou nettoyer d'abord la peau par des lotions à l'eau chaude simple ou boriquée.

Lors d'*eczéma humide*, nettoyer quotidiennement la peau malade avec de l'eau bouillie simple, du *sérum physiologique* ou une solution antiseptique légère et chaude (*acide borique*, 2 p. 100 ; *acide phénique*, 1 p. 100-200) ; l'essuyer au bout de quelques minutes avec de l'ouate ou un linge doux, puis la saupoudrer de *soufre* ou d'un mélange absorbant :

Amidon	75 gr.
Oxyde de zinc	25 —

Amidon	75 gr.
Oxyde de zinc	25 —
Essence d'iris	XX gouttes.

Talc	60 gr.
Sous-nitrate de bismuth	20 —
Oxyde de zinc	10 —

Poudre de riz	80 gr.
Sous-nitrate de bismuth	20 —

Si l'eczéma est *impétigineux*, faire sourdre le pus collecté sous les croûtes, ou détacher celles-ci et désinfecter la peau avec l'*eau oxygénée diluée* ou la solution phéniquée, puis faire des onctions de *glycérine* simple ou *iodée*, d'une pommade astringente ou antiseptique :

Talc	5 gr.
Oxyde de zinc	5 —
Vaseline	100 —

Oxyde de zinc	5 gr.
Acide salicylique	5 —
Résorcine	2 gr. 50
Vaseline	100 gr.

Méd. et chir. canines. 16

Lorsque l'eczéma est sec, on obtient souvent de bons résultats en lotionnant les surfaces malades, une fois par jour, avec une solution de *salicylate de soude* à 5 p. 100, qui, en s'évaporant, laisse sur la peau un mince vernis protecteur. Les pommades au *goudron* rendent aussi des services. On peut utiliser avantageusement la suivante pour les chiens de rue :

    Goudron de Norvège..   5 gr.
    Acide salicylique..   2 —
    Axonge... 100 —
Une application matin et soir.

Mais, très généralement, les lotions à l'*eau phéniquée légère*, une fois par jour, et le saupoudrage au *soufre lavé* donnent les meilleurs résultats dans le traitement de ces diverses formes de l'eczéma. C'est le traitement qu'il convient d'employer tout d'abord. — Chez les jeunes chiens, on utilise encore avec succès les applications de *glycérolé d'amidon* ou de vaseline à l'*oxyde de zinc* :

    Oxyde de zinc..   10 gr.
    Vaseline...   90 —

Toutes les *solutions antiseptiques fortes ou de moyenne concentration sont nuisibles*. Il en est de même des *bains simples ou médicamenteux* et des *lotions trop fréquentes*.

Dans les cas où l'eczéma est *très prurigineux*, lotionner les surfaces malades, plusieurs fois par jour, avec l'une des solutions suivantes :

    Hydrate de chloral...   10 gr.
    Glycérine..   90 —
    Eau bouillie... 900 —

    Acide phénique...   10 gr.
    Glycérine.. 140 —
    Eau bouillie... 850 —

et les saupoudrer avec une préparation calmante :

Amidon.................................... 80 gr.
Oxyde de zinc............................. 20 —
Camphre.................................. 1 —
Essence de verveine...................... IV gouttes.

Lors d'*eczéma interdigité*, nettoyer doucement la peau malade avec de l'*eau bouillie tiède, simple* ou *salée* (9 gr. de sel marin pour un litre d'eau) ; essuyer avec de l'ouate, puis saupoudrer d'*amidon*, de *talc*, d'*oxyde de zinc* ou d'un mélange de ces poudres.

Indiqué surtout lorsque l'affection est tenace, ou que les poussées éruptives se répètent, le *traitement général* comporte un régime diététique et une médication interne.

L'alimentation retentit sur la dermatose ; elle est souvent en cause. On la modifiera comme il convient, d'après l'état du sujet et les conditions dans lesquelles il est entretenu. Il y aura lieu tantôt de réduire la ration de viande, tantôt de l'augmenter. Au besoin, on tâtera la susceptibilité du malade à l'action des diverses substances alimentaires, et l'on supprimera celles qui sont ou paraissent nuisibles. Pour les malades gras ou obèses, nourriture rafraîchissante, régime lacto-végétarien.

Ajouter aux aliments, 5 jours par semaine, du *soufre lavé* (30 centigrammes à 3 grammes par jour) et additionner l'eau de boisson de *bicarbonate de soude* (2-3 grammes par litre) ou donner de l'eau de *Vals-Saint-Jean*.

Lorsque l'eczéma est récent, il est d'ordinaire avantageux d'administrer un purgatif.

II. — Eczéma chronique

Très fréquent chez les vieux chiens, l'*eczéma chronique* succède à l'eczéma aigu, ou il se développe d'emblée et présente les caractères de la forme squameuse. On l'observe le plus généralement aux régions supérieures du corps, aux coudes, aux jarrets, sur le tégument interne de l'oreille et à la queue.

Les surfaces affectées d'eczéma chronique sont dépilées ou recouvertes de poils clairsemés, rigides, inégaux ; la peau est épaissie, plissée, squameuse ; plus tard, elle a un aspect granulé, verruqueux, dû à l'hypertrophie des papilles. Le prurit provoque des grattages, des excoriations, et souvent les plaques sont recouvertes d'un exsudat séro-purulent. — A la queue, l'eczéma est fréquemment rencontré sur la partie terminale, où les frottements suscités par le prurit déterminent l'ulcération du tégument (ulcère ou chancre de la queue). — Localisé au tégument interne de l'oreille, il provoque et entretient le *catarrhe auriculaire*; il est communément la cause indirecte de l'ulcère de la conque (ulcère ou chancre de l'oreille) et de l'othématome. — L'*eczéma chronique interdigité* est tenace, souvent rebelle au traitement.

Le *diagnostic* de l'eczéma chronique est, en général, facile. Dans certains cas, on devra recourir à l'examen microscopique pour le différencier de la gale folliculaire sèche, de la gale sarcoptique ou de la trichophytie.

Détacher les croûtes et les squames par un léger savonnage à l'eau chaude ou par des lotions avec une solution de sel marin à 9 p. 1000. S'il y a lieu, couper les poils sur les régions affectées et exciser les végétations pédiculées qui peuvent y être développées (région dorso-lombaire).

Lotionner quotidiennement les surfaces malades avec de l'*eau phéniquée* tiède à 1 p. 100-200; essuyer au bout de quelques minutes avec de l'ouate ou un linge doux; ensuite saupoudrer de *soufre lavé*.

De même que pour la forme aiguë, *les solutions antiseptiques de concentration moyenne ou forte, les bains simples ou médicamenteux, les lotions trop fréquentes sont nuisibles.*

On peut employer, comme topique modificateur, l'une des préparations suivantes :

Alcool à 50°.....................................	500 gr.
Hydrate de chloral..............................	10 —
Hyposulfite de soude...........................	100 —
Fleur de soufre.................................	5 —

Une lotion par jour.

Goudron végétal...............................	100 gr.
Alcool à 50°....................................	50 —

Goudron végétal...............................	āā 50 gr.
Savon vert.....................................	

Crésyl... 50 gr.
Goudron végétal.................................. 50 —
Savon vert....................................... 25 —

Appliquer en mince couche. — Détacher les croûtes au bout d'une semaine.

De temps à autre, nettoyer la peau à l'eau bouillie tiède, additionnée d'*acide phénique* (1 p. 100) ou de *bicarbonate de soude* (1-2 p. 100).

On calmera les démangeaisons par des lotions tièdes avec l'une des solutions formulées au traitement de l'eczéma aigu.

Pour activer la pousse des poils, faire sur les surfaces glabres des applications du mélange suivant :

Huile de ricin....................... 100 cent. cubes.
Alcool à 60°......................... 200   —

Traiter *l'ulcère de la queue* par des lotions avec la solu-

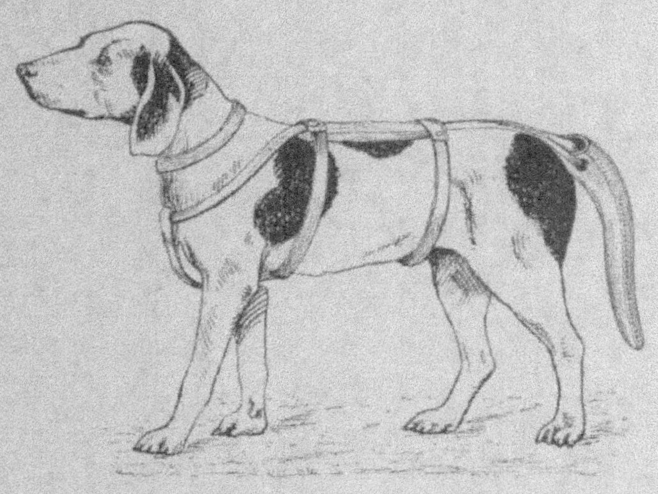

Fig. 23.

ion *phéniquée* à 1 p. 100, par le saupoudrage au *salol* et l'application d'un fourreau de toile ou de cuir (*fig. 23*).

pour soustraire la région aux irritations mécaniques. Au
besoin, recourir à la muselière.

L'*eczéma chronique interdigité* sera combattu d'abord
par les moyens indiqués à propos de la forme aiguë. Aux
saupoudrages, on pourra substituer des onctions de *pommade à l'oxyde de zinc*, à la *litharge* ou au *minium*, avec
application d'un pansement laissé à demeure deux ou trois
jours.

Au traitement général indiqué pour l'eczéma aigu,
joindre la médication arsenicale. Une semaine sur deux,
ajouter à la boisson un tiers d'eau de *La Bourboule*, ou
donner, le matin, à jeun, dans un peu de lait, I à VI gouttes
de *liqueur de Fowler*, ou encore utiliser la préparation
suivante :

> Méthylarsinate de soude................   10-30 centigr.
> Eau distillée ou sirop simple........   100-200 cent. cubes.
> Le matin, 1 cuillerée à café — 1 cuillerée à soupe.

La **séborrhée**. — l'hypersécrétion des glandes sébacées, — accompagne ordinairement l'eczéma (*eczema séborrhéique*) ou quelque
autre affection cutanée.

Dans la *séborrhée sèche*, qui débute sur le cou, la poitrine, les
lombes, la queue, la peau est recouverte de croûtes consistantes,
formées de masses épidermiques agglutinées par de la graisse. —
Dans la *séborrhée humide*, localisée d'abord aux régions à peau
fine, celle-ci est le siège d'une dermite superficielle, et les glandes
sébacées sécrètent en abondance une matière huileuse.

Pour certains séborrhéiques, l'*alimentation* laisse à
désirer ; on la modifiera comme il convient.

La *séborrhée sèche* sera traitée par une application quotidienne de pommade astringente, à base d'*oxyde de zinc*,
d'alun, de tanin ou d'acide salicylique.

À la séborrhée humide, on opposera les lotions avec
une solution de *soude* ou de *borate de soude* à 2 p. 100 ;
une lotion chaque deux jours.

On observe assez fréquemment chez les chiens âgés, rarement
avant la troisième année, un dermatose chronique caractérisée

par une *pigmentation noirâtre* ou *ardoisée de la peau*, accompagnée
d'hypertrophie du corps papillaire et d'épaississement de l'épiderme, — lésions cutanées analogues à celles de l'**acanthosis
nigricans** de l'espèce humaine. Elle est limitée aux régions à poils
rares et aux surfaces dépilées par des processus inflammatoires
aigus ou chroniques. Ses sièges de prédilection sont la face interne
des oreilles, les mamelons antérieurs, touchés d'ordinaire symétriquement, le scrotum, la partie antérieure du prépuce, les lèvres
de la vulve.

On n'en connaît pas les causes. Elle ne semble liée à aucune
lésion des glandes endocrines, à aucune affection viscérale.

La pigmentation anormale est sans remède. Pour
assouplir le tégument épaissi, induré, on prescrira les
massages à la vaseline et, — pour les surfaces soustraites
au léchement, — des applications de pommade à l'*acide
borique* (1 p. 10), à l'*oxyde de zinc* (1 p. 10) ou à l'*iodure de
potassium* (1 p. 20).

Chez le chien, le *prurigo*, — le prurit sans lésion cutanée, — est
très rare. Généralement les *prurits* ne relevant pas d'une dermatose essentialisée sont dus à des *auto-intoxications*.

Pour les prurits dont la cause ne peut être déterminée,
on utilisera soit l'une des préparations calmantes indiquées
au *Traitement de l'eczéma*, soit l'*eau phéniquée glycérinée*
(eau, 100-200 cent. cubes ; phénol, 1 gr. ; glycérine, 1gr.),
l'*eau vinaigrée* au tiers ou la *décoction de têtes de pavot*
(trois têtes pour 1 litre d'eau bouillante), et les poudres
d'*amidon* ou de *lycopode* pures ou additionnées de
camphre, de *menthol*, d'*acide salicylique* (1 p. 200).

Afin d'empêcher le chien de se lécher, de se gratter, on
lui appliquera un collier de carton (V. p. 267).

IV. — Impétigo.

Observé notamment chez les jeunes chiens et généralement rattaché à l'eczéma, l'*impétigo* est une dermatite suppurative provoquée et entretenue par les microbes pyogènes vulgaires. L'infection de la peau s'opère à la faveur des excoriations causées par la malpropreté, les affections éruptives, les phtiriases. Les frottements et les diverses irritations cutanées qui déterminent des localisations eczémateuses peuvent également donner naissance à l'impétigo.

Il est caractérisé, au début, par des vésiculo-pustules qui s'ouvrent spontanément ou sous l'action du grattage. Leur contenu agglutine les poils en pinceaux, puis se concrète en croûtes jaunâtres, visqueuses, qui se détachent lentement et laissent des surfaces glabres d'étendue variable. Les irritations surajoutées peuvent entraîner des mortifications partielles du derme ou des abcès sous-cutanés.

La guérison survient parfois au bout d'une quinzaine de jours. Les poils repoussent aux points où les follicules pileux n'ont pas été détruits. Mais, chez certains sujets, de nouveaux foyers apparaissent, les éruptions pustuleuses se répètent et l'affection dure des mois.

Mêmes indications générales que pour l'eczéma humide.

Couper les poils autour des foyers impétigineux, ramollir les croûtes par une application de vaseline boriquée et les détacher par des lotions à l'eau bouillie boriquée.

Tous les jours, désinfecter les surfaces malades avec une solution chaude d'*acide borique* à 2 p. 100, d'*acide phénique* à 1 p. 100 ou de *permanganate de potasse* à 1-2 p. 1 000, et, après assèchement, les recouvrir d'un topique analgésique, pulvérulent ou adhésif :

Amidon..	50 gr.
Orthoforme..	2-5 —
Oxyde de zinc....................................	50 —
Acide borique ou oxyde de zinc............	10 gr.
Cocaïne...	1-2 —
Vaseline..	80 —

Si l'affection résiste, essayer la médication stannique (V. p. 252).

V   Pityriasis.

Le *pityriasis* — la *dartre farineuse* — se rencontre surtout chez les sujets âgés. L'arthritisme, la pléthore, l'abus des sucreries, l'exercice insuffisant en sont les causes principales.

La tête, le cou et la partie supérieure du tronc sont les régions où on l'observe habituellement. Le tégument est recouvert d'abondantes pellicules blanchâtres. Le prurit est léger. La peau reste sèche, s'indure peu à peu, se dénude partiellement et prend à la longue une coloration foncée.

Ainsi que pour l'eczéma, souvent l'alimentation est en cause et devra être modifiée. Régime hydrolacté ou mixte : soupe aux herbes, pâtées maigres, lait, viande en petite quantité.

Lotionner quotidiennement les surfaces malades avec une solution de *bicarbonate de soude* ou d'*hyposulfite de soude* à 2-3 p. 100 ; les essuyer avec un linge doux et les saupoudrer d'un mélange de *talc* et d'*oxyde de zinc*.

Lorsque l'affection est étendue à de larges surfaces, faire prendre, une fois par semaine, un bain alcalin ou sulfureux :

Bicarbonate de soude............................	8-40 gr.
ou carbonate de soude...................	6-30 —
Eau..	6-30 litres.
Sulfure de potasse.............................	8-50 gr.
Eau..	6-30 litres.

Comme médication interne, alterner, semaine par semaine, le *bicarbonate de soude* ou l'eau de *Vals* et la *liqueur de Fowler* ou l'eau de *La Bourboule* (V, p. 246).

Si l'affection est ancienne et la peau indurée, prescrire la *médication iodurée* :

Iodure de potassium........................	1-5 gr.
Eau ou sirop d'écorce d'orange amère....	100-200 cent. cubes.

Dix jours par mois, matin et soir, 1 cuillerée à café — 1 cuillerée à soupe.

VI. — Urticaire.

Rare chez le chien, l'*urticaire* est généralement le résultat d'une auto-intoxication d'origine intestinale. A la suite de l'ingestion d'aliments avariés ou irritants, des poisons élaborés dans l'intestin et absorbés par sa muqueuse provoquent une dilatation réflexe des capillaires cutanés, suivie d'infiltration du derme. Elle peut aussi être déterminée par la consommation de certaines substances alimentaires inaltérées (chocolat, fraises).

Les malades sont abattus, fébricitants. En quelques heures, la peau se couvre, en diverses régions, de plaques œdémateuses circulaires, isolées ou confluentes, au niveau desquelles les poils sont hérissés et l'épiderme soulevé par un infiltrat de la couche dermique sous-jacente. Le prurit est vif et le grattage incessant.

La guérison survient d'ordinaire en peu de jours. Parfois elle est retardée par les excoriations et la suppuration des surfaces affectées.

Évacuer l'intestin par l'administration d'*huile de ricin*, de *manne* (5 à 50 grammes) ou de *calomel* (5 à 50 centigrammes).

Diète hydrolactée ou alimentation mixte peu abondante : lait coupé d'eau de *Vals* ou de *Pougues*, soupe aux herbes, viande en petite quantité.

Pendant trois ou quatre jours, ajouter aux aliments du *bicarbonate de soude* et un antiseptique intestinal :

<pre>
     Bicarbonate de soude...................   10-40 gr.
     Salol ou benzonaphtol..............   30 centigr.-5 gr.
Diviser en dix paquets, 1 matin et soir.
</pre>

Si aucune amélioration n'est obtenue, répéter la purgation.

Faire sur les surfaces affectées des lotions avec une solution antiseptique légère et tiède.

VII. — Acné. Furonculose.

L'*acné* — l'*inflammation des glandes sébacées* ou des *follicules pilo-sébacés* — est ordinairement circonscrite à des surfaces peu étendues, quelquefois diffuse, plus ou moins généralisée.

On la rencontre le plus souvent sur les sujets des grandes races, à poil court, protégeant mal le tégument contre les souillures, les inoculations pyogènes. Elle a une prédilection marquée pour les régions riches en glandes sébacées (nez, lèvres, dos, fourreau, jarret, coudes).

Elle relève de causes multiples, mais surtout d'irritations mécaniques dont l'action s'est exercée particulièrement sur les follicules pilo-sébacés. Souvent on la trouve localisée sur le tégument du nez, déterminée là par les frottements de la muselière. Chez les chiens récemment tondus, on en observe communément des plaques confluentes : les poils courts, rigides, transmettent aux bulbes pileux les pressions du collier, celles résultant du décubitus, et provoquent ainsi une endo-folliculite.

Généralement provoquée par des staphylocoques de virulence variable, elle est caractérisée par de simples pustules (*acné pustuleuse*) ou elle entraîne la production de furoncles (*acné furonculeuse*). — Dans la première forme, au niveau des follicules et des glandes sébacées, se développent des élevures ou papules, bientôt transformées en pustules de la grosseur d'une lentille ou d'un pois. Le contenu de celles-ci se dessèche sur place, formant des croûtes qui entraînent dans leur chute les poils correspondants. Le prurit provoque des grattages, et, si les surfaces excoriées sont le siège d'infection secondaire, une dermite profonde complique les lésions acnéiques. La malpropreté de la peau entretient la maladie et favorise son extension. — Dans la forme furonculeuse, les boutons acquièrent les dimensions d'un haricot ou d'une noisette, et leur partie centrale se nécrose, formé un bourbillon.

Rechercher la cause de l'acné et remplir, si possible, l'indication étiologique. En certains cas, on devra supprimer la muselière ou le collier.

Nettoyer les régions atteintes par un savonnage à l'eau bouillie tiède. Ouvrir les pustules, s'il y a lieu ; désinfecter la peau avec une solution antiseptique chaude et la recouvrir de *glycérine*, de *vaseline boriquée* ou de *lanoline salicylée* :

Acide salicylique .... 20 gr.
Lanoline.......................... 10-100 —

Si l'acné est ancienne, saupoudrer les surfaces malades d'*acide borique* ou de *soufre lavé*.

Inciser les lésions furonculeuses et les désinfecter à la teinture d'iode diluée.

Si l'état général paraît en cause, prescrire à l'intérieur les *alcalins*, le *soufre* ou la *levure de bière*, celle-ci à la dose d'un à quelques grammes, matin et soir, ou essayer la *médication stannique*.

> Étain et oxyde d'étain.............. āā 5-50 centigr.
> Pour 1 paquet. Faire 8 paquets.
> Un paquet par jour, pendant 8 jours. Cesser une semaine. Reprendre s'il y a lieu.

En ces dernières années, on aurait employé avec succès la *sérothérapie* (sérum antistaphylococcique) et l'*auto-bactériothérapie* (injections sous-cutanées de cultures stérilisées, obtenues en ensemençant le contenu des pustules).

VIII. — Dermite chronique phlegmoneuse

Observée presque exclusivement sur les chiens des grandes races, surtout chez les danois et les dogues, la *dermite chronique phlegmoneuse* est une affection de l'âge adulte et de la vieillesse. En général circonscrite à des surfaces peu étendues, elle est d'ordinaire localisée sur la face externe des coudes, des jarrets, des grassets, quelquefois aux lèvres, en divers points du tronc, au fourreau ou sur la région digitée. Ce n'est qu'une forme chronique de la *furonculose*.

La peau malade, tuméfiée, dépilée, est le siège de petits foyers purulents rouge bleuâtre, dont la ponction donne issue à une matière sanguinolente. La suppuration envahit le tissu conjonctif sous-dermique, dans lequel elle creuse des galeries sinueuses, ramifiées, qui s'étendent jusqu'aux limites des plaques. Le pus contient des microbes pyogènes vulgaires, surtout des staphylocoques, et souvent le bacille de la nécrose. Tantôt cette dermite reste longtemps stationnaire ; tantôt elle s'étend peu à peu aux régions voisines de celles primitivement affectées. — Toujours elle est très tenace. Pour peu qu'elle soit ancienne, il est difficile d'en obtenir la guérison.

On ne peut la confondre qu'avec la *gale folliculaire*, et le diagnostic différentiel est facile, en tenant compte du siège des plaques de dermite et de l'âge du malade. Au besoin, on fera l'examen microscopique du contenu des pustules.

Nettoyer et désinfecter le tégument avec une solution tiède de *crésyl* à 3 p. 100 ou de *permanganate de potasse* à 5 p. 1 000. Ouvrir les abcès et les déterger, ainsi que les fistules, avec la *teinture d'iode*, une solution de *chlorure de zinc* à 1 p. 10, la *glycérine cuprique* (6 grammes de sulfate de cuivre pour 100 de glycérine), l'*onguent mercuriel*. Empêcher le malade de se lécher (V. p. 267).

Si ce traitement est insuffisant, scarifier la peau malade avec le bistouri ou le couteau de feu, puis reprendre les topiques susindiqués.

Lorsque les plaques sont rares et peu étendues, on en peut pratiquer l'excision, comme pour les flots de gale folliculaire.

La *sérothérapie* et la *bactériothérapie* donneraient des résultats favorables, comme dans l'*acné* et la *furonculose*.

On préconise surtout les injections d'auto-vaccins stérilisés à 65° — plurivalents ou univalents, selon que le pus est poly- ou monobactérien, — à la dose de un demi à un centimètre cube, pendant trois ou quatre jours consécutifs.

IX. — Gales.

Trois gales sont observées chez le chien : la *gale sarcoptique*, la *gale folliculaire* et la *gale symbiotique*.

Très fréquente en certains pays, transmissible à l'homme, la **gale sarcoptique** est produite par la pullulation, dans la peau, d'un sarcopte spécial (*Sarcoptes scabiei* var. *canis*). Elle se propage avec une extrême facilité et revêt assez souvent le caractère enzootique. La contagion se fait soit directement, soit par le séjour dans une niche infestée ou par un intermédiaire quelconque.

Cette gale débute généralement sur les parties antérieures du corps — tête, base des oreilles, cou — et s'étend aux autres régions.

La peau des surfaces affectées présente successivement de

petites taches rouges, des papules et des vésiculo-pustules. Toujours vif, particulièrement intense la nuit et pendant les temps chauds, le prurit suscite de continuels grattages ; bientôt les surfaces malades sont dépilées, humides, suintantes. L'exsudat desséché forme des croûtes grisâtres. La peau s'épaissit, se plisse, se crevasse. — Abandonnée à elle-même, la maladie peut se généraliser en quelques semaines. Alors elle entraîne l'amaigrissement progressif, la cachexie et quelquefois la mort. Chez les jeunes chiens, souvent la gale est peu prurigineuse et non dépilante ; ces malades se grattent peu ; la peau est seulement recouverte, par places, de croûtelettes grisâtres ou jaunâtres.

La gale sarcoptique est facilement confondue avec l'*eczéma chronique*. L'extension rapide et le prurit violent sont des signes qui appartiennent à la première. La constatation des acares assure le diagnostic. L'examen microscopique doit porter sur des produits recueillis en grattant la peau au niveau des plaques dépilées, croûteuses, ou de préférence sur la conque, vers son bord libre, dans la zone croûteuse qui existe là, même lorsqu'il n'y a pas de dépilation.

On rencontre, chez le chien, une gale moins grave que la précédente, produite par le *notoèdre* du chat. Tandis que la gale sarcoptique est prurigineuse et dénudante, la gale notoédrique donne lieu surtout à une active prolifération épidermique ; souvent il n'y a ni excoriations ni dépilations.

Empêcher la propagation de la gale par l'isolement des sujets atteints, la destruction de la litière et la désinfection de la niche ou du chenil ; lavage à l'eau bouillante ou avec une solution chaude d'*acide phénique* ou de *crésyl* à 5 p. 100. — Blanchiment à la chaux.

Tondre les chiens à long poil. Nettoyer la peau par un savonnage à l'eau tiède.

Faire sur les surfaces malades, deux jours de suite, une légère friction ou un simple badigeonnage avec une solution d'*anhydride* sulfureux à 1-2 p. 100, ou une solution chaude de *crésyl* au même degré de concentration.

Lorsque la gale est généralisée, badigeonner d'abord une moitié latérale du corps ; trois jours après, faire la même opération sur l'autre moitié. Au bout d'une semaine, nettoyer la peau par un savonnage à l'eau chaude. — Renouveler le traitement au bout d'une semaine. — Plus tard, s'il y a lieu, réitérer encore l'application de l'un de ces antipsoriques.

On peut employer avantageusement les *bains sulfureux* ou *crésylés* :

<pre>
Sulfure de potasse ou crésyl............ 75-150 gr.
Eau...   20 litres.
</pre>

Sur les plaques de la tête et pour les animaux délicats, on peut encore utiliser l'un des topiques ci-dessous :

<pre>
Baume du Pérou ....   5 gr.
Alcool.. 20 —

Styrax .... 2-5 gr.
Alcool .... 20 —
</pre>

Aux sujets débiles ou amaigris, donner une alimentation reconstituante, de la viande crue et des toniques.

Déterminée par le *Demodex folliculorum*, — acarien qui vit dans la profondeur de la peau, dans les follicules pileux et les glandes sébacées, — la **gale folliculaire** ou **démodécique**, comme toutes les autres affections psoriques, est exclusivement due à la contagion ; mais celle-ci ne paraît s'opérer qu'à la faveur de conditions prédisposantes, parmi lesquelles le *jeune âge* est la principale. Rare dans certains pays, inobservée jusqu'à présent, dit-on, sur les chiens des Esquimaux, elle est surtout commune dans les races de chiens à poil ras. Elle ne frappe guère que les sujets jeunes, dans le cours de la première ou de la seconde année ; au-dessus de quatre ans, elle est tout exceptionnelle. Assez souvent elle coexiste avec la maladie du jeune âge, qui en précipite la diffusion.

Son début est accusé par des dépilations ordinairement localisées à la tête, — aux lèvres, aux joues, autour des yeux, — au cou et aux membres antérieurs. Au niveau de ces plaques, la peau est tantôt recouverte de minces pellicules et à peine enflammée, tantôt épaissie, boutonneuse.

Dans la *forme squameuse*, les surfaces malades sont sèches, grisâtres ou rougeâtres ; parfois elles simulent des placards d'eczéma chronique. Le tégument a conservé sa souplesse, ou il est un peu épaissi et congestionné ; le prurit est faible ou nul. Avec le temps, les zones de dépilation se multiplient ; lorsqu'elles sont disséminées sur toute la surface du corps, la maladie simule la *trichophytie*. — Chez certains sujets, elle coexiste avec la séborrhée (V. p. 246).

Plus fréquente que la précédente, la *forme pustuleuse* est carac-

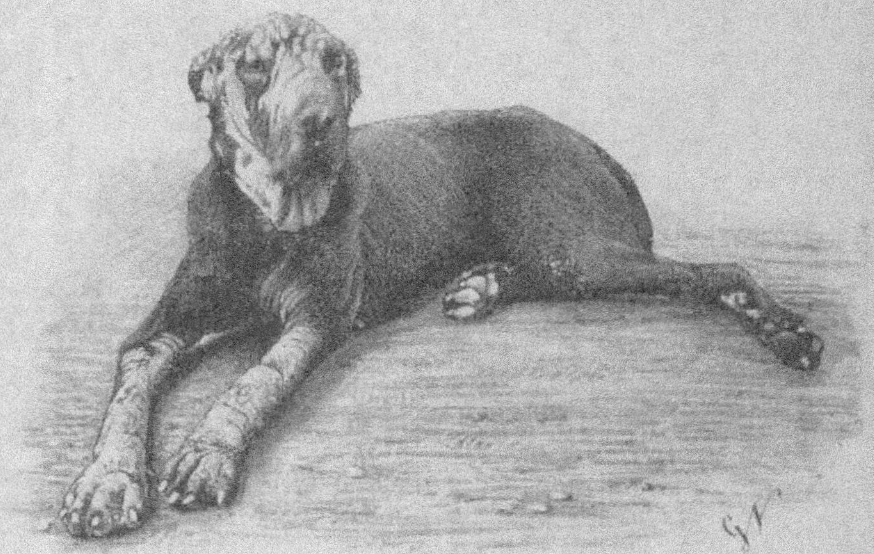

Fig. 24. — Galle folliculaire pustuleuse.

térisée par une vive inflammation de la peau et par de nombreux boutons purulents, grisâtres ou de teinte sombre, dus à l'abcédation des follicules pileux et des glandes sébacées. Le prurit est toujours beaucoup moins violent que dans la gale sarcoptique. Chez la plupart des malades, l'affection se généralise rapidement. — Dans quelques cas, les plaques sont circulaires, surtout pustuleuses vers la périphérie (gale folliculaire circinée). — Quand l'affection est ancienne, la peau est très épaissie, plissée, quelquefois ulcérée par places. Généralisée, elle entraîne l'émaciation, et souvent elle tue par épuisement ou par infection purulente.

Tout jeune chien présentant des dépilations circonscrites, surtout aux régions d'élection des démodex, doit être considéré comme suspect de gale folliculaire.

Mêmes précautions sanitaires que pour la gale sarcoptique.

Nourriture alibile et abondante. Beaucoup de viande crue. Si le malade est maigre, affaibli, ajouter quodidiennement à la pâtée un ou deux œufs et du phosphate de chaux (50 centigr. — 5 gr.).

Dans le cas de gale folliculaire récente, alors que les plaques sont discrètes, localisées à quelques surfaces, nettoyer celles-ci avec du *pétrole*, de la *benzine* ou de l'*éther*, pour débarrasser la peau de la graisse et des croûtes, puis y faire une application quotidienne d'*alcool* à 60°, de *teinture d'iode*, de la solution alcoolique de *baume du Pérou* ou de pommade au *sulfure de carbone*. En raison de sa toxicité, la *pommade mercurielle* ne peut être utilisée que si les plaques, rares et peu étendues, siègent en des régions où l'animal ne peut se lécher ; encore n'est-elle pas recommandable.

Lorsque les plaques sont boutonneuses ou suppurantes, avant chaque pansement, les nettoyer, *ouvrir les pustules ou les faire éclater en plissant la peau*, et enlever le pus en évitant de semer les *Demodex* sur les parties voisines ; ensuite appliquer la préparation acaricide.

Si la gale folliculaire est généralisée, recourir aux bains sulfureux ou crésylés (V. p. 255), et continuer l'emploi des topiques susindiqués. Les bains sulfureux chauds, deux ou trois par semaine, alternés avec les applications d'alcool ou de teinture d'iode, celle-ci, une fois par semaine, sur les plaques suppurantes, donnent généralement la guérison. — La *radiothérapie* aurait procuré des succès rapides.

L'excision des îlots cutanés malades est encore une ressource pour certains cas où ces îlots sont rares et peu étendus.

La **gale symbiotique** est toujours localisée à l'intérieur de l'oreille (V. *Otite parasitaire*).

On rencontre exceptionnellement chez le chien des *lésions cutanées pustuleuses* produites par des *Nématodes* larvaires. L'aspect de ces lésions est à peu près celui des plaques de la gale folliculaire.

Ouvrir les pustules, nettoyer les cavités et y faire des applications de *teinture d'iode* diluée ou d'une solution alcoolique de *baume de Pérou* (1 p. 10).

A peine signalée, la *coccidiose* de la peau s'accuserait par des lésions rappelant celles de l'acné ou de la dermite phlegmoneuse.

X. — Teignes.

Relativement fréquentes et causées par des champignons qui végètent sur les poils ou dans leurs follicules, les *teignes* sont des dermatoses contagieuses, se transmettant, comme les gales, par contact direct ou indirect, par l'intermédiaire des locaux, des peignes, des brosses, des couvertures, mais pouvant apparaître en dehors de toute contagion (genèse autochtone), parce que les agents qui les provoquent vivent à l'état saprophytique dans le monde extérieur, sur les végétaux et les corps inertes. — Leur développement et leur extension sont favorisés par le jeune âge, la débilité, les affections éruptives.

On observe sur le chien trois principales variétés de teignes : la *teigne tonsurante* ou *tondante trichophytique*, la *teigne tondante microsporienne* et la *teigne faveuse*.

La **teigne tondante trichophytique**, provoquée par le *Trichophyton caninum*, est caractérisée par l'apparition, en des régions diverses, — le plus ordinairement sur la tête et les extrémités, — de petites dépilations arrondies ou ovalaires, qui s'étendent assez vite et, par leur confluence, forment de larges surfaces glabres, au niveau desquelles la peau offre des caractères variables ; tantôt elle est à peine altérée ; tantôt elle est recouverte de croûtes grisâtres, sèches ou un peu visqueuses, sous lesquelles le derme apparaît rouge, congestionné, d'aspect granulé. Les poils atteints sont enveloppés à leur base d'une gaine formée par le parasite. Les plaques font parfois saillie de 2 à 3 millimètres. Après la chute des croûtes, on observe encore, pendant quelque temps, une exfoliation épidermique plus ou moins abondante.

Chez certains sujets, le prurit est assez vif ; les frottements provoquent des excoriations ; les croûtes, imprégnées de sang, prennent une teinte foncée. Ces lésions traumatiques surajoutées peuvent rendre l'affection méconnaissable.

Cette teigne, qui est transmissible à l'homme, est ordinairement bénigne. On en obtient facilement la guérison.

On observe exceptionnellement chez le chien une teigne provoquée par l'*Eidamella spinosa*. Ses caractères cliniques sont ceux des trichophyties.

La **teigne tondante microsporienne**, déterminée par un *Microsporum*, s'accuse par des dépilations arrondies ou ovalaires, plus larges que celles de la trichophytie et irrégulièrement disséminées ou confluentes. Ces plaques sont sèches, grisâtres, recouvertes seulement d'une abondante desquamation épidermique. Les poils qui subsistent sont cassés à quelques millimètres de leur base. Examinés à la loupe, leurs tronçons apparaissent recouverts d'une gaine gris blanchâtre constituée par de petites spores. Point de prurit.

Très contagieuse pour les sujets de l'espèce canine, elle se communique rarement aux autres animaux et à l'homme.

La **teigne faveuse** ou **favus**, assez rare, est produite par l'*Oospora canina* ou par un champignon du genre *Achorion*.

Sur les sujets adultes, les premières plaques apparaissent aux membres et à la tête, le plus souvent sur les lèvres ; chez les jeunes, elles se remarquent d'ordinaire sur l'abdomen et le thorax. — Au niveau de ces plaques, dont la plupart ont les dimensions d'une pièce de cinquante centimes, le tégument est recouvert de croûtes blanchâtres, légèrement excavées en godet, traversées par des poils et constituées surtout par des filaments et des spores mycéliennes. Les plaques se multiplient, restent isolées ou confluent ; elles exhalent une odeur de souris. Bien que le prurit soit léger, il provoque des grattages ; la peau s'excorie, le sang imprègne les croûtes, celles-ci prennent une teinte foncée. A la périphérie des plaques, la peau est légèrement enflammée.

Contagieuse surtout pour les sujets de l'espèce canine, cette teigne, comme les autres, peut se transmettre à l'homme. Le chien est assez souvent contaminé par des rats ou des souris faviques.

Les teignes peuvent être confondues avec les gales et avec certaines formes d'eczéma. Sauf pour le favus, les caractères cliniques sont en général insuffisants pour établir le diagnostic. Il faut recourir à l'examen microscopique des poils ou des croûtes.

Mêmes mesures prophylactiques que pour les gales.

Enlever les croûtes et les détruire par le feu pour éviter toute contagion ; au besoin, les ramollir au préalable par des lotions d'eau chaude boriquée, une application de vaseline boriquée ou de savon vert.

Nettoyer à l'eau savonneuse chaude les surfaces malades. Ensuite y faire, tous les jours, une application d'une solution de *sulfate de cuivre* à 1-3 p. 100, de *teinture d'iode* diluée d'alcool, de *pétrole*, d'*huile de cade*, de *vaseline phéniquée, crésylée, naphtolée*, ou de pommade à l'*azotate d'argent* (1-2 p. 100).

Pour la *microsporose*, employer les badigeonnages de *teinture d'iode*, suivis d'applications de *vaseline phéniquée* ou *crésylée*.

XI — Rougets. — Puces. — Poux. — Ixodes.

La larve du *Trombidion soyeux* — le *Lepte automnal* ou *Rouget* — détermine une affection cutanée bénigne, observée vers la fin de l'été et particulièrement commune sur les chiens de chasse.

Le parasite a pour habitats de prédilection le nez, le pourtour des yeux, le ventre, les membres et le fourreau ; il forme en ces régions des amas de nuance jaune orangé simulant des croûtes. Il implante son rostre dans le derme, surtout au niveau de la base des poils, dans les follicules pilo-sébacés, et y dépose une salive irritante qui cause un prurit assez intense. Le Rouget peut passer sur le chat, les oiseaux et sur l'homme.

Frictionner les régions envahies avec une solution phéniquée légère (1-2 p. 100), avec de la *benzine* ou de l'*huile pétrolée* :

            Huile..   āā 30 gr
            Pétrole...   15 —

On peut aussi utiliser la *vaseline phéniquée, benzinée* ou

pétrolée. — En général, quelques applications suffisent à la destruction complète des parasites.

Les *Puces* affectionnent particulièrement les animaux sédentaires, les jeunes sujets et les mères qui allaitent. Elles se nourrissent de sang ; dans les piqûres qu'elles font pour se le procurer, elles déposent une substance irritante qui cause une légère réaction congestive, du prurit, des grattages. Aux régions dépigmentées, la peau est ponctuée de taches rouges, quelquefois excoriée, dépilée par places.

Très fécondes, les femelles pondent des œufs qui éclosent au bout de quatre à six jours ; les larves se transforment en nymphes, puis en insectes parfaits, dont le développement est achevé au bout de quatre à six semaines. Cette évolution peut se faire sur la peau, mais le plus souvent les œufs tombent et éclosent dans la litière.

La *phtiriase* ou *maladie pédiculaire* est due à la présence, sur la peau, de *Poux* ou de *Trichodectes*, — de l'*Hematopinus piliféra* et du *Trichodecte large*. La malpropreté du tégument, l'abondance et la longueur des poils, le jeune âge, la vieillesse et toutes les influences débilitantes favorisent l'infestation.

L'*Hematopinus*, par ses piqûres, et le *Trichodecte*, en cheminant sur la peau, causent des démangeaisons, troublent le repos des sujets, empêchent le sommeil. Souvent la peau est excoriée par le grattage. A l'examen du tégument, on constate la présence soit des parasites, soit des œufs ou lentes accolés à la base des poils.

Ajoutons que les puces et les trichodectes sont les hôtes intermédiaires de la larve d'un ténia (*Dipylidium caninum*), et que le chien, en faisant sa toilette, peut ainsi contracter le téniasis ou se réinfester (V. p. 58).

Éloigner les *puces* en mêlant à la litière des copeaux (ou de la sciure) de sapin, des feuilles de noyer fraîches, ou en badigeonnant la niche au pétrole. Ce dernier n'est pas recommandable pour les chiens de chasse, dont il pourrait altérer le flair.

Lorsque le chien est porteur de poux ou de puces, insuffler dans les poils légèrement mouillés une poudre insecticide (*staphysaigre*, *pyrèthre*), ou faire des lotions soit avec une décoction de ces plantes (4 p. 100), soit avec les *solutions sulfureuse* ou *crésylée* à 2 p. 100. Celles-ci sont particulièrement efficaces sous forme de *bains*. — On peut encore utiliser l'eau de Javel diluée, en *lotions* (eau de Javel, 40 ; savon mou de potasse, 20 ; eau chaude, 1 litre). Imprégner la robe et faire une légère friction. L'hiver, tenir la malade au chaud.

Dans le cas de *phtiriase*, détacher les œufs avec le peigne et la brosse. Si les poils sont très longs ou feutrés, commencer le traitement par le tondage.

Brûler la litière. Désinfester la niche ou le chenil par un lavage à l'eau bouillante simple, phéniquée ou crésylée à 3-5 p. 100, au lait de chaux ou au pétrole.

Les *Ixodes* — les *Tiques, Ricins* ou *Poux de bois* — se rencontrent communément sur les chiens qui, à l'automne, chassent dans les bois ou traversent des terrains couverts de genêts. L'infestation peut aussi se faire au chenil, quand le parasite, apporté du dehors, s'y trouve dans des conditions favorables.

Les femelles implantent leur rostre dans le tégument, de préférence en certaines régions (tête, oreilles, membres) ; elles se gorgent de sang. Leur abdomen, volumineux et de teinte violacée, simule une graine de ricin. Elles se détachent spontanément quand elles sont repues. Si l'on cherche à les enlever par une traction brusque, l'abdomen se sépare du rostre ; celui-ci reste implanté dans le derme et provoque un îlot inflammatoire douloureux. — Discrètes, elles incommodent à peine le sujet qui en est porteur. Nombreuses, elles peuvent entraîner l'amaigrissement et l'anémie.

La *piroplasmose* est communiquée au chien par des larves issues de tiques infectées (V. *Piroplasmose*).

Toucher les parasites avec un pinceau imbibé de *pétrole*, de *benzine* ou d'*eau phéniquée* à 3-4 p. 100.

A la faveur d'une petite incision, extraire le rostre resté dans la peau, quand on a tenté d'arracher la tique.

S'il est nécessaire, instituer le traitement de l'anémie (V. p. 173).

Mêmes mesures de désinfestation que pour la phtiriase.

XII. — Filarioses.

Des lésions de la peau et du tissu conjonctif sous-cutané peuvent être produites par des Nématodes adultes ou larvaires, principalement par des *Filaires*.

Dans les pays chauds (Asie, Afrique, Amérique du Sud...), la *Filaire de Médine* provoque chez le chien la *dracontiase*, — affection caractérisée par une ou plusieurs tumeurs inflammatoires, douloureuses, qui s'abcèdent, donnant écoulement à un peu de sérosité purulente. Les chiens s'infestent en buvant de l'eau contenant des crustacés exigus, parasités par des embryons de *filaires*.

Le traitement consiste soit à inciser la tumeur et à énucléer la masse vermineuse pelotonnée, soit à faire dans la première une ou plusieurs injections parasiticides (*liqueur de Van Swieten, teinture d'iode*).

AFFECTIONS DE L'ŒIL ET DE SES ANNEXES

I. — Lésions traumatiques du globe de l'œil et des paupières.

Les *contusions légères du globe de l'œil* produisent des ecchymoses sous-conjonctivales, quelquefois une érosion de la cornée. En cas de *contusion violente*, il y a épanchement de sang dans la chambre antérieure, parfois atteinte de l'iris, de la choroïde, de la rétine, ou luxation du cristallin. — En raison de l'absence d'arcade orbitaire chez le chien, lorsque la contusion (coup de bâton ou d'un corps mousse quelconque) porte sur la partie supérieure de l'œil, elle produit facilement la *luxation* de celui-ci — l'*exophtalmie*, — accident possible encore quand un corps contondant d'un certain volume a pénétré entre l'œil et la paroi de l'orbite.

Habituellement déterminée par des corps tranchants, piquants (griffe du chat) ou par des morsures, les *plaies de l'œil* sont limitées aux paupières, à la conjonctive et aux couches superficielles de la *cornée*, ou elles intéressent la totalité de celle-ci, lèsent les parties internes de l'œil, surtout la séreuse de la chambre antérieure, le cristallin ou l'iris, s'accompagnent d'hémorragie intra-oculaire et entraînent le plus souvent la perte de l'œil. En cas de perforation de celui-ci, le globe oculaire est notablement diminué de volume et sa vitre plissée. — Les *paupières* sont divisées en sens variable, dans une partie ou la totalité de leur épaisseur ; l'arrachement d'un lambeau de ces voiles n'est pas rare. — Les *plaies de la conjonctive* sont en général bénignes ; mais les pertes de substance étendues ne se cicatrisent que lentement. — Les plaies superficielles de la *cornée* guérissent sans laisser de traces ; les autres sont assez souvent suivies d'une taie. Infectées, elles exposent à la kératite suppurative diffuse et à l'ulcération de la vitre. — Les *brûlures de l'œil* causent des altérations plus ou moins profondes des paupières, de la conjonctive et de la cornée.

Les *corps étrangers* habituellement rencontrés dans les tissus de l'œil sont des balles de graminées, des épines, des échardes fixées dans les paupières, la conjonctive, la cornée ou la sclérotique. Lorsque ces corps pénètrent dans l'œil, ils lèsent l'iris, le cristallin, infectent les milieux oculaires et déterminent la panophtalmie purulente.

Les diverses lésions traumatiques de l'œil suscitent des phénomènes inflammatoires d'ordinaire violents. Il y a de la photophobie ; les paupières sont rapprochées ou closes, souvent œdématiées ; l'œil est larmoyant, très sensible à la palpation ; la conjonctive est enflammée, infiltrée, la cornée opalescente, ulcérée ou perforée. Le blessé cherche continuellement à se frotter ou à se gratter la région oculaire.

Avant de commencer le traitement des lésions traumatiques de l'œil, *enlever les corps étrangers* qui peuvent être retenus dans les tissus blessés. Ainsi que pour toutes les interventions qui portent sur cet organe, faire d'abord l'anesthésie locale par l'instillation, entre les paupières, de quelques gouttes d'une solution de *cocaïne* à 1 p. 100. Au bout de cinq minutes, les tissus superficiels sont insensibles.

Extraire avec des pinces anatomiques les *corps étrangers* des paupières, de la conjonctive ou de la cornée. Pour ceux qui auraient pénétré dans la chambre antérieure, on pourra faire une étroite incision à la partie inférieure de la vitre et les sortir avec des pinces fines ou une curette mousse.

Traiter les *contusions* et les *plaies superficielles* de l'œil par des lotions antiseptiques chaudes (solutions d'*acide borique* ou de *borate de soude* à 2-3 p. 100, de *sublimé* ou de *cyanure de mercure* à 1 p. 4 000-5 000), ou par l'application de compresses humides boratées, maintenues à demeure par un bandage (*fig. 25 et 26*).

Suturer les plaies des paupières, après désinfection ou avivement des bords. — Dans les cas de *brûlure*, laver l'œil à l'eau bouillie et le recouvrir de compresses boriquées froides. Pour les brûlures faites par un acide ou une base, employer un liquide alcalin ou légèrement acidulé (V. *Brû-

lures). Prévenir les adhérences de la conjonctive avec le globe oculaire par l'introduction, dans les culs-de-sac, de vaseline boriquée ou d'huile stérilisée.

En cas de *luxation récente de l'œil*, réduire après désin-

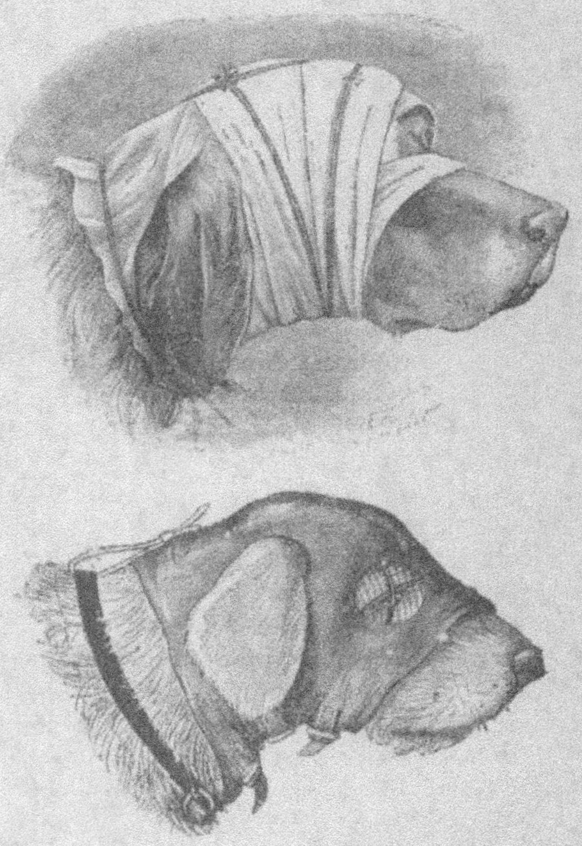

Fig. 22 et 23. — Bandages pour les yeux.

fection, et, s'il y a lieu, appliquer un *pansement* ou réunir provisoirement les paupières par deux points de *suture*. — Si l'accident remonte à plusieurs jours et si les tissus périoculaires sont très enflammés, suppurants, pratiquer l'ablation de l'organe.

S'abstenir de toute intervention sur le cristallin déplacé.

Lors de *plaie pénétrante* du globe oculaire, s'efforcer de conjurer la suppuration des milieux par les pansements

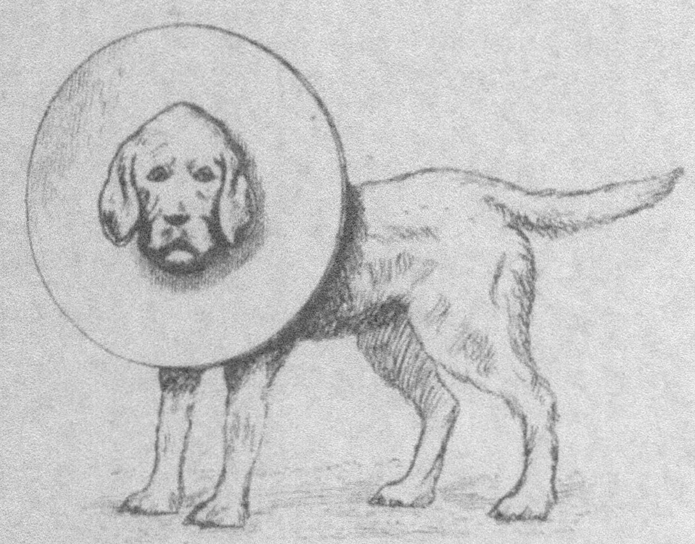

Fig. 27. Collier de carton pour empêcher le chien de se gratter à la tête avec les pieds de derrière, de se gratter avec les dents et de se lécher. — L'ouverture est taillée au couteau, d'après les dimensions de la tête.

antiseptiques humides et chauds. Réduire la hernie de l'iris ou exciser la partie prolabée. — Appliquer un pansement.

Pour empêcher le blessé d'enlever le pansement, de se frotter ou de se gratter, on lui appliquera un collier protecteur (*fig. 27*).

II. — Affections de la conjonctive.

Fréquente, la **conjonctivite** — *l'inflammation de la conjonctive* — est *aiguë* ou *chronique*, *catarrhale* ou *purulente*.

Ses principales causes sont les corps étrangers, les contusions et les plaies de l'œil, l'entropion, l'ectropion, le trichiasis, l'irritation causée par les poussières, les localisations oculaires des maladies infectieuses. Elle est l'une des premières manifestations de la maladie du jeune âge.

Lors de *conjonctivite aiguë*, les paupières sont tuméfiées, la conjonctive est rouge, infiltrée, parfois ecchymosée ; elle sécrète un liquide purulent, gris jaunâtre ou verdâtre, qui accole les paupières durant le sommeil. Dans les conjonctivites graves, l'œil est complètement fermé et fort sensible à l'exploration ; les larmes s'écoulent en traînée sur la face ; souvent l'inflammation est étendue à la cornée. — La *conjonctivite chronique* est caractérisée par une sécrétion purulente avec un peu de larmoiement, par l'absence de sensibilité morbide de la conjonctive et des paupières. — Dans la *conjonctivite folliculaire*, la muqueuse est parsemée de petites élevures arrondies, ordinairement localisées à la face interne du corps clignotant, qui apparaît rouge, tuméfié, plus ou moins en saillie sur l'œil.

La conjonctivite catarrhale est ordinairement bénigne. Les formes chronique et folliculaire sont tenaces, souvent rebelles au traitement.

Le *chémosis* — l'*œdème de la conjonctive* — accompagne certaines affections inflammatoires de cette muqueuse ou des paupières et disparaît d'ordinaire avec elles sans laisser de traces.

Parfois la conjonctive s'épaissit et forme une sorte de tumeur qui empiète sur la cornée (*ptérygion*). — Le corps clignotant peut s'hypertrophier par une inflammation chronique ou un néoplasme (*onglet*). Le plus souvent, c'est la glande de Harder qui est intéressée.

Le traitement des conjonctivites comporte d'abord l'indication causale : — extraire les corps étrangers de l'œil et des culs-de-sac conjonctivaux, combattre l'entropion, l'ectropion, le trichiasis, les inflammations des paupières, la maladie du jeune âge.

Traiter la *conjonctivite aiguë* par des lotions avec les solutions antiseptiques indiquées au traitement des plaies de l'œil, et par l'un des collyres suivants :

> Sulfate de zinc................... 50 centigr.-1 gr ;
> Eau distillée.................... 100 gr.

Tanin.. 1 gr.
Eau distillée...................................... 100 —

Argyrol... 50 centigr.-1 gr.
Eau distillée...................................... 25 gr.

Pour instillations, 2 ou 3 par jour.

Si la douleur est très vive, appliquer sur l'œil des compresses trempées dans une *solution boriquée* ou *boralée* chaude, ou faire des *instillations cocaïnées* :

Chlorhydrate de cocaïne....................... 50 centigr.
Eau distillée................................... 50 gr.

Quelques gouttes toutes les 2-3 heures.

Dans les rares cas de *conjonctivite rebelle*, employer un collyre au *nitrate d'argent* :

Azotate d'argent............................... 50 centigr.-2 gr.
Eau distillée................................... 100 gr.

Quelques secondes après l'instillation, laver l'œil avec une solution de sel marin à 2-4 p. 100, puis à l'eau bouillie.

Traiter la *conjonctivite chronique* soit par des instillations de la même solution *d'azotate d'argent*, soit par la pommade à l'*oxyde jaune* ou à l'*iodol* :

Oxyde jaune de mercure........................ 10 centigr.
Vaseline neutre................................. 10 gr.

Iodol .... 1 gr.
Vaseline neutre................................. 10 —

Tous les jours, introduire entre les paupières gros comme un pois de l'une de ces préparations.

Combattre la *conjonctivite folliculaire* récente par les instillations de *sublimé*, de *sulfate de zinc* ou de *nitrate d'argent* (V. p. 265). Lorsque l'affection est rebelle, pratiquer l'ablation du corps clignotant.

Le traitement du *ptérygion* est exclusivement chirurgical : excision de la tumeur avec les pinces et les ciseaux.

Pour l'*onglet*, faire l'ablation du corps clignotant ou de la glande de Harder (V. p. 347).

Les principales *tumeurs bénignes* de la conjonctive et du corps clignotant sont les *dermoïdes* étendus ou non à la cornée, les *papillomes*, les *fibromes*, les *lipomes*. Comme *tumeurs malignes*, mentionnons les *sarcomes*, principalement le sarcome mélanique, et les *épithéliomes*, ceux-ci débutant d'ordinaire sur la troisième paupière.

Pour tous ces néoplasmes, *l'ablation* est le seul traitement efficace. Lorsqu'il s'agit d'une tumeur maligne l'intervention doit être hâtive, sous peine de récidive.

III. — Affections de la cornée.

Le plus souvent unilatérale, quelquefois double, la **kératite** — *l'inflammation de la cornée* — est ordinairement déterminée par des traumas (contusions, plaies) ou par des corps étrangers. Elle peut accompagner la conjonctivite, l'entropion, l'ectropion, le trichiasis, ou survenir dans le cours des maladies infectieuses. Elle relèverait parfois d'une alimentation irrationnelle déficiente.

Ses premiers symptômes sont la photophobie, l'occlusion des paupières, la vive sensibilité de l'œil à l'exploration et le larmoiement. La cornée s'infiltre, devient opalescente ; fréquemment des vaisseaux se développent de la phériphérie au centre et la strient d'un fin canevas. En quelques cas, un abcès se forme dans l'épaisseur de la vitre : tantôt le pus se fait jour à l'extérieur, et la cornée reste marquée d'une tache opaque ; tantôt il pénètre dans la chambre antérieure, se dépose en sa partie déclive (hypopyon) et peut provoquer la panophtalmie. — Chez certains malades, la kératite se complique d'un *ulcère* d'abord superficiel, qui creuse petit à petit la cornée, peut la perforer et atteindre la séreuse ; n'étant plus soutenue, celle-ci fait hernie (kératocèle) et souvent se déchire : l'humeur aqueuse s'écoule, parfois l'iris s'engage dans la fistule (staphylome). Cette plaie entraîne communément l'infection de la chambre antérieure et la perte de l'œil.

Lié d'ordinaire à un état diathésique ou infectieux, **l'ulcère de la cornée** est observé surtout chez les animaux épuisés, mal nourris (avitaminose), ou dans le cours de la maladie du jeune âge. Il apparaît d'emblée sous la forme d'une plaie circulaire, taillée à pic, à fond grisâtre, qui occupe généralement le centre de la vitre et évolue d'abord sans réaction inflammatoire manifeste. Presque toujours rapporté à « un coup de griffe », il s'étend vite en profondeur ; la perforation de la cornée est fréquente lorsqu'il n'est pas activement combattu.

Les pertes de substance de la cornée se comblent par une néoformation conjonctive blanchâtre qui s'indure peu à peu (taie). En général, les taches récentes ainsi produites s'atténuent et peuvent s'effacer à la longue. — L'opacité complète de la vitre (*leucome*) est ordinairement incurable.

Dans le cas de *kératite*, satisfaire d'abord, comme pour la conjonctivite, à l'indication étiologique.

Il est avantageux de tenir le malade dans un local obscur ou de recouvrir l'œil d'un bandage protecteur.

Atténuer les phénomènes inflammatoires par des lotions avec les *solutions boratée* ou *boriquée* chaudes, ayant soin, au préalable, d'entr'ouvrir les paupières, — ou par l'application de compresses trempées dans l'une de ces solutions et renouvelées toutes les deux ou trois heures.

Traiter la *kératite ulcéreuse* et l'*ulcère primitif de la cornée* par des lotions avec la *solution boratée* chaude (20 grammes de *borate de soude* pour 1 litre d'eau bouillie), répétées toutes les deux heures. Le soir, pour la nuit, faire une instillation avec le collyre au *collargol* :

> Collargol.. 1 gr.
> Eau distillée.................................. 30-20 cent. cubes.

On obtient aussi de bons résultats des instillations faites avec l'*eau oxygénée* dédoublée ou diluée au tiers, ainsi que des lotions avec les solutions de *sublimé*, de *cyanure de mercure* à 1 p. 3 000-5 000, de *crésyl* à 1 p. 150-200, répétées cinq ou six fois dans la journée, ou en employant la préparation suivante, à la fois calmante et cicatrisante :

> Chlorhydrate de cocaïne............... 3 centigr.
> Sulfate neutre d'atropine............. 1 —
> Iodoforme porphyrisé.................. 40 —
> Vaseline neutre........................ 15 gr.
>
> Trois fois par jour, une application entre les paupières.

En vue de prévenir la *kératocèle*, il peut être utile de

diminuer la tension oculaire par des instillations de quelques gouttes d'un collyre à l'*ésérine* :

    Sulfate d'ésérine........................... 10 centigr.
    Eau distillée.............................. 30 cent. cubes.

La *suture des paupières* avec pansement protecteur est encore un moyen de traitement efficace de l'ulcère cornéen.

Lorsque déjà la kératocèle est constituée, exercer sur elle une compression permanente par l'application d'un simple pansement ou en employant le moyen précédent.

Si la séreuse est perforée, utiliser les compresses chaudes boriquées ou sublimées, et les instillations d'*atropine*, ou faire la suture des paupières.

Traiter les *taies* par les insufflations de *calomel* ou les onctions journalières de pommade à l'*oxyde jaune* :

    Calomel............................... ̄| āā 10 gr.
    Sucre................................. |

    Oxyde jaune de mercure .... 10 centigr.
    Vaseline neutre........................ 10 gr.

Les *dermoïdes* de la cornée, — les îlots cutanés d'origine congénitale développés sur la vitre de l'œil, — ne sont pas rares chez le chien. — L'ablation est le seul traitement efficace.

IV. — Panophtalmie.

La *panophtalmie* — le *phlegmon de l'œil* — est l'inflammation suppurative des membranes et des milieux de l'œil. Presque toujours elle est d'origine externe, provoquée par les plaies du globe oculaire ou l'ulcération de la cornée. Il est exceptionnel de l'observer à titre de complication d'une maladie infectieuse générale.

Les paupières et la conjonctive sont tuméfiées et infiltrées. L'œil est endolori, ordinairement affaissé, quelquefois augmenté de volume. La cornée est enflammée, œdématiée ; elle est perforée lorsque l'affection est d'origine traumatique ; on y constate une plaie dont les bords sont injectés ou granuleux et qui donne issue à un liquide séro-purulent. En l'absence de plaie, l'examen ophtalmoscopique montre l'humeur aqueuse trouble, floconneuse, striée de sang, et un hypopyon plus ou moins abondant. La suppuration de l'œil s'accompagne de troubles généraux : abattement, anorexie, réaction fébrile. — L'œil sain peut être affecté secondairement (ophtalmie sympathique). Les agents infectieux l'atteignent par la voie des nerfs optiques.

Dans le cas où l'infection est encore localisée à la chambre antérieure, la combattre par des compresses antiseptiques humides.

Lors de *panophtalmie*, quand l'œil tout entier est envahi par la suppuration, le seul traitement est l'énucléation de l'organe (V. p. 352).

Pour remédier à la difformité consécutive à cette opération, on peut faire la suture des paupières. — Le chien ne se prête pas à la prothèse oculaire.

En cas de *cécité unilatérale*, la tête est déviée, oblique, plus ou moins tordue sur le cou, l'œil sain toujours porté plus haut que l'autre.

V. — Iritis. — Irido-cyclite. — Irido-choroïdite.

Les *inflammations de l'iris* et *celles du corps ciliaire* sont d'origine infectieuse ou parasitaire. Elles surviennent d'ordinaire comme complications des traumas oculaires ou dans le cours de diverses maladies infectieuses, notamment de la maladie du jeune âge.

Elles s'accusent par des symptômes aigus très expressifs. L'œil est enflammé, endolori ; la conjonctive est injectée, quelquefois œdématiée. L'iris, hyperémié, infiltré, est de teinte rouge brun ou jaunâtre. Un exsudat se produit dans la chambre antérieure ; il est séreux, séro-fibrineux, purulent (*hypopyon*) ou hémorragique (*hypohéma*). Quelquefois, la cornée est infiltrée, en partie opaque. La résolution ne se produit pas sans laisser des lésions révélatrices. L'iris apparaît décoloré, de teinte feuille morte, et il persiste généralement des adhérences de cette membrane au cristallin (*synéchies postérieures*) ou à la cornée (*synéchies antérieures*).

Ce sont des affections à accès récidivants qui finissent par amener la cécité.

Au début, on appliquera sur l'œil des compresses humides et chaudes (solutions d'*acide borique* ou de *borate de soude* à 15-20 p. 1 000, de *sublimé* à 1 p. 3 000-4 000). — En vue de prévenir les synéchies ou pour provoquer la rupture de celles qui peuvent déjà exister, on fera dans l'œil malade, tous les trois ou quatre jours, une instillation d'une solution de *sulfate* ou de *chlorhydrate d'atropine* à 0^{gr},5-1 p. 100. On peut alterner ce mydriatrique avec la solution le *chlorhydrate de pilocarpine* à 1 p. 300.

On administrera un laxatif, de préférence une petite dose de *calomel* pendant quelques jours.

Les *altérations du corps vitré* sont presque toujours secondaires aux irido-cyclites ou aux lésions traumatiques de l'œil. Dans le cas de *liquéfaction du vitré*, l'examen ophtalmoscopique montre parfois, dans la masse incolore de celui-ci, de nombreux cristaux de cholestérine et de tyrosine qui réfléchissent fortement la lumière (*synchisis étincelant*).

Dans les cas de lésions récentes du corps vitré, on essayera les moyens qui viennent d'être indiqués pour les *irilis*. Pour peu que les lésions soient anciennes, il n'est pas de traitement efficace.

Les *parasites intra-oculaires* sont très rares chez le chien. Il suffit de mentionner la Filaire de l'œil (*Filaria oculi canini*) et le Strongle des vaisseaux (*Hæmostrongylus vasorum*).

VI. — Cataracte. — Luxation du cristallin.

Affection relativement commune, la *cataracte* — l'*opacité du cristallin* — est *congénitale* ou *acquise*, *traumatique* ou *spontanée*. La lésion cristallinienne peut être d'abord limitée à la capsule (cataracte capsulaire) ou à la lentille (cataracte lenticulaire) ; mais elle finit par intéresser ces deux parties (cataracte mixte). Les contusions et les plaies de l'œil sont les principales causes des cataractes traumatiques. Les cataractes spontanées, généralement bilatérales, sont liées à la vieillesse, à des troubles de la nutrition (sénilité, diabète), à une intoxication, à l'hérédité. — La cataracte double, surtout lorsqu'elle est constatée chez des sujets relativement jeunes, doit éveiller l'idée du diabète et faire procéder à l'analyse de l'urine.

A l'examen de l'œil, le cristallin apparaît opalescent ou marqué de points, de taches, de stries blanchâtres, grises ou jaunâtres, qui peu à peu s'élargissent et finissent par occuper toute la lentille, entraînant d'abord l'obnubilation, puis la perte de la vue.

Lors de cataracte récente, quelle qu'en soit la nature, mais surtout dans les cas où la teinte opaline du cristallin est encore peu accentuée, prescrire un *collyre ioduré* :

    Iodure de potassium..................   50 centigr.-1 gr.
    Eau distillée........................   20-30 gr.
Tous les jours, pendant une à deux semaines, ensuite trois ou quatre jours par semaine, matin et soir, deux ou trois gouttes dans l'œil (sur le globe).

Rechercher la cause de la cataracte et, si possible, combattre l'affection provocatrice (V. *Diabète*).

Pour la cataracte ancienne, totale, on peut recourir au traitement chirurgical. Parmi les procédés opératoires, l'*abaissement*, la *réclinaison* ou la *discision* sont ceux qui méritent la préférence (V. p. 348). Cette intervention est contre-indiquée chez les chiens diabétiques.

D'origine traumatique ou liée à la cataracte, la *luxation du cristallin* est complète ou incomplète. Le cristallin est encore enchâssé entre le corps vitré et l'iris, ou il est tombé soit dans la chambre antérieure (luxation en avant), soit dans le corps vitré (luxation en arrière). — Cet accident entraîne une diminution de la faculté visuelle; mais, dans le cas de cataracte complète, il est plutôt avantageux. — Il n'est pas d'intervention efficace.

VII. — Hémorragies de la rétine. — Rétinite. — Atrophie
du nerf optique.

Les *hémorragies de la rétine* ont pour causes principales : les violentes contusions de l'œil, les thromboses et les embolies des vaisseaux rétiniens, certaines altérations du sang (leucémie) et diverses intoxications. — Discrètes ou multiples, punctiformes ou en stries, elles sont d'abord d'une teinte rouge-cerise, qui s'atténue graduellement.

Rarement primitive, la *rétinite* est généralement de nature infectieuse ou toxique, assez souvent consécutive aux irido-choroïdites, aux déterminations oculaires des maladies infectieuses. Elle se traduit d'abord par une forte congestion de la rétine, bientôt accompagnée d'exsudation en plaques, de teinte blanchâtre, nettement délimitées. L'évolution est chronique. Le processus se propage habituellement au nerf optique, entraînant la perte de la vue.

L'*inflammation du nerf optique* s'ajoute souvent à la rétinite ou coexiste avec elle : il y a *neuro-rétinite*. Le tissu conjonctif du nerf s'épaissit peu à peu et s'indure ; les éléments nerveux comprimés s'atrophient.

Durant la première phase, à l'examen ophtalmoscopique, les vaisseaux rétiniens sont dilatés, sinueux ; la papille est rouge vif ou rougeâtre et saillante ; on voit à son pourtour des bosselures blanc jaunâtre alternant avec taches hémorragiques. Quand le nerf optique est atrophié, la papille apparaît grisâtre ou blanchâtre.

Dans les cas de lésions récentes de la rétine ou du nerf optique, on utilisera les compresses humides et chaudes trempées dans les *solutions boriquée* ou *boratée* (15-20 gr. d'acide borique ou de borate de soude pour 1 litre d'eau bouillie), — et, plus tard, les instillations biquotidiennes d'une solution d'*iodure de potassium* à 1 p. 20.

Si l'on constate des signes d'atrophie du nerf optique, on essayera les injections sous-cutanées de *sulfate* ou de *nitrate de strychnine* et l'*électrothérapie*, — une électrode appliquée sur le crâne, l'autre sur le rebord orbitaire (V. p. 170).

VIII. — Glaucome. — Hydrophtalmie.

La surabondance des liquides intraoculaires détermine le *glaucome* si, les enveloppes ne cédant pas à la pression, l'œil conserve ses dimensions ; — elle provoque l'*hydrophtalmie* quand l'œil augmente de volume par distension de la cornée et de la sclérotique. Elle reconnaît des causes diverses : arthritisme, troubles nerveux, blessure ou inflammation de l'œil.

La dureté et la tension du globe oculaire, la dilatation permanente de la pupille, l'excavation de la papille avec atrophie plus ou moins marquée du nerf optique, la faiblesse visuelle ou la cécité sont les principaux symptômes du *glaucome*, affection très rare. — Dans l'*hydrophtalmie*, l'œil est volumineux, tendu, saillant (exophtalmie). Les altérations qui surviennent peu à peu entraînent la perte de la vue.

Le traitement local du *glaucome* et de l'*hydrophtalmie* consiste à diminuer la tension du globe oculaire par des instillations journalières d'une solution de *sulfate d'ésérine* ou de *pilocarpine* à 1-2 p. 100, et, en cas d'insuccès, par la ponction aseptique de la cornée en sa partie supérieure. Cette ponction doit être exiguë. On fera de préférence une simple piqûre permettant l'écoulement goutte à goutte de l'humeur aqueuse.

Pour l'*hydrophtalmie ancienne*, l'ablation de l'œil est une dernière ressource.

Sous le nom d'**amaurose**, on désigne l'affaiblissement ou l'abolition de la vue avec conservation de la transparence des milieux et sans lésion appréciable. *Simple* ou *double*, *passagère* ou *définitive*, elle est due, en réalité, soit à des lésions des centres nerveux, du nerf optique ou de la rétine, soit à des troubles de la circulation sanguine dans ces organes. On lui assigne pour causes : les violentes contusions de l'œil, l'action sur celui-ci d'une lumière trop vive, certaines lésions encéphaliques, les hémorragies abondantes, les états morbides infectieux, notamment la maladie du jeune âge, les intoxications et les névroses.

L'*amaurose complète* a pour caractères l'immobilité de l'iris et l'invariabilité du diamètre de la pupille. — Dans l'*amaurose incomplète*, on trouve la pupille plus ou moins largement ouverte, selon l'intensité de la lumière qui agit sur l'œil. — L'examen ophtalmoscopique permet parfois de déceler la lésion initiale (décollement rétinien, atrophie papillaire).

Chez la grande majorité des malades, la vue s'affaiblit graduellement, et ces cas à évolution lente sont particulièrement graves. — Lorsque l'amaurose survient brusquement, elle peut être éphémère et disparaître avec l'affection qui l'a provoquée.

On s'efforcera, par des examens ophtalmoscopiques répétés, de préciser le diagnostic étiologique.

Si l'origine de l'*amaurose* peut être déterminée, instituer un traitement causal approprié.

Essayer la *médication iodurée* :

> Iodure de potassium ou de sodium........ 2-10 gr.
> Sirop simple................................ 200 —

Une semaine sur deux, le matin, 1 cuillerée à café — 1 cuillerée à soupe.

et si elle ne donne rien, un sel de *strychnine* en injections sous-cutanées :

> Sulfate ou arséniate de strychnine.? 5-20 milligr.
> Eau distillée........................ 20 cent. cubes.

Commencer par une dose faible : une injection quotidienne de 1 à 3 centimètres cubes de la solution (V. *Paralysies*).

IX. — Affections des paupières

I. — Troubles fonctionnels.

Le *blépharospasme clonique*, produit par des contractions convulsives du muscle orbiculaire et caractérisé par des clignements de fréquence variable, est tantôt unilatéral, dû à des lésions oculaires aiguës, tantôt double et lié au nervosisme ou à une lésion nerveuse. On voit cette dernière forme dans le cours de la rage. — Le *blépharospasme tonique* — le rétrécissement de la fente palpébrale par la contraction de l'orbiculaire — est permanent ou se produit par accès. C'est ordinairement un symptôme réflexe de diverses affections oculaires aiguës (blessures de l'œil, conjonctivites, kératites...).

La *blépharoptose* ou *ptosis* — la chute ou abaissement de la paupière supérieure — le plus souvent produite par la paralysie des muscles releveurs de la paupière (ptosis vrai), est quelquefois consécutive à une lésion du muscle releveur principal ou à de l'induration de la paupière (pseudo-ptosis). Elle est plus ou moins complète ; dans certains cas, la paupière descend assez bas au devant du globe pour empêcher la vision du côté malade.

La *paralysie de l'orbiculaire*, consécutive aux lésions du nerf facial, se traduit par l'ouverture permanente des paupières (lagophtalmie), par l'absence du clignement et le relâchement de la paupière inférieure, laquelle est plus ou moins écartée du globe. La lagophtalmie peut relever aussi de l'exophtalmie, de l'ectropion, des tumeurs du globe ou de la conjonctivite.

Dans le cas de *blépharospasme* d'origine oculaire, on emploiera les lotions avec les *solutions chaudes boriquée* ou *boralée* (20 p. 1000), et des instillations d'une solution de *cocaïne*. Parfois on utilisera avantageusement la *médication bromurée*.

Lors de *blépharoptose*, on essayera les injections sous-cutanées de *strychnine*, l'*électrothérapie* et le *massage*. — Certains cas de *pseudo-ptosis* sont justiciables d'une intervention chirurgicale.

La *paralysie de l'orbiculaire* sera traitée par les mêmes moyens que la blépharoptose, mais, comme pour celle-ci, il y a peu de chances de succès.

II. — Difformités

Le *coloboma* — la division verticale de la paupière dans toute son épaisseur — est *congénital* ou *accidentel*.

Aviver les bords de la division et les réunir par des points isolés à la soie. Protéger l'œil par un pansement.

L'*ankyloblépharon* — la soudure du bord libre des paupières — est tantôt *congénital*, tantôt *consécutif* à des plaies ou à l'inflammation des bords palpébraux.

Séparer les paupières par une incision de dedans en dehors avec le bistouri guidé sur la sonde cannelée, ou d'un coup de ciseaux. On peut réunir la muqueuse et la peau par quelques points de suture.

Le *symblépharon* — l'adhérence des paupières au globe de l'œil, — peut être déterminé par les plaies, les brûlures, les inflammations de la conjonctive et de la cornée. Ordinairement *partiel,* il est limité à la sclérotique et n'occasionne qu'un peu de gêne, ou il intéresse la cornée et crée un obstacle à la vision.

Conjurer cet accident par des instillations quotidiennes d'huile stérilisée et par la destruction, à l'aide d'un stylet aseptique, des adhérences en voie de formation.

Libérer la paupière avec le bistouri, après anesthésie de l'œil.

Le *trichiasis* — la *déviation des cils vers le globe de l'œil* — résulte le plus souvent d'une inflammation chronique des paupières. La vue est gênée, il peut survenir de la conjonctivite, de la kératite simple ou ulcéreuse.

Arracher, avec des pinces, les cils qui irritent l'œil. En cas de récidive, exciser le lambeau de paupière qui supporte les cils déviés.

L'ENTROPION — le *renversement des paupières en dedans* — est *partiel* ou *total, simple* ou *double,* le plus souvent *bilatéral.* L'*entropion spasmodique* accompagne la conjonctivite ou la kératite. L'*entropion organique* est lié à une altération du tégument des paupières (inflammation, eczéma, gale), de l'orbiculaire ou des cartilages tarses.

Pour l'*entropion récent,* faire plusieurs fois par jour des lotions oculaires avec une solution antiseptique chaude (V. *Conjonctivite*).

Si ce traitement ne donne pas de résultat, recourir à l'opération. Au niveau de la partie renversée de la paupière et près de son bord libre, exciser à l'aide du bistouri ou des ciseaux un lambeau de peau de largeur et d'étendue variables (V. p. 345).

Bien plus rare que l'entropion, l'ECTROPION — *le renversement des paupières en dehors* — revêt les mêmes modalités que le premier et procède de causes de même ordre. Le plus souvent, il

résulte d'une perte de substance du tégument de la paupière ou
de la zone périoculaire.

Lorsque l'*ectropion* est dû à la tuméfaction de la muqueuse oculaire, pratiquer dans la conjonctive quelques
scarifications, puis appliquer sur l'œil des compresses boratées chaudes, ou exciser un lambeau de la muqueuse avec
une pince et des ciseaux courbes.

Si le renversement de la paupière résulte de la rétraction
d'une cicatrice cutanée, recourir à une intervention chirurgicale spéciale (V. p. 347).

III. — Blépharite.

La *blépharite* — l'inflammation des paupières — est *générale* ou
partielle. — Ses causes habituelles sont l'eczéma, la gale folliculaire et les irritations traumatiques : grattages, contusions, excoriations. Les paupières sont dépilées, un peu tuméfiées, œdémateuses, moins mobiles qu'à l'état normal. La conjonctive est
infiltrée ; parfois les yeux sont chassieux ou larmoyants.

La *blépharite ciliaire*, localisée au bord libre des paupières, est
assez commune. Elle complique la conjonctivite, relève de
l'eczéma ou de la maladie du jeune âge. Le bord libre des paupières est tuméfié ; les cils sont agglutinés par une matière gris
jaunâtre, visqueuse. — Rare est l'abcédation des glandes du
bord ciliaire et des follicules pilo-sébacés avoisinants (*blépharite
furonculeuse* ou *orgelet*). — La rétention du contenu d'une glande
de Meibomius et l'inflammation de celle-ci s'accusent par une
tumeur du volume d'un pois à celui d'une noisette, marquée de
points blanc jaunâtre et sur laquelle la conjonctive est plus ou
moins injectée (*chalazion*).

La blépharite peut entraîner le trichiasis, la chute des cils ou
l'ectropion.

Chez les chiens âgés de moins de deux ans, la blépharite avec
dépilation des paupières doit faire songer à la gale folliculaire
sèche.

Traiter la *blépharite* par des lotions chaudes avec les
solutions d'*hyposulfite de soude* à 30-40 p. 1 000 ou de

borale de soude à 20 p. 1 000 ; détacher les croûtes s'il y a lieu. Après la lotion du soir, appliquer l'une des préparations suivantes :

    Calomel...................................   20 centigr.
    Vaseline blanche.........................   20   —

    Oxyde jaune de mercure...................   20 centigr.
    Vaseline blanche.........................   20   —

    Iodol....................................   20 centigr.
    Vaseline blanche.........................   10   —

En cas d'*orgelet*, favoriser l'ouverture de l'abcès par des compresses humides chaudes, ou en faire la ponction.

S'il s'agit d'un *chalazion*, faire l'ablation de la tumeur après anesthésie locale.

X. — Affections de l'appareil lacrymal.

L'INFLAMMATION DU SAC LACRYMAL — la *dacryocystite* — produite par une infection de la conjonctive et de la muqueuse des voies lacrymales, est accusée par du larmoiement et une dépilation au-dessous de l'angle interne de l'œil. Si l'on comprime la saillie formée par le sac, il s'en échappe, par les conduits lacrymaux, un liquide muco-purulent brunâtre, brun rougeâtre ou jaunâtre. La dacryocystite coexiste souvent avec une conjonctivite catarrhale ou purulente ; alors les paupières sont irritées, plus ou moins dépilées.

Lorsque cette affection est récente, on videra le sac par pression du doigt, plusieurs fois dans la journée, et l'on fera, dans l'angle interne de l'œil, des instillations avec une solution tiède d'*acide borique* à 2 p. 100 ou de *sulfate de zinc* à 1 p. 200-300. On recouvrira les paupières d'une mince couche de *vaseline boriquée*.

Dans les cas anciens, on peut, après anesthésie locale, inciser le sac, puis le cautériser, — et faire ensuite des instillations antiseptiques.

Très rare chez le chien, L'HYDROPISIE DU SAC LACRYMAL est la conséquence de l'imperméabilité du canal des larmes.

Elle s'accuse par du larmoiement et par une très nette fluctuation du sac, d'où sourd, par pression, un liquide clair, aqueux.

On emploiera les premiers moyens indiqués au traitement de la *dacryocystite*.

La FISTULE DU SAC LACRYMAL peut être consécutive à un trauma ou à la dacryocystite. Située un peu au-dessous de l'angle interne de l'œil, quelquefois bilatérale, elle s'accuse par une plaie arrondie ou en fente, toujours exiguë, qui donne issue à un liquide séreux ou muco-purulent, parfois rougeâtre. Elle se chronicise et n'a aucune tendance à la guérison spontanée. — On la distinguera des fistules dentaires qui occupent la même région.

Après anesthésie locale, on débridera la fistule, on cautérisera le sac au nitrate d'argent ou avec le thermocautère, et l'on enduira de vaseline boriquée les bords de la plaie.

L'OCCLUSION DES CONDUITS LACRYMAUX ET DU CANAL LACRYMAL peut être la conséquence soit d'une inflammation propagée à la délicate membrane qui tapisse les fins conduits et le canal lacrymaux (conjonctivite, coryza...), soit de la sclérose de cette membrane chez les vieux chiens. — Les larmes s'écoulent en permanence de l'angle interne de l'œil, provoquant la chute des poils et la dermite.

Si l'obstruction des conduits lacrymaux est la conséquence d'une conjonctivite, on traitera activement celle-ci. L'atténuation de l'inflammation conjonctivale peut rétablir la perméabilité de ces conduits.
Dans les autres cas, il y a très peu de chances de succès.

L'hypertrophie de la caroncule lacrymale — *l'encanthis* — est de nature inflammatoire ou néoplasique. — Traiter l'encanthis inflammatoire récente par des lotions antiseptiques ou astringentes (V. *Conjonctivite*). Ancienne ou néoplasique, elle exige l'ablation de la caroncule.

Les *Filaires* des voies lacrymales, assez communes dans certains pays chauds, surtout dans l'Inde, appartiennent au genre *The-*

lazia. Elles vivent dans les conduits excréteurs, d'où elles sortent pour glisser sous les paupières, à la surface du globe oculaire.

On se borne à faire des irrigations oculaires avec une solution de *sel marin* à 14 p. 100, isotonique aux larmes.

Les interventions sur les voies lacrymales sont des plus délicates et rarement effectuées chez le chien (V. *Traité de thérapeutique chirurgicale*).

AFFECTIONS DE L'OREILLE

I. — Otite externe.

L'*otite externe* — l'inflammation de la membrane qui tapisse le conduit auditif — est *simple* ou *parasitaire*.

I. — Otite simple.

Aiguë ou *chronique*, *unilatérale* ou *double*, l'*otite externe simple* est particulièrement commune chez les chiens à long poil et à oreilles pendantes (épagneuls, caniches, chiens de montagne...)

En dehors de l'eczéma, dont elle n'est souvent qu'une localisation, ses principales causes sont l'alimentation irrationnelle, l'insuffisance d'exercice, l'arthritisme, l'abondance du cérumen et les corps étrangers de l'oreille. Elle est assez fréquente dans le cours de la maladie du jeune âge, déterminée par la localisation auriculaire de l'exanthème.

Dans le cas d'*otite aiguë*, le tégument interne de l'oreille est chaud, rouge, endolori ; il sécrète un exsudat formé principalement de cérumen ou séro-purulent, quelquefois purulent, fétide. Le chien secoue fréquemment la tête, se livre à des grattages, à des frottements continuels ; il se défend contre les tentatives d'exploration. Chez quelques sujets, il y a des nausées, des vomissements et divers autres troubles réflexes. Les formes pustuleuse et ulcéreuse exposent à la perforation du tympan. Celle-ci est facilement reconnue aux mouvements de déglutition qu'effectue le malade à la suite des injections faites dans le conduit auditif. Elle expose à des complications encéphaliques.

Dans l'*otite aiguë unilatérale*, comme dans toutes les affections douloureuses de l'oreille, la tête est portée obliquement, plus ou moins tordue sur le cou, l'oreille malade tenue en position déclive. Cette déviation de la tête peut également être constatée lorsque les deux oreilles sont affectées : la plus endolorie est abaissée.

Couper avec des ciseaux les poils qui garnissent l'entrée du conduit auditif ; nettoyer les oreilles à l'eau chaude ou au sérum physiologique et les assécher avec de l'ouate.

Matin et soir, répéter ce nettoyage avec de l'eau chaude simple ou légèrement boriquée et essuyer le tégument avec de l'ouate. Si la douleur est vive, faire des injections avec un liquide analgésique : décoction chaude de feuille de *mauve* ou de *têtes de pavot*, *glycérine cocaïnée* à 2 p. 100, solution de *chloral* à 1 p. 100, d'*acide borique laudanisé* :

    Laudanum............................. 10 gr.
    Acide borique......................... 20 —
    Eau bouillie.......................... 1 litre.

ou des instillations avec la solution de *cocaïne-stovaïne* :

    Cocaïne..............................⎫
    Stovaïne.............................⎬ āā 1 gr.
    Eau distillée ou sérum physiologique...... 100 —
Plusieurs fois dans la journée, quelques gouttes dans les oreilles.

Les symptômes aigus atténués, modifier le tégument du conduit en faisant dans celui-ci, plusieurs fois par jour, des instillations (quelques gouttes) d'une *solution alcoolique d'acide salicylique* (alcool à 60°-70°, 100 cent. cubes ; acide salicylique, 2 gr.), ou de *résorcine* (alcool, 100 c. c. ; résorcine, 1-2 gr.), — de *glycérine légèrement phéniquée* (1 p. 100) ou d'*huile de vaseline*, — ou encore y déposer gros comme un pois de vaseline à l'oxyde de zinc ou de glycérolé d'amidon.

Si l'écoulement est abondant ou fétide, on peut utiliser une poudre absorbante en insufflation :

    Oxyde de zinc........................⎫
    Acide borique........................⎬ āā 25 gr.

    Acide borique porphyrisé.............⎫
    Aristol..............................⎬ āā 20 gr.
    Dermatol.............................⎭

> Poudre de riz.......................
> Sous-nitrate de bismuth..............   } āā 25 gr.
>
> Amidon.............................
> Sous-nitrate de bismuth..............   } āā 20 gr.
> Essence d'iris......................   X gouttes.

Maintenir les oreilles relevées sur la tête par l'application d'un béguin.

Même régime et même traitement interne que pour l'*eczéma aigu* (V. p. 243).

L'otite externe chronique, — l'*otorrhée,* le *catarrhe auriculaire,* — succède à l'otite aiguë ou se développe d'emblée, peu à peu, sous l'action des mêmes causes que cette dernière.

Le tégument interne de la base de la conque et du conduit auditif est épaissi, suintant, endolori, quelquefois ulcéré ou recouvert de végétations papillomateuses. Dans quelques cas, l'inflammation se propage à l'oreille moyenne et détermine les troubles du vertige auriculaire, la surdité ou des accidents mortels. — Indépendamment de toute complication, le *catarrhe auriculaire* est d'ordinaire tenace et récidivant.

Mêmes soins préliminaires que pour l'otite aiguë. Injections avec les solutions alcooliques ou glycérinées indiquées pour celle-ci. Essayer aussi l'huile de vaseline. Emploi des mêmes poudres.

Si des papillomes pédiculés sont développés dans le conduit, en faire l'excision.

Relever les oreilles et appliquer un béguin.

Même régime alimentaire, mêmes conditions d'hygiène et même *traitement interne* que pour l'*eczéma chronique* (V. p. 246).

Lorsqu'il y a seulement du prurit intra-auriculaire, sans exsudat, sans inflammation de la paroi du conduit auditif externe, employer l'un des liquides analgésiques indiqués à la page précédente, ou déposer, deux fois par jour, à l'entrée du conduit, quelques grammes de pommade à l'*oxyde de zinc, de vaseline cocaïnée* ou de la préparation suivante :

Menthol...   1 gr
Oxyde blanc de zinc..   10 —
Vaseline blonde.. 100 —

II. — Otite parasitaire.

L'*otite parasitaire — l'acariase auriculaire* ou *épilepsie contagieuse des chiens de meute* — observée surtout chez les chiens de chasse, se rencontre aussi sur les sujets de toutes races qui vivent en appartement. Elle est déterminée par la pullulation, dans le conduit auditif externe, d'un acare spécial, le *Symbiotes auricularum*.

Avec les symptômes atténués de l'otite simple aiguë ou chronique, on note les signes d'un vif prurit auriculaire et la présence, dans les oreilles, d'un cérumen plus ou moins abondant, brunâtre, et, chez nombre de sujets, on observe, à des intervalles variables, des convulsions, des signes de vertige auriculaire, des crises épileptiformes. — Dans les premiers temps, ces accidents réflexes n'apparaissent d'ordinaire que lorsque le malade est échauffé par une course rapide ou pendant la chasse. Ils éclatent subitement : le chien se montre inquiet, anxieux ; il s'élance droit devant lui, pousse des gémissements ou des cris aigus, titube et tombe en proie à des convulsions. Ces crises, dont la durée n'est habituellement que de quelques minutes, sont d'abord rares, espacées de plusieurs semaines, puis de plus en plus fréquentes. — Nombre de ces malades deviennent craintifs, apathiques ; quelques-uns sont hargneux, agressifs.

Dans certains cas, le cérumen est peu abondant ; dans d'autres, les symptômes nerveux sont frustes ou font défaut ; parfois il n'y a que du prurit auriculaire, des vomissements réflexes et de l'amaigrissement. — Chez les chiens à longues oreilles, on peut observer encore des accidents oculaires (conjonctivite, kératite...) dus aux chocs répétés des oreilles sur l'œil, par le secouement de celles-ci.

L'affection ne guérit pas naturellement ; elle entraîne la surdité, quand la mort ne survient pas au cours d'une attaque.

L'examen microscopique du cérumen assure le diagnostic.

Isoler les malades et désinfecter la niche ou le chenil (V. p. 254 et 262).

Mêmes soins préliminaires que pour les otites simples. Nettoyer les oreilles à l'eau savonneuse tiède.

Une fois par jour, faire dans celles-ci une injection acaricide (solution chaude d'*anhydride sulfureux* ou de *sulfure de potasse* à 1 p. 100 ou de *crésyl* à 1 p. 100), et exercer avec la pulpe du doigt, de légères pressions sur la base de la conque pour favoriser la descente du liquide dans le conduit auditif. Au bout de quelques minutes, assécher l'intérieur de l'oreille avec de l'ouate, puis déposer à l'entrée du conduit quelques gouttes de *glycérine* légèrement *iodée* ou *phéniquée* (1 p. 100).

La guérison est obtenue en quelques jours. Il convient, toutefois, de répéter ce traitement au bout d'une semaine et d'y revenir dans la suite, s'il y a lieu.

L'otomycose — l'otite déterminée par des champignons (*Aspergillus, Mucor verticillium*) — est très rare. On trouve dans le conduit une matière gris jaunâtre ou verdâtre sous forme de minces croûtelettes, sous lesquelles le tégument apparaît enflammé, rouge, suintant. Le malade accuse un prurit assez vif à certains moments.

Quelques injections d'une solution alcoolique *d'acide salicylique* ou de *résorcine* (1-2 p. 100) suffisent à la guérison.

II. — Ulcère de la conque.

L'ulcère de la conque — le *chancre auriculaire* — affecte surtout les sujets à oreilles longues, pendantes, et à poil ras. Toujours localisé vers la pointe du pavillon, il succède parfois à une blessure de celui-ci ; plus souvent il accompagne le *catarrhe auriculaire* et se développe par l'agitation continuelle des oreilles ; en ce cas, il est ordinairement bilatéral.

Il est caractérisé par une petite plaie ulcéreuse, saignante ou croûteuse, à bords tuméfiés, rouges, très sensibles, plaie qui augmente peu à peu d'étendue, de profondeur, et cause un assez vif prurit. L'incessante agitation des oreilles, les grattages, les frottements, entretiennent et aggravent la lésion.

Couper les poils autour de la plaie. La déterger tous les jours avec une solution antiseptique chaude, l'essuyer et la recouvrir de *vaseline cocaïnée*, de *glycérine iodée* ou *phéniquée*, ou la saupoudrer de *salol*.

Traiter le catarrhe auriculaire, dont la lésion de la conque n'est souvent qu'une complication.

Lorsque l'ulcère est ancien et ses bords indurés, passer à son voisinage, à travers la conque, deux *sétons* de filasse (V. p. 340), et activer la granulation de la plaie par des applications de *teinture d'iode*, de *glycérine iodée*, ou par des immersions dans une solution d'*acide phénique* à 2-3 p. 100.

Relever les oreilles sur le sommet de la tête et appliquer un béguin.

Après désinfection de la plaie à la teinture d'iode, on peut aussi appliquer avec avantage un pansement protecteur inamovible : — placer une première lame de gaze à cheval sur le bord de la conque et la coller sur les faces de celle-ci au moyen de collodion ; en disposer de la même manière et successivement deux ou trois autres ; ensuite matelasser le pansement avec deux tampons d'ouate appliqués sur la conque (un sur chaque face) et maintenus par une dernière lame de gaze fixée comme les premières. Sous cet appareil, l'ulcère se cicatrise en une semaine.

III. — Othématome.

Toujours d'origine traumatique, l'*othématome* — l'*hématome* ou *bosse sanguine du pavillon auriculaire* — existe parfois sur les deux faces de celui-ci ; le plus souvent il n'en occupe que la face interne.

Il se développe sous l'influence d'actions traumatiques, de l'agitation et des grattages de l'oreille provoqués par l'otite ou l'ulcère de la conque ; le périchondre et le cartilage se décollent dans une étendue variable ; la cavité ainsi produite se remplit de sang ou d'un exsudat hémorragique. Le pavillon apparaît très épaissi, bombé sur ses deux faces ou sur l'interne seulement.

Récent, l'hématome est chaud, sensible, quelquefois un peu œdémateux ou crépitant ; en raison de la douleur ou de la gêne qu'il éprouve, l'animal tient la tête inclinée du côté de l'oreille malade. — Plus tard, la tumeur est uniformément fluctuante ou un peu indurée vers ses bords, d'ordinaire indolore, exempte de phénomènes inflammatoires.

La guérison spontanée, — la résorption graduelle du liquide épanché, — est exceptionnelle. La tumeur persiste à l'état kystique ou s'abcède.

Traiter l'*hématome de la conque* par l'incision large, faite suivant la longueur de l'oreille. Évacuer les caillots et irriguer la cavité avec de l'eau chaude simple ou salée. Ensuite immobiliser l'oreille par un pansement appliquant la peau sur le plan profond. Si celui-ci n'est pas conservé, faire les jours suivants des lotions détersives (solution de *permanganate de potasse* à 1 p. 1 000, d'*acide borique* à 2-3 p. 100 ou *teinture d'iode* diluée) dans la cavité.

En cas d'abcédation, ponction et irrigations antiseptiques.

IV. — Surdité.

Fréquentes chez les vieux chiens, la *dysécie*, — la diminution de l'ouïe, — et la *surdité* peuvent être provoquées par diverses lésions de l'appareil auditif. Leurs causes principales sont l'accumulation et la concrétion du cérumen dans le conduit auditif externe, l'épaississement et l'induration de la membrane tégumentaire qui le tapisse, la perforation du tympan, les lésions de l'oreille moyenne, l'obstruction de la trompe d'Eustache et la paralysie du nerf auditif. Elles peuvent apparaître dans le cours de diverses maladies infectieuses, notamment de la maladie du jeune âge, et de quelques intoxications.

Chez le chien, comme dans les autres espèces, mais plus particulièrement dans certaines races, surtout chez les dogues d'Ulm et les fox, on a noté la coexistence assez fréquente de l'*albinisme* et de la *surdité*. Parmi les chiens blancs aux yeux bleus, beaucoup sont sourds ou ont l'ouïe très dure. L'albinisme serait accompagné de dégénérescence pouvant intéresser divers organes, notamment l'oreille. A la surdité s'ajoute parfois le strabisme.

La surdité s'accuse par l'inattention du chien au commandement ou à l'appel, quelquefois par son facies hébété. Récente et due à des causes sur lesquelles on a prise, elle peut disparaître. Liée à l'albinisme ou inhérente à la vieillesse, elle est incurable.

La prophylaxie se réduit à traiter comme il convient les diverses affections de l'oreille, les infections et les intoxications qui peuvent altérer l'ouïe.

Quand la surdité est constatée, examiner les conduits auditifs et les débarrasser des corps étrangers, du cérumen, des végétations qui peuvent les obstruer.

En l'absence de toute cause locale, soumettre le chien pendant quelques semaines au *traitement ioduré* :

   Iodure de potassium ou de sodium.......... 2 à 10 gr.
   Sirop simple............................... 200 —

Dix jours sur quinze, le matin, 1 cuillerée à café — 1 cuillerée à soupe.

Si l'on n'obtient rien, essayer l'*électrothérapie* et la *strychnine* (V. p. 170).

AFFECTIONS DIVERSES

I — Contusions.

Les *contusions* sont des lésions traumatiques sans solution de continuité du tégument, — sans plaie. On distingue des *contusions bénignes*, simples ecchymoses ou petits foyers hémorragiques consécutifs à la déchirure des capillaires de la peau et du tissu conjonctif sous-cutané ; — des contusions avec épanchement sanguin assez abondant, production d'une *poche* ou d'une *bosse sanguines* ; — des *contusions graves*, avec foyer étendu et profond, dans lequel il y a attrition des parties molles, quelquefois fracture de l'os qui forme la base de la région.

Les contusions s'accompagnent de douleur plus ou moins vive et d'une tuméfaction œdémateuse en rapport avec la laxité des tissus blessés ; la peau est infiltrée, rouge, ecchymosée ; il y a une gêne fonctionnelle ou une complète inertie des organes lésés. — Dans quelques cas, le foyer traumatique, infecté secondairement, s'abcède ou se gangrène. — En outre de ces phénomènes locaux, on peut constater : des paralysies, lorsqu'un tronc nerveux a été intéressé ; — la paraplégie, quand la moelle épinière est comprimée dans la région dorso-lombaire ; — la paralysie des quatre membres, lorsque la moelle est lésée dans sa partie cervicale, ou l'encéphale endommagé à la suite d'une violente contusion du crâne.

Pour les *contusions légères*, ainsi que pour les *poches* et les *bosses sanguines*, utiliser les lotions avec des solutions *d'eau blanche*, *d'eau alunée* (2-3 p. 100) ou l'application de compresses trempées dans ces liquides. Parfois il est avantageux d'employer les épithèmes antiseptiques chauds ou un topique analgésique (*vaseline cocaïnée*), et de protéger la région par un pansement. Les phénomènes inflammatoires atténués, activer par le massage la résorption des liquides extravasés.

Au cas où il existerait une tumeur sanguine assez volumineuse et rebelle aux moyens précédents, la ponctionner ; évacuer le contenu et faire dans la cavité des injections de *teinture d'iode* diluée (1 p. 10-20).

Traiter les *contusions graves* par les pansements antiseptiques humides, par des bains chauds si la blessure siège à un membre. — Lorsqu'il survient de la gangrène, continuer cette intervention pour favoriser l'élimination des escarres. Activer la cicatrisation des plaies consécutives par des pansements à l'*iodoforme* ou au *salol*.

Pour les contusions avec troubles de la motilité dus à l'atteinte d'un tronc nerveux ou de la moelle, V. *Paralysies*.

Les coups portés sur le crâne et les chutes sur la tête peuvent s'accompagner de troubles nerveux graves dont l'ensemble cons-

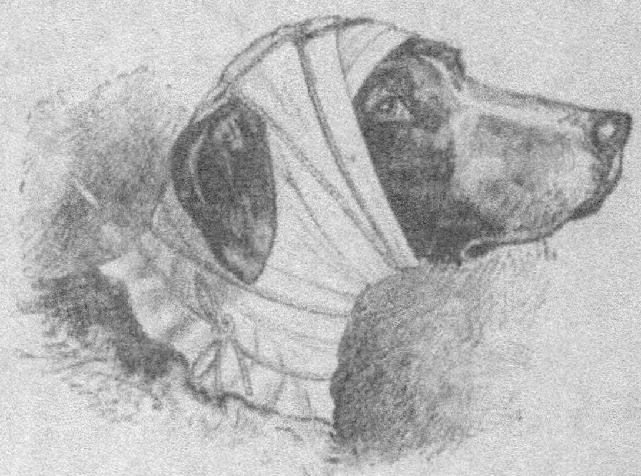

Fig. 28. — Bandage pour les contusions et les plaies du crâne.

titue la COMMOTION CÉRÉBRALE. Celle-ci résulte à la fois d'une anémie brusque du cerveau et de la compression ou de l'éclatement des parois du quatrième ventricule par le liquide céphalorachidien violemment déplacé.

Les symptômes varient avec l'intensité du choc. Dans la *forme foudroyante*, rapidement mortelle, l'animal tombe sans connaissance, les membres raides, les yeux mi-clos, les dents serrées ;

la respiration est difficile, bruyante ; les sensibilités générale et spéciales sont abolies, les sphincters relâchés, l'urine et les matières fécales expulsées involontairement. — Dans la *forme légère*, l'hébétude, l'instabilité de l'équilibre, le ralentissement de la respiration sont les troubles principaux. Ils disparaissent généralement au bout d'un quart d'heure à une demi-heure. — La *forme grave* comprend les modalités de l'accident intermédiaires entre ces extrêmes.

Traitement de l'anémie cérébrale aiguë (V. p. 149).

Dès que le cerveau a recouvré ses fonctions, prévenir la méningo-encéphalite par l'application, sur le crâne, de compresses froides fréquemment renouvelées.

II. — Plaies.

Les PLAIES sont des lésions traumatiques exposées, très diversifiées dans leurs causes, leurs caractères, leur gravité. Les unes sont limitées à la peau ou aux muqueuses (*plaies superficielles*) ; d'autres intéressent d'épaisses couches de tissus (*plaies profondes*) ; d'autres encore aboutissent dans une cavité splanchnique ou une articulation (*plaies pénétrantes*). Tantôt leurs bords sont peu meurtris et elles ne recèlent aucun corps étranger (*plaies simples*) ; tantôt elles sont souillées et exposent à des accidents infectieux.

Les premiers phénomènes constatés aux plaies sont la douleur, l'hémorragie et l'écartement des bords. — La section d'une branche nerveuse motrice entraîne une paralysie circonscrite. L'ouverture d'une artère ou d'une veine de gros calibre peut donner lieu à une hémorragie mortelle.

Aseptiques et superficielles, les plaies guérissent rapidement. Étendues et profondes, elles suscitent habituellement des phénomènes généraux, presque toujours d'ordre infectieux (*fièvre traumatique*). Elles peuvent se compliquer de *thrombose*, d'*embolie*, de *lymphangite*, d'*érysipèle*, de *septicémie*, de *pyémie*.

Les maladies chroniques, les diathèses, le diabète, entravent le processus cicatriciel et favorisent les complications.

Les *coupures* sont des solutions de continuité linéaires, à lèvres généralement nettes, peu meurtries, régulièrement écartées. La douleur n'y est vive qu'au moment de la division des tissus.

L'abondance de l'hémorragie varie avec la vascularité de la région et la profondeur de la blessure. — A moins d'intéresser un organe important ou d'ouvrir une séreuse, elles guérissent rapidement, sans complication, et ne laissent qu'une marque peu apparente.

Produites par la pénétration, dans les tissus, de corps à extrémité effilée (épine, clou, aiguille...), les *piqûres* sont des plaies étroites, coniques, plus ou moins profondes. Quand la pointe est exiguë, immédiatement après son retrait les éléments disjoints se rapprochent et reprennent contact ; parfois elle se brise et son extrémité reste dans les tissus. Les corps recourbés (crochets, hameçons) déchirent ceux-ci ou y demeurent fixés. — Des lésions graves, qui tiennent de la piqûre et de la plaie contuse, sont quelquefois causées, chez les chiens de meute, par l'andouiller du cerf et du daim et, chez ceux préposés à la garde des troupeaux, par la corne des ruminants.

En général, l'hémorragie est faible ou nulle, mais la douleur est vive, surtout quand la blessure a été faite par une pointe épaisse ou rugueuse. — Exemptes d'infection, les piqûres guérissent vite ; toutefois, les pointes volumineuses ou irrégulières produisent des lésions contuses dont la cicatrisation est lente. — Quand l'extrémité du corps vulnérant est restée dans la plaie, si elle est aseptique, son enkystement est la règle ; souillée, elle suscite une réaction inflammatoire violente et la suppuration.

Déterminées par les corps mousses qui déchirent la peau et écrasent les couches sous-cutanées, les *plaies contuses* sont irrégulières, anfractueuses, remplies de sang coagulé, encombrées de débris de tissus ou de corps étrangers (poils, poussière, fumier, terre...). Les bords en sont déchiquetés et décollés. — Dans les grandes plaies contuses, dans les écrasements surtout, les veines, les artères, les nerfs sont meurtris ou divisés, et les os fracturés. L'hémorragie est faible ; la douleur, peu accusée au moment de l'accident, s'avive dans la suite. Infectée au premier chef, ces blessures sont, plus que toutes les autres, exposées aux complications infectieuses.

Observées principalement sur les chiens de chasse, les *plaies par armes à feu* offrent une gravité subordonnée aux dimensions et à la force de pénétration des agents qui les déterminent. — La déflagration de la poudre produit une simple brûlure. — Les plombs peuvent faire une plaie contuse ou une mutilation quand le coup de feu est tiré de près ; dans le cas contraire, ils pénétrent isolément dans les tissus et, sauf le cas où ils atteignent un organe important, ils ne causent d'ordinaire aucun trouble notable. — Les balles de tout calibre creusent un trajet régulier et sortent en un point opposé à leur orifice d'entrée, ou restent dans les tissus. Les plaies ainsi produites sont d'ordinaire étroites, arrondies ou irrégulières ; l'hémorragie y est faible ou nulle. Mais le projectile peut causer de graves dégâts, atteindre l'œil, couper une artère, une veine, un nerf, briser un os, traverser un viscère. La pénétration d'une balle de petit calibre dans les cavités abdominale ou thoracique n'est pas fatalement suivie de complications, surtout si le sujet est de grande taille. Les blessures de l'intestin, de l'estomac, de la vessie, guérissent dans une partie des cas. Les lésions du poumon sont relativement peu graves, comparées à celles de l'encéphale, de la moelle, du cœur, à peu près toujours mortelles.

Les *plaies par morsures* constatées chez le chien sont produites le plus souvent par des animaux de même espèce. Les dents font des piqûres multiples, écrasent les tissus, les coupent, les dilacèrent ; la fracture d'un os est un accident possible. — Les défenses du sanglier produisent des blessures affreuses ; elles lacèrent les tissus, brisent les os, déchirent les parois de l'abdomen, traversent celles du thorax et souvent endommagent les viscères. L'éventration est fréquente. — Les grands oiseaux à bec fort (sujets de basse-cour, de volière ou d'agrément) peuvent faire des blessures profondes, crever l'œil, même perforer le crâne des jeunes chiens. — La gravité des morsures n'est pas toute dans les lésions immédiates : sans parler de l'inoculation rabique, beaucoup plus rare aujourd'hui que dans le passé, grâce à une sévère application des mesures sanitaires, il faut compter avec les infections banales par la salive ou les matières nocives introduites dans la plaie.

Les *plaies empoisonnées* — celles dans lesquelles sont déposées des poisons végétaux (alcaloïdes), minéraux (mercuriaux, arsenicaux, acide phénique, iodoforme) ou putrides (ptomaïnes) — offrent une gravité particulière en rapport avec la nocivité de l'agent toxique. Tantôt celui-ci, rapidement absorbé, ne provoque aucune réaction locale ; tantôt il détermine des phénomènes inflammatoires violents, quelquefois de la gangrène.

Les *plaies envenimées* sont ordinairement des morsures de vipère. Surtout fréquentes chez les chiens de chasse ou de berger.

elles sont généralement faites par la *vipère aspic* et la *vipère péliade*.
La première est la plus dangereuse : son venin engendre des
accidents souvent mortels. Avec une forte tuméfaction et une
vive douleur locale, on note des signes d'intoxication : torpeur,
dépression, accélération des grandes fonctions, affaiblissement du
pouls et du cœur, coliques, diarrhée.

A moins d'être très nombreuses, les *piqûres d'abeilles*, de *guêpes*,
de *frelons*, ne causent que de la douleur et un gonflement diffus ;
elles entraînent rarement des troubles généraux et la mort.

Les *plaies virulentes* offrent une gravité en rapport avec la ma-
lignité des ferments ou des microorganismes introduits dans les
tissus. Phénomènes locaux et accidents généraux dépendent
exclusivement des propriétés de ces agents ; la quantité importe
peu, car, en raison de la faculté de pullulation des virus, les doses
les plus faibles suffisent habituellement pour engendrer les maladies spécifiques. Tantôt les lèvres de la plaie sont vite le siège
d'une inflammation intense, produite par l'action locale du virus
(gangrène gazeuse, charbon) ; tantôt la blessure évolue comme
une plaie simple, granule, se cicatrise, et des semaines, des mois
peuvent s'écouler avant qu'éclatent les premiers troubles (rage).
— La plupart des virus sont rapidement absorbés ; en quelques
minutes, le sang qui traverse la région blessée a retenu et emporté
dans le torrent circulatoire assez d'éléments pathogènes pour
réaliser l'infection.

L'emphysème sous-cutané est d'origine traumatique, — produit par la pénétration de l'air dans l'hypoderme, — ou *infectieuse*,
dû à des gaz élaborés dans les tissus sous-cutanés par l'un des
agents de la gangrène septique. — La première modalité s'accuse
par une tuméfaction molle, élastique, crépitante, tout à fait
caractéristique. — Dans l'autre, il y a des symptômes inflammatoires locaux intenses et presque toujours des troubles généraux
graves.

Pour les *sections peu étendues* et les *piqûres*, couper les
poils autour de la plaie, irriguer celle-ci avec de l'eau bouillie
ou la désinfecter avec un liquide antiseptique chaud ou la
teinture d'iode (1 gramme d'iode pour 15-20 d'alcool à 90°-
95°), puis l'occlure au *collodion*. Si la douleur est vive, utiliser les lotions ou les bains antiseptiques chauds et les
pansements humides. — Lorsqu'un abcès se développe,

en faire la ponction et déterger la cavité ; s'assurer que celle-ci ne recèle pas de corps étranger. Extraire les corps piquants recourbés soit en élargissant leur orifice d'entrée, soit en leur faisant traverser les tissus pour amener la pointe à l'extérieur.

Dans le cas de *coupure profonde*, tarir l'écoulement sanguin par des affusions d'eau bouillie chaude, par la ligature ou la torsion des vaisseaux importants. Irriguer ensuite la plaie avec une solution antiseptique chaude ou la badi-

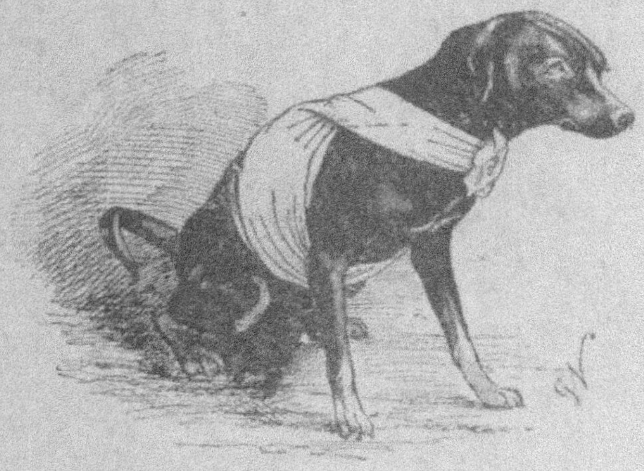

Fig. 29. — Bandage pour les plaies de poitrine. — Serviette pliée en diagonale, fixée sur le dos et la partie inférieure du cou par des épingles de sûreté.

geonner légèrement de *teinture d'iode* fraîchement préparée ; en réunir les bords par une suture et la protéger par un pansement.

Lors d'anémie traumatique consécutive à une hémorragie très abondante, injecter sous la peau 50 à 500 grammes d'*eau salée* à 9 p. 1000.

Si les bords de la blessure sont contus ou si déjà la suppuration est établie, désinfecter à la *teinture d'iode* et suturer sur une mèche drainante. Pansement ouaté.

Les *blessures pénétrantes*, — en particulier celles de l'*abdomen* et du *thorax*, — réclament la section des poils

autour de la plaie, la désinfection soignée de la partie accessible de celle-ci avec la *teinture d'iode* ou une solution
antiseptique forte, l'occlusion et un pansement ouaté maintenu par un bandage. — Aux plaies larges, réunir les
lèvres par une suture avec ou sans drainage. Si un viscère
fait hernie, le purifier par une irrigation à l'eau bouillie
chaude, simple ou salée, avant de le rentrer. — Chez les

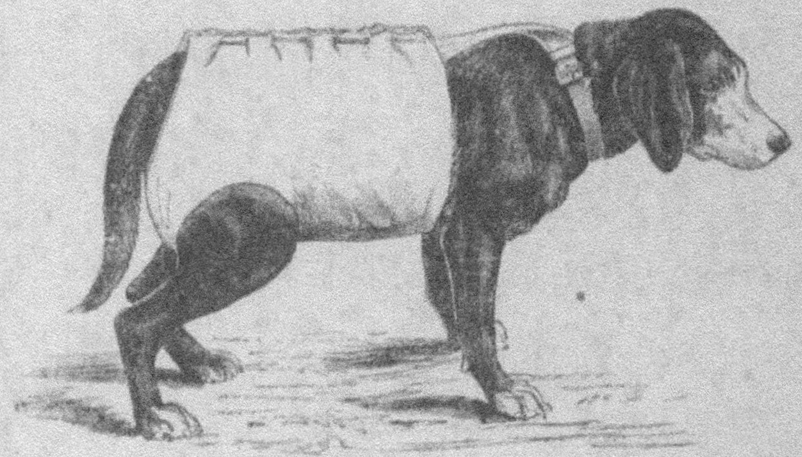

Fig. 30. — Bandage pour les plaies des régions abdominale
et inguinale.

chiens « décousus », parfois il convient soit de débrider la
plaie et de s'assurer qu'aucun corps étranger n'a été introduit dans le ventre, soit de reconnaître l'état des viscères
abdominaux. Si un lambeau d'épiploon est sorti, l'exciser
et refouler le pédicule ; si un vaisseau saigne abondamment, le ligaturer. On fermera les perforations intestinales
par une suture séro-séreuse ou par un double surjet
(V. p. 371). Dans les cas de mortification d'un bout d'intestin, on pourrait faire l'entérectomie (V. p. 375).

Pour les *plaies contuses*, les *écrasements*, les *arrachements*, débarrasser le trauma des corps étrangers qu'il peut
renfermer et le déterger avec la *teinture d'iode* ou une solution antiseptique suffisamment concentrée ; s'il y a un bas-

fond, un décollement, faire un débridement ou une contre-ouverture et drainer, puis utiliser l'emmaillotement humide ou appliquer un ouaté. Quand un os est fracturé, immobiliser les abouts par un bandage (V. *Fractures*).

Les *plombs* sont peu irritants pour les tissus. N'extraire que ceux qui causent de la gêne ou sont fixés dans un organe délicat (paupières, cornée). — Les blessures faites par les *balles* qui ont traversé de part en part une région doivent être traitées comme les plaies contuses. Lorsque le projectile est resté dans les tissus, ne tenter l'extraction que s'il provoque des troubles graves (réaction inflamma-toire violente, compression cérébrale ou médullaire). En cas de plaie pénétrante de l'abdomen, n'intervenir active-ment que si l'on note des signes d'infection du péritoine, et il y a peu d'espoir de succès.

Pour les *morsures* non virulentes, mêmes soins que pour les plaies contuses ordinaires : — désinfection et panse-ment. Si la peau est largement déchirée, appliquer quelques points de suture.

Aux *plaies empoisonnées* proprement dites, l'indication capitale est l'irrigation large de la blessure pour la débar-rasser de la matière toxique non absorbée. Parfois on devra ensuite cautériser les tissus superficiels et employer les immersions dans un liquide antiseptique chaud. A l'intérieur, donner un vomitif, des excitants ou un antidote (V. *Intoxications*).

Le traitement des *plaies envenimées* comprend les moyens locaux et une médication interne ou spécifique. Quand la région le permet, appliquer une ligature en deçà de la plaie pour arrêter l'absorption du venin, puis débrider, irriguer à grande eau et cautériser. Si les bords du trauma sont tuméfiés, y faire, en des points assez rapprochés, des injections de quelques gouttes d'une solution de *perman-ganate de potasse* à 1 p. 100. Combattre la torpeur par le *café*, le *thé*, l'*alcool dilué*, les injections sous-cutanées d'*éther* et de *caféine* (V. p. 113). — Le *sérum antitoxique* ou *antivenimeux* est préférable à tous les autres moyens ; on

l'emploie à la dose de 5 à 20 centimètres cubes, en injections
sous-cutanées autour de la plaie lorsque celle-ci est récente ;
— là et au niveau du tronc, si déjà il y a des symptômes
généraux. Il peut encore être efficace douze à quinze heures
après la morsure.

Dans les rares cas où le chien est attaqué par des *abeilles*,
des *guêpes*, ou des *frelons*, chasser ces insectes par des
aspersions d'eau froide. Atténuer l'inflammation consécutive
par des lotions avec une *solution ammoniacale* à 1 p. 100
ou l'*huile pétrolée* (V. p. 260).

Pour les *plaies virulentes*, arrêter, si possible, l'absorption
des agents spécifiques par une ligature, comme aux plaies
envenimées. Laver la blessure à grande eau, en comprimer les lèvres, expulser des tissus le sang extravasé et la
matière virulente ; l'hémorragie provoquée ainsi, sous
l'eau, nettoie la plaie ; le sang se charge d'éléments nocifs
avant d'être entraîné par l'irrigation. Imprégner ensuite
de *teinture d'iode* les parois du trauma. — Quand le virus
a eu le temps de diffuser dans les tissus, opérer la destruction large de ceux-ci par les caustiques ou le fer rouge.

Traiter l'*emphysème sous-cutané traumatique* en expulsant
l'air par des pressions exercées des régions crépitantes vers
la plaie, puis par l'application d'une suture ou d'un pansement. — Lors d'*emphysème infectieux*, donner issue aux gaz
par d'étroites *ponctions au cautère* et, à la faveur de celles-ci,
injecter dans les tissus des *solutions antiseptiques*.

Combattre la *lymphangite* et l'*érysipèle* par des affusions
ou des bains chauds antiseptiques et par des pansements
humides. Si des abcès se forment, les ponctionner.

Pour le traitement des autres complications, V. *Septicémie, Pyémie, Tétanos, Charbon.*

III. — Urtication

Employé pour désigner une sorte de flagellation avec des
orties fraîches, que l'on pratiquait autrefois pour produire une
irritation de la peau, ce mot s'entend aussi des accidents déterminés chez les animaux par les orties, notamment par l'*Urtica*

dioica et l'*Urtica urens*, dont les poils contiennent un liquide incolore, caustique, qui, introduit dans la peau, y provoque une cuisson brûlante durant plusieurs heures et une éruption de papules aplaties, blanches, entourées d'une légère auréole rosée.

Cette action irritante des poils urticants, qui paraît liée à la présence dans ceux-ci d'une matière albuminoïde, est particulière aux poils des feuilles et de la tige des jeunes pousses. L'ortie adulte n'est pas toxique, et l'ortie jeune, coupée depuis quelque temps déjà, n'est plus nocive. Irritantes et toxiques au printemps, à l'époque où la végétation est active, notamment si elles croissent à l'abri des rayons solaires et d'une lumière vive, les orties perdent peu à peu ces propriétés dès la floraison. Mais vient-on à les couper, les nouvelles pousses sont irritantes, comme les printanières. C'est ainsi que les orties repoussées sont urticantes pendant l'automne, même en plein hiver.

Dans les conditions qui viennent d'être précisées, les orties vertes peuvent déterminer, chez le chien, des accidents graves, voire mortels, surtout parmi les sujets jeunes et dans les races à poil ras. On les observe plus particulièrement à l'époque de la chasse, lorsque les chiens travaillent en forêt ou traversent des terrains couverts d'orties. Échauffé par la course, excité par l'odeur ou la vue de la proie, l'animal qui subit l'urtication ne manifeste d'abord aucun signe de malaise, mais les poils urticants devenant de plus en plus nombreux sur la peau, bientôt la douleur cuisante se fait sentir, vive surtout au niveau des espaces interdigités et aux régions peu protégées : le chien se lèche sans répit ; les poils urticants sont ainsi introduits en plus ou moins grande quantité dans la bouche, puis déglutis, et à l'éruption cutanée s'ajoutent une stomato-pharyngite et une gastro-entérite d'intensité variable. Souvent aussi, en flairant une piste, le chien inhale des poils d'ortie qui pénètrent plus ou moins profondément dans l'arbre respiratoire et se déposent sur la muqueuse. Celle du nez se congestionne, s'œdématie au point d'occlure les cavités nasales, et le malade doit respirer par la bouche, quand il ne succombe pas intoxiqué et asphyxié.

Parmi les autres symptômes constatés, mentionnons la raideur de la démarche, la rougeur et la tuméfaction des doigts, une salivation abondante, des plaintes, des quintes de toux, l'accélération des grandes fonctions, la dyspnée, des érections et une forte congestion de la muqueuse génitale, des mictions et des éva-

cuations diarrhéiques, enfin des crises, des accès avec chute
suivie de mouvements convulsifs de la tête, des membres, simulant l'empoisonnement par la strychnine ou l'attaque d'épilepsie.
Au bout de quatre à cinq heures, la salivation diminue, et généralement les phénomènes d'excitation font place à un état comateux qui peut se prolonger toute une journée. Chez certains sujets,
il persiste pendant quelque temps une gêne dans les mouvements
des membres postérieurs.

La prophylaxie se déduit des données étiologiques.
Autant que possible éviter de faire traverser au chien des
lieux où abondent des orties en voie de développement ou
qui ont repoussé après avoir été coupées.

La peau des régions affectées sera lotionnée avec une
solution antiseptique légère et tiède. On se servira de préférence d'eau bouillie additionnée d'*acide borique* (30 grammes
par litre) ou d'*acide phénique* (10 grammes par litre). L'eau
phéniquée exerce une action analgésique avantageuse en la
circonstance. Mais, tout d'abord, pour débarrasser la peau
des poils urticants qui la recouvrent, on la lavera avec de
l'eau simple ou additionnée d'un peu de vinaigre.

Selon que les troubles sont tout récents ou remontent
déjà à un certain nombre d'heures, on provoquera le vomissement par l'administration d'*ipéca* (V. p. 45) ou de *sel
marin*, ou la purgation par l'*huile de ricin*. D'après les
manifestations dominantes, on instituera ensuite la médication symptomatique. Aux phénomènes d'excitation, on
opposera les calmants, — les *opiacés* ou les *bromures* et
le *sulfonal* (V. p. 154). Le coma sera combattu par les
excitants : infusion de *café* ou de *thé*, injections d'*éther* ou
d'*huile camphrée* (V. p. 113).

IV. — Brûlures. — Gelures.

Les *brûlures* peuvent être produites par des liquides très chauds
ou bouillants (eau simple, eau salée, huile), par des solides (corps
en ignition, métaux portés à une haute température), ou par
des substances caustiques (acides, bases phosphore).

L'eau chaude ne provoque qu'une inflammation érythémateuse lorsque sa température n'atteint pas 100°. Les liquides bouillants — l'eau simple, l'eau salée, l'huile surtout — déterminent des lésions graves de la peau, quelquefois des muqueuses. Quant aux liquides caustiques, souvent leur action s'étend fort au delà des membranes tégumentaires. — Dans les brûlures légères, outre l'ustion des poils en certains cas, la couche superficielle du derme est enflammée et souvent parsemée de phlyctènes. — Dans les brûlures graves, il y a carbonisation de la peau ou inflammation intense de celle-ci, quelquefois des tissus sous-jacents et gangrène consécutive. — Sur les chiens qui se sont échappés de foyers d'incendie, non seulement la peau peut être en partie carbonisée, mais les gaz irritants inhalés ont pu déterminer une inflammation diffuse de la muqueuse respiratoire. — Étendues et profondes, les brûlures entraînent fréquemment des complications mortelles.

Lors de *brûlure légère*, employer de préférence les lotions ou les pansements avec la solution d'*acide picrique* saturée à chaud et décantée après refroidissement. On peut aussi utiliser les solutions d'*acide borique* à 3 p. 100, d'*acide phénique* à 1 p. 100, puis une poudre absorbante — amidon ou talc. S'il y a des phlyctènes, donner issue à leur contenu en les piquant avec une épingle.

Dans le cas de brûlure avec mortification de la peau, favoriser l'élimination des escarres, puis la cicatrisation des plaies consécutives par les bains et les pansements antiseptiques. Des lésions profondes d'une extrémité peuvent nécessiter l'amputation. — Dans les cas de brûlures étendues, combattre les complications viscérales qui peuvent survenir, notamment instituer le *régime déchloruré* afin de prévenir ou d'enrayer les suites des complications rénales.

Certaines brûlures comportent un traitement spécial. On neutralisera les acides par un liquide alcalin (eau savonneuse, lessive, solution de *carbonate de soude* ou *de potasse*) et les bases par un liquide acide (*eau vinaigrée*). Pour les brûlures faites par le phosphore, employer une solution d'*hydrate de magnésie*.

L'action prolongée du froid humide (eau glacée, boue froide, neige) cause parfois des *gelures*, localisées d'ordinaire aux régions inférieures des membres.

La peau est d'abord simplement congestionnée et infiltrée. A un degré plus avancé, l'épiderme, soulevé par une sérosité citrine ou sanguinolente, se décolle et laisse à nu le derme ulcéré, crevassé. Les gelures graves des extrémités avec mortification du tégument et des tissus sous-cutanés sont exceptionnelles.

Pour les *gelures légères* ou de *moyenne gravité*, frictionner doucement les parties malades avec un liquide froid ou de la neige, puis les recouvrir d'un pansement ouaté. Les lésions occupant d'ordinaire les extrémités, on peut aussi très avantageusement recourir à l'immersion dans un bain simple à 15°-20°, dont on élève lentement la température jusqu'à 38°. Une fois les tissus réchauffés, enduire la peau de *glycérine* simple ou légèrement *iodée* et appliquer un pansement.

Dans les rares cas de gelure où l'on ne parviendrait pas à ranimer les tissus, favoriser, par des bains antiseptiques chauds ou l'emmaillotement humide, l'élimination des escarres. Activer ensuite la cicatrisation des plaies.

V. — Abcès. — Œdèmes

Fréquents chez le chien, rencontrés en toutes régions, mais surtout à la tête, au cou et aux membres, les *abcès* sont des collections purulentes qui se forment dans les tissus, sous la peau ou profondément. Ils résultent d'une inflammation infectieuse provoquée par les microbes pyogènes (staphylocoques, streptocoques, colibacille...) et les toxines qu'ils élaborent. L'infection locale s'opère le plus ordinairement à la faveur d'une effraction cutanée ou muqueuse ; quelquefois les germes sont apportés dans les tissus par les voies du sang ou de la lymphe.

Suivant la rapidité de leur développement, on distingue des *abcès chauds* ou *aigus* et des *abcès froids* ou *chroniques*. — Les morsures, les piqûres, les contusions, la rétention dans les tissus de corps étrangers infectés sont les principales causes des *abcès chauds*. — En certains cas, ils sont produits par des corps vulné-

rants déglutis (aiguille, hameçon, épillets de graminées, de brome
ou d'orge des murs) qui se fixent dans les parois de la bouche, du
pharynx, de l'œsophage, ou les traversent ; — par l'infiltration
de salive, d'urine, de matières fécales ; — par la propagation aux
ganglions lymphatiques d'une inflammation muqueuse, cutanée
ou interstitielle.

Les abcès sont exprimés par des *symptômes* exclusivement
locaux ou par des phénomènes locaux et des troubles généraux.
— *Superficiels*, ils s'accusent, au début, par une tuméfaction douloureuse un peu diffuse, bientôt œdémateuse à la périphérie
(phlegmon). Au bout de vingt-quatre à quarante-huit heures, la
partie centrale de la tumeur est ramollie, fluctuante, entourée
d'une zone d'induration formée par les tissus enflammés qui
constituent les parois de la poche. Pas ou peu de symptômes
généraux. — Pour les *abcès profonds*, les phénomènes initiaux
sont la fièvre, l'anorexie, de la gêne dans l'exécution des mouvements de la région affectée, de l'œdème déclive. Puis l'on constate du gonflement, l'augmentation de la tumeur œdémateuse,
et, quand le pus a atteint les couches sous-cutanées, les mêmes
symptômes qu'aux abcès superficiels. — Nombre d'abcès causent
des troubles fonctionnels ; ceux de la gorge gênent la déglutition
et la respiration ; ceux du bassin donnent lieu à de la constipation, à des coliques ; ceux des extrémités entraînent une claudication ou la suppression de l'appui du membre souffrant.

Le pus chemine de préférence dans les espaces intermuscu-
laires, le long des plans conjonctifs reliés à la peau, où il finit
par aboutir ; mais, s'il trouve une voie plus facile vers la profondeur des régions, il peut causer de graves accidents.

Les *abcès froids* reconnaissent pour causes habituelles les
actions contondantes légères et répétées, les nécroses, la blessure
d'un conduit salivaire, de l'œsophage, du rectum, l'infiltration du
pus vers les régions déclives (abcès par congestion). Il en est qui
relèvent du lymphatisme, de maladies infectieuses chroniques,
en particulier de la tuberculose.

La plupart se constituent d'emblée avec leurs caractères
définitifs ; quelques-uns résultent de l'infection secondaire de
collections kystiques. En général, ce sont des tumeurs fluctuantes,
n'offrant que des phénomènes inflammatoires très modérés. Dans
certains abcès froids, le foyer purulent est entouré d'une assez
épaisse couche de tissu induré.

Les abcès peuvent être confondus avec diverses lésions externes (kystes, collections séro-sanguines, tumeurs molles). Lorsqu'ils siègent sur la région abdominale, il importe de les distinguer des hernies. Si le diagnostic est hésitant, faire une ponction exploratrice.

Soumettre à l'épreuve de la tuberculine les chiens atteints d'abcès froids et dont l'état général est mauvais. En quelques cas on sera fixé par l'examen bactériologique du pus.

Les *œdèmes inflammatoires* forment des saillies chaudes, douloureuses, au niveau desquelles la peau est congestionnée, d'une teinte variant du rouge vif au rouge sombre.

Les *œdèmes par stase*, résultat d'obstacles à la circulation sanguine, ou de la défaillance cardiaque, donnent lieu à des tuméfactions froides, pâteuses, indolores, conservant l'empreinte du doigt.

Pour les *œdèmes d'origine cardio-rénale*, V. p. 121.

Traiter les *phlegmons* par les bains chauds ou les compresses humides antiseptiques.

Quand l'*abcès* est mûr, donner issue au pus par la ponction. Pour certains abcès profonds, inciser les tissus couche par couche, ou faire à la peau une simple boutonnière et forer les couches sous-jacentes avec une pointe ou le bec de la sonde cannelée.

Déterger la cavité par une irrigation avec un liquide antiseptique chaud ; extraire les corps étrangers qu'elle peut renfermer. S'il y a un bas-fond, débrider dans le sens des cordons vasculo-nerveux, ou pratiquer une contre-ouverture. Matin et soir, faire dans la poche une injection antiseptique.

Pour les *abcès froids durs*, joindre à ces moyens un badigeonnage quotidien à la *teinture d'iode*.

Le traitement des *œdèmes inflammatoires* est celui de l'inflammation aiguë, des phlegmons ou des abcès. Aux *œdèmes froids*, on oppose l'exercice, le massage, les alcalins et les purgatifs.

VI. — Tumeurs.

Fréquentes chez le chien, les *tumeurs* ou *néoplasmes*, — les néoformations persistantes à évolution progressive et sans tendance à la guérison, — sont particulièrement communes chez les sujets âgés, plus rares à la période moyenne de la vie et pendant les premières années. Elles peuvent naître en tous les points des téguments cutanés et muqueux, ainsi que dans les appareils glandulaires qui leur sont annexés, dans les viscères, dans les centres nerveux, dans l'œil et dans les différents tissus.

Leur étiologie est encore obscure et leur cause efficiente inconnue. Indépendamment de l'influence que l'espèce et l'âge peuvent excercer sur leur développement, on incrimine le régime alimentaire défectueux, l'arthritisme, les irritations traumatiques, en particulier les frottements, les pressions, les contusions légères et répétées, l'hérédité, enfin l'intervention d'agents infectieux (bactéries, sporozoaires ou champignons). Les analogies qui existent au point de vue de l'évolution entre les tumeurs cancéreuses et certaines maladies infectieuses ont suscité de nombreuses recherches en vue d'établir le parasitisme des premières ; mais toutes les investigations sont restées infructueuses jusqu'à présent. On sait seulement que quelques variétés de tumeurs sont transmissibles par inoculation ou, plus exactement, par greffe.

Les tumeurs les plus communes sont les *épithéliomes* (40 p. 100), les *fibromes* (15 p. 100), les *papillomes* (10 p. 100), les *sarcomes*, les *lipomes* (6 p. 100) et les *kystes* (3 p. 100).

Les *épithéliomes* les plus fréquents sont ceux de la peau, de la mamelle et de l'anus ; viennent ensuite ceux du rein et du foie, du testicule, de la vulve et du vagin. — Les *épithéliomes de la peau* se présentent sous l'aspect de tumeurs dures, bosselées, souvent mal délimitées, qui s'ulcèrent et s'accroissent plus ou moins rapidement, s'accompagnant de tumeurs secondaires développées dans les ganglions lymphatiques voisins ou de métastases viscérales. — Les *épithéliomes des muqueuses*, beaucoup moins communs, se propagent plus vite aux tissus sous-jacents et le long des voies lymphatiques. Les *cancers de la langue, de l'estomac, du rectum, de l'utérus*, sont d'une exceptionnelle rareté. — Certains *épithéliomes de la mamelle* sont peu consistants, s'accroissent vite, s'ulcèrent et se propagent aux ganglions inguinaux ;

la plupart sont durs, n'augmentent que lentement de volume et restent stationnaires ou à peu près pendant des années ; on en voit dont l'évolution est définitivement arrêtée et qui rétrocèdent par la calcification. — Les *épithéliomes* ou *adénomes de l'anus*, irréguliers, mamelonnés, de teinte rouge foncé ou bleuâtre, de consistance ordinairement molle, sont souvent multiples ou disposés en croissant. Même lorsqu'ils sont ulcérés, ils récidivent rarement après l'ablation correctement pratiquée (V. p. 56).

Les *sarcomes* les plus fréquents sont ceux des mâchoires et des ganglions lymphatiques. Il en est qui naissent dans la peau ou dans les os du tronc ou des extrémités. Assez diversifiés dans leurs caractères, ils offrent, au point de vue de leur évolution, une certaine similitude avec les épithéliomes ; toutefois, à l'inverse de ceux-ci, ils ne se propagent guère au système lymphatique. Beaucoup sont de consistance molle, s'accroissent rapidement, finissent par avoir d'énormes dimensions et se généralisent ou récidivent après l'ablation.

Les *fibromes* les plus communs sont ceux de la peau et du tissu conjonctif sous-cutané. La tête, la région dorsale et les membres sont leurs lieux de prédilection. Ordinairement solitaires comme la plupart des autres néoplasmes, ils sont quelquefois multiples et exceptionnellement très nombreux (fibromatose). En général de petites dimensions et de consistance dure, ils s'accroissent lentement, restent sessiles ou se pédiculisent, demeurent toujours nettement délimités, sont facilement opérables et ne récidivent pas.

Surtout communs chez les jeunes animaux, les *papillomes* se développent sur la peau ou les muqueuses. Ils sont le plus souvent multiples et quelquefois très nombreux (*papillomatose*). Leurs lieux d'élection sont les lèvres, les joues et les oreilles, la région dorsale, les extrémités, les muqueuses de la bouche, du pénis et du prépuce, de la vulve et du vagin. Ceux de la peau — les *verrues* — sont en général consistants, de petites dimensions et bien délimités, assez souvent confluents et d'aspect mûriforme, ou pédiculés, disposés en champignon ou en chou-fleur. Développés sur les muqueuses, ils sont d'ordinaire mous, friables, très vasculaires.

Constatés principalement chez les chiens âgés, bien nourris ou obèses, les lipomes ont pour siège principal le tissu conjonctif sous-cutané. De consistance molle, bien délimités, sessiles ou pédiculés, recouverts par la peau intacte, ils s'accroissent lentement et souvent restent stationnaires durant de longs mois.

Indépendamment des *kystes salivaires* observés au cou (V. *Grenouillette*), on peut rencontrer en nombre de régions, principalement sur le tronc, des *tumeurs kystiques* caractérisées par la fluctuation et l'absence de phénomènes inflammatoires. Il en est qui sont de nature parasitaire.

Considérées au point de vue de leur évolution, de leur gravité et du traitement qu'il convient de leur appliquer, les tumeurs sont distinguées en *bénignes* et *malignes*. — Les premières (fibromes, papillomes, lipomes, kystes) se développent d'ordinaire lentement ou cessent bientôt de s'accroître et ne récidivent point après l'ablation. — Les tumeurs malignes — les *cancers* — (épithéliomes et sarcomes) ont une évolution rapide, une tendance marquée à se propager, à engendrer des tumeurs secondaires au voisinage ou à distance, dans les ganglions ou les viscères, et très généralement elles récidivent.

Pour les *tumeurs bénignes* stationnaires ou dont l'accroissement est lent et qui ne troublent aucune fonction, on peut s'abstenir de toute intervention. Si le traitement est décidé, on a le choix entre la *ligature*, — l'application sur la base de la tumeur d'un lien fortement serré, qui en provoque la mortification, — la *cautérisation* avec une substance caustique ou le fer rouge, — et l'*excision*.

Pour les *verrues*, on emploiera un caustique liquide que l'on appliquera avec un petit tampon monté, plongé dans le caustique, puis égoutté. Le *formol* du commerce convient très bien : — une fois par jour, on pratique un attouchement superficiel de la tumeur ; celle-ci se flétrit et se détache.

Pour les *tumeurs malignes*, bien que quelques-unes soient justiciables des caustiques, le traitement de choix est l'*ablation précoce et totale* (V. p. 342).

VII — Goitre.

Les tumeurs formées par le *corps thyroïde* — les *goitres* — sont de nature diverse. Tantôt la thyroïde est simplement hypertrophiée (goitre simple), tantôt elle est le siège d'un processus néoplasique et subit la transformation fibreuse, la dégénérescence kystique ou cancéreuse. — Le goitre simple est particulièrement commun dans certaines régions montagneuses ; quelquefois il est d'origine infectieuse, consécutif à la maladie du jeune âge.

Dans la plupart des cas, l'hypertrophie thyroïdienne est bilatérale et la tumeur formée de deux lobes généralement inégaux. Cette tumeur, de consistance variable, molle, ferme avec des points fluctuants, ou uniformément dure, est indolore, mobile sous la peau et sur les tissus profonds. A la longue, elle se déplace, prend une situation de plus en plus déclive et finit par occuper la partie inférieure du cou.

Même lorsqu'il s'agit de goitre cancéreux, l'évolution est ordinairement lente, et les malades peuvent vivre des mois, voire des années, avec les apparences d'un bon état général.

Le *goitre simple* est curable dans une partie des cas, surtout chez les jeunes animaux. Les *goitres néoplasiques*, en particulier la forme cancéreuse, ont paru justiciables de l'intervention chirurgicale ; mais les résultats de celle-ci ne sont pas encourageants. Mieux vaut s'abstenir.

La nature du goitre pouvant demeurer longtemps indécise, traiter les malades par la *médication iodurée* :

<pre>
    Iodure de sodium....................   1-5 gr.
    Eau distillée ou sirop simple........   200 cent. cubes.
Dix jours par mois, le matin, 1 cuillerée à café — 1 cuillerée à soupe.
</pre>

Continuer longtemps cette médication, avec des repos de durée variable selon l'évolution de la tumeur et l'état général des malades (V. *Goitre exophtalmique*).

VIII. — Hernies.

Généralement *acquises*, quelquefois *congénitales*, les *hernies* sont des tumeurs formées par la pénétration, dans la couche conjonctive sous-cutanée et à la faveur d'une ouverture naturelle (hernies ombilicale et inguinale) ou accidentelle (hernies ventrale et périnéale), d'un ou de plusieurs des organes de la cavité abdominale.

Le développement des hernies est favorisé par l'hérédité, le jeune âge et la vieillesse, par le relâchement ou la dilatation anormale des anneaux inguinal, crural, ombilical, par la trop lente organisation du tissu qui doit fermer l'ouverture ombilicale. Les contractions violentes des muscles abdominaux, les sauts, les efforts expulsifs, les actions contondantes qui portent sur l'abdomen, en sont les causes provocatrices habituelles. — Les

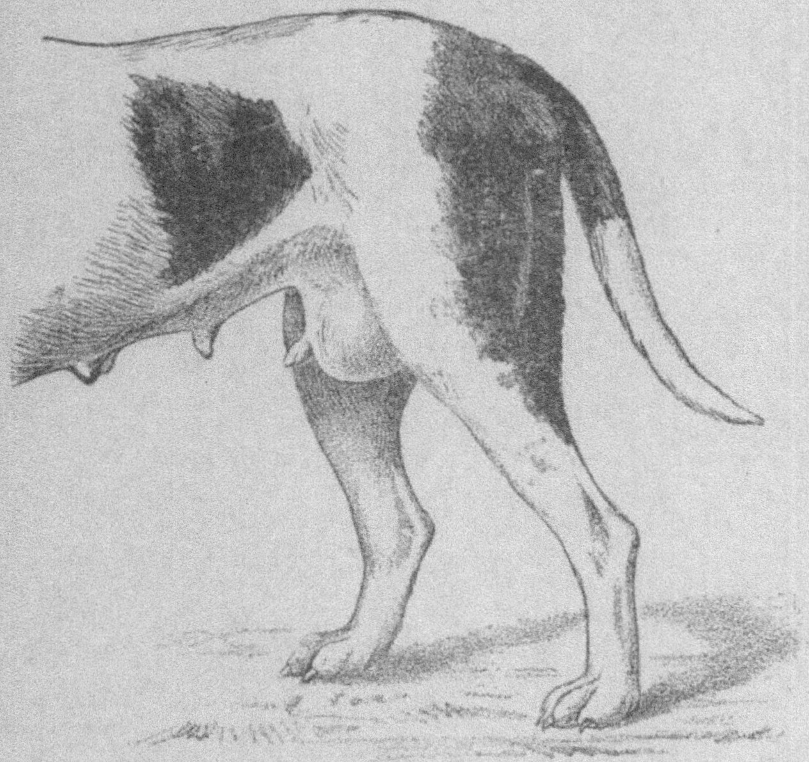

Fig. 31. — Hernie inguinale chronique de la chienne.

hernies accidentelles relèvent parfois d'un défaut de résistance des couches musculo-aponévrotiques entrant dans la constitution des parois abdominales ; mais presque toujours elles résultent d'actions traumatiques qui divisent ces couches sans perforer la peau.

Lorsqu'elles se présentent avec leurs caractères définitifs, c'est-à-dire exemptes de phénomènes inflammatoires, les hernies offrent l'aspect de tumeurs plus ou moins volumineuses, globulaires ou piriformes, indolores, élastiques, fluctuantes dans toute leur étendue et, en général, facilement réductibles.

Très commune chez les jeunes chiens, la *hernie ombilicale — l'exomphale —* s'accuse par l'existence, au niveau du nombril, d'une tumeur hémisphérique ou ovoïde, de dimensions variables, mais habituellement de la grosseur d'une noisette, tumeur en général réductible. Le sac renferme le plus souvent une anse d'intestin grêle accompagnée ou non d'épiploon, quelquefois seulement un lambeau de celui-ci. Dans les petites hernies dont l'orifice est très rétréci ou fermé, ou ne trouve que de l'épiploon. — Assez fréquemment les hernies ombilicales de petites dimensions diminuent graduellement et disparaissent peu après le sevrage.

La **hernie inguinale des jeunes chiens**, produite par la descente d'une anse intestinale dans la gaine vaginale élargie, est surtout accusée par l'augmentation de volume de la bourse correspondante, transformée en tumeur piriforme, molle, réductible. Elle n'a aucune tendance à la guérison spontanée. — La HERNIE INGUINALE DE LA CHIENNE est fréquente, souvent volumineuse et quelquefois double. Le sac contient d'ordinaire une partie de l'épiploon avec l'une des cornes de l'utérus, parfois l'intestin ou la vessie. Lorsque les cornes utérines sont descendues dans une tumeur inguinale, si un ou plusieurs petits s'y développent, tantôt la hernie s'accroît rapidement et s'accompagne d'étranglement, tantôt l'évolution fœtale se fait régulièrement ; mais, au moment de la parturition, l'ectopie est une cause de dystocie qui exige l'hystérotomie ou l'hystérectomie.

La **hernie ventrale**, assez rare chez le chien, a pour siège ordinaire la partie inférieure de l'un des flancs. De volume et de configuration variables, elle est presque toujours formée par l'intestin.

La **hernie périnéale**, surtout commune chez les vieux chiens atteints d'hypertrophie de la prostate, est caractérisée par une tumeur molle, uniformément fluctuante, en général peu sensible et facilement réductible, située entre l'anus dévié, la base de la queue et la pointe de la fesse. Elle est ordinairement formée par la vessie renversée ; mais la tumeur peut contenir aussi une anse d'intestin, une partie de l'épiploon, quelquefois la matrice chez la chienne. Dans les cas d'ectopie vésicale, l'expulsion de

l'urine peut devenir impossible ; on constate alors les troubles
de la rétention : coliques, efforts de miction, tension et endolorissement de la tumeur.

L'*engouûment* et l'*étranglement* des hernies s'accusent par des

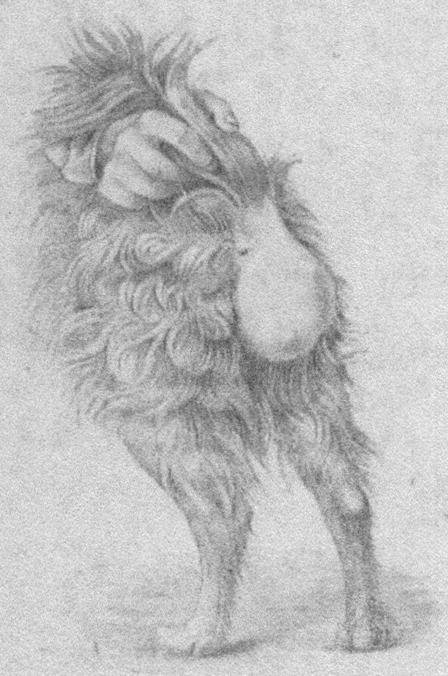

Fig. 32. — Hernie périnéale.

signes de vives souffrances et par des vomissements ; la tumeur,
augmentée de volume, est tendue, douloureuse à la pression,
ordinairement irréductible. L'inflammation du sac et de son
contenu est quelquefois la conséquence d'actions traumatiques
exercées sur la hernie. — Les adhérences qui unissent le sac aux
organes qu'il contient sont très communes ; elles prédisposent
aux complications précédentes.

On peut confondre les hernies avec les *tumeurs molles*, les
abcès, les *kystes*. Dans les cas douteux, il convient toujours d'assurer le diagnostic par une ponction exploratrice.

Les *hernies ombilicale* et *inguinale* des jeunes sujets ne seront l'objet, avant le sevrage, d'aucun traitement violent : on se bornera à les réduire et à faire sur la peau quelques applications de *teinture d'iode*. Si elles ne disparaissent pas naturellement et surtout si leur volume augmente, on pourra essayer les injections, dans le tissu conjonctif sous-cutané, de quelques gouttes d'un liquide sclérogène (solution aqueuse de *chlorure de zinc* à 1 p. 10, solution saturée de *sel marin*), ou l'on en fera la cure radicale.

Les *hernies ventrales récentes* et non compliquées seront traitées par l'application d'un bandage ou d'un topique irritant.

Les *hernies périnéales* résistent à tous les moyens autres que l'opération.

Quels que soient le siège et le volume de la hernie, combattre l'*engoûment* et l'*étranglement* par les compresses chaudes appliquées sur la tumeur et par le taxis.

Les *hernies anciennes* ou *volumineuses* ne guérissent que par l'intervention chirurgicale. Celle-ci est urgente dans tous les cas d'*étranglement*, quand le taxis a été employé sans succès (V. p. 358).

IX. — Fractures.

Les *fractures* sont généralement produites par des actions traumatiques (coups, chutes, morsures...), quelquefois par une contraction musculaire violente. Les os superficiels, ceux des membres en particulier, sont le plus fréquemment atteints. Indépendamment du jeune âge et de la vieillesse, diverses causes locales (ostéite, nécrose, carie) ou générales prédisposent aux fractures en diminuant la résistance des os.

Selon le siège ou les caractères de la solution de continuité osseuse, les modalités des fractures sont très diverses. Au point de vue thérapeutique, il suffit de distinguer : 1° des *fractures closes incomplètes* ou *complètes* ; 2° des *fractures ouvertes* ou *compliquées*.

I. — Fractures closes.

Les *fractures incomplètes* sont habituellement des fêlures, des fissures longitudinales, transversales ou obliques, des éclatements partiels avec esquilles, plus rarement des fractures intrapériostales, des enfoncements ou des perforations produites par de petits projectiles.

La tuméfaction de la région blessée, sa vive sensibilité et des troubles fonctionnels plus ou moins accusés sont les principaux signes de ces lésions.

Le traitement consiste à tenir le malade au repos, à combattre la tuméfaction et la douleur locales par des lotions chaudes (eau simple, *eau blanche, eau alunée* à 3-4 p. 100), par des compresses humides, ou à immobiliser la région par un pansement ouaté.

Une fois les phénomènes aigus atténués, si la tuméfaction persiste assez volumineuse, favoriser la résorption de l'exsudat par le massage.

Les *fractures complètes* ont pour principaux attributs : la déformation de la région, l'intensité de la douleur locale, la crépitation des abouts, l'impotence fonctionnelle et la mobilité anormale du rayon fracturé. La crépitation osseuse, d'une importance diagnostique capitale, peut faire défaut ou être d'une constatation malaisée si l'os fracturé est entouré d'épaisses couches musculaires, ou si l'épanchement sanguin est considérable. — Les fractures intra-articulaires, ainsi que les décollements épiphysaires, fréquents chez les jeunes chiens, sont parfois difficiles à différencier des luxations.

En général, les fractures simples guérissent vite et sans complication, excepté toutefois chez les sujets âgés, chez les débilités et les dyscrasiques.

Le traitement comporte la *réduction de la fracture*, la *coaptation des abouts* et la *contention* de ceux-ci.

Pratiquer la *réduction* aussi hâtivement que possible. Si la région est le siège d'une vive inflammation, combattre celle-ci par l'application de compresses humides et chaudes.

Lorsque l'*anesthésie* est indiquée pour atténuer les réactions, la contraction musculaire, et faciliter l'exécution des manœuvres et réduction, faire une injection d'*atropomorphine* et, au bout d'un quart d'heure, donner le *chloroforme* (V. p. 337).

Effectuer la *réduction* en exerçant des tractions en sens contraire sur les abouts. Aux membres, pratiquer l'*extension* sur le fragment inférieur et la *contre-extension* sur l'autre. Dans certains cas où les manœuvres sont laborieuses, charger un aide de la contre-extension. Dès que les abouts arrivent au contact, les affronter exactement par de légères pressions exercées avec les doigts. La coaptation doit être aussi régulière que possible.

Pour les fractures du crâne et de la face, il est quelque-

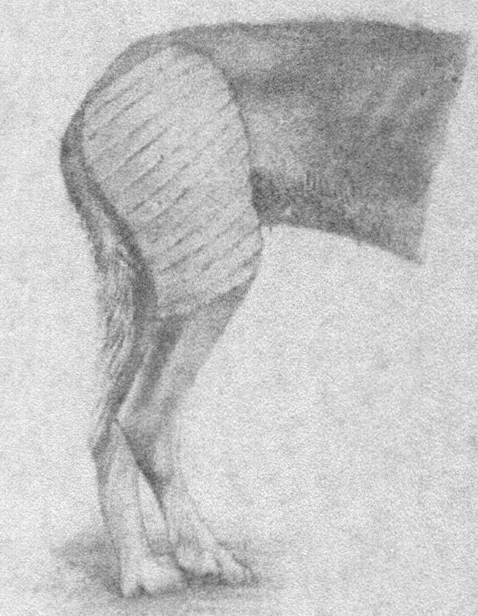

Fig. 83. — Bandage pour la fracture de la cuisse.

fois nécessaire de ramener en bonne position les fragments osseux enfoncés, en exerçant sur eux une traction avec des pinces, ou en les soulevant à l'aide d'un élévatoire, à la faveur d'une incision cutanée ou après trépanation.

Par la *contention*, on immobilisera les abouts coaptés. — Dans les cas de fracture des rayons supérieurs des membres (scapulum, humérus, fémur, tibia), se borner à l'application d'un bandage confectionné avec des lanières de bande enduites de *poix* fondue ou d'un mélange de *poix* et de *térébenthine* (*fig. 33*). Procéder de même pour les fractures des mâchoires, ou recourir à la *suture osseuse* avec des fils métalliques. Aux chiens indociles, appliquer une muselière. — Pour les fractures des régions inférieures, *le bandage doit recouvrir toute la partie libre du membre ou au moins le rayon fracturé et les régions situées au-dessous.* Envelopper d'abord ces parties d'une couche d'ouate et disposer sur elles deux attelles, l'une en dehors, l'autre en dedans, attelles que l'on fixe soit avec la *bande plâtrée* ou *amidonnée*, humectée d'eau simple, soit avec de la bande ordinaire (toile ou tarlatane) et une solution de *silicate de potasse* ou l'une des préparations suivantes :

Poix noire....................................	100 gr.
— de Bourgogne	100 —
Térébenthine...............................	50 —
Poix résine.................................	150 gr.
Cire...	75 —
Gutta-percha..............................	50 gr.
Poix résine.................................	150 —

Les bandes plâtrées sont avantageuses : elles permettent l'exécution rapide du bandage, et celui-ci est solide.

On peut utiliser encore la *gomme arabique* ou la *dextrine.*

Quelle que soit la substance employée, la bande doit être enroulée du pied vers la racine du membre et serrée au degré convenable. — Les bandages qui ne recouvrent que le rayon fracturé exposent à la congestion passive et à la gangrène de l'extrémité (*fig. 34*).

Des signes de vive douleur, une forte réaction fébrile, la perte de l'appétit, annoncent quelque complication et commandent la levée du bandage. Mal appliqué ou trop

serré, celui-ci a pu provoquer du sphacèle de la peau. On y
remédie par des bains antiseptiques et des pansements
ouatés renouvelés tous les jours, ou par l'application d'un
bandage fenêtré.

Lorsque les phénomènes consécutifs indiquent que la

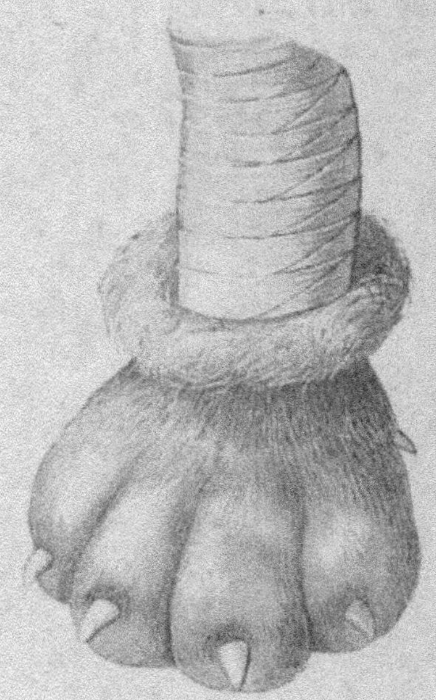

Fig. 44. — Gangrène du pied causée par un bandage défectueux.

réparation de la fracture s'accomplit sans incident, laisser
l'appareil à demeure trois semaines à un mois, en le con-
solidant s'il est nécessaire. — Pour l'enlever, couper la
bande avec les ciseaux ou le sécateur, le détremper par
l'eau à 40º-50º, briser le plâtre ou diviser la gutta avec le
fer rouge.

Nombre de fractures closes du chien guérissent sans
bandage ; mais, quoi qu'on en ait dit, souvent les abouts
se réunissent d'une façon défectueuse. L'abstention n'est
certes pas recommandable. Toutefois, pour les fractures où
la mobilité anormale des abouts est très faible (métacarpe

ou métatarse), l'application d'un pansement contentif n'est pas nécessaire.

Par l'exercice et le massage, les cals volumineux diminuent peu à peu, et les muscles se reconstituent.

L'impotence fonctionnelle peut persister quand la consolidation a été défectueuse, ou, en cas de fracture intra-articulaire, lorsque la jointure s'est ankylosée.

Dans certains cas où l'immobilisation a été insuffisante, les fragments ne se soudent pas : il se forme une *pseudarthrose.* — Il faut alors recourir à l'injection, entre les abouts, de quelques gouttes d'une solution de *chlorure de zinc* à 1 p. 10, ou d'*acide lactique* à 1 p. 20 : I-II gouttes sur le périoste, auprès du foyer fractural, et 1 goutte sur chacun des abouts, en des points opposés. — Chez les sujets jeunes et les rachitiques, on favorise la consolidation par l'administration de *poudre d'os* ou d'un *sirop de phosphate de chaux* (V. p. 179).

Dans les fractures du crâne ou de rachis, la compression des centres par le cal peut causer des troubles persistants de la motilité ou de la sensibilité (V. *Paralysies*).

Soustraire à la reproduction les chiennes chez lesquelles une fracture du bassin a entraîné une déformation ou un rétrécissement des détroits créant un obstacle à la parturition.

II. — Fractures exposées.

Dans ces fractures, le foyer traumatique communique avec l'extérieur par une plaie dont les causes sont la violence qui a brisé l'os, le brusque déplacement de l'un des abouts qui a déchiré les tissus de dedans en dehors, un foyer purulent ou gangreneux secondaire.

Faire d'abord la toilette de la plaie : la désinfecter avec l'*eau oxygénée*, une *solution phéniquée* à 3 p. 100 ou la *teinture d'iode*. Lorsque l'un des abouts saille hors de la blessure, il peut être nécessaire d'en réséquer un fragment avant d'effectuer la réduction. La plaie saupoudrée d'*iodo-*

forme ou de *salol*, appliquer un pansement ouaté que l'on renouvellera tous les jours. — L'*amputation* est une dernière ressource à laquelle on ne doit recourir que si l'extrémité est frappée de gangrène.

X. — Entorses.

Le déplacement incomplet et éphémère des extrémités articulaires — l'*entorse* — reconnaît pour causes principales les violences extérieures, les chutes, les contractions musculaires énergiques. Selon son degré, l'effort détermine une distension ou une déchirure partielle des ligaments, quelquefois aussi de la synoviale, et un épanchement sanguin plus ou moins abondant.

D'abord simplement endolorie, la jointure lésée est bientôt le siège d'une tuméfaction chaude, un peu œdémateuse. La boiterie est forte ; souvent le membre est soustrait à l'appui ; sa conformation générale et sa longueur ne sont pas modifiées.

Généralement l'entorse guérit en huit à quinze jours. Parfois la boiterie persiste : il survient de l'induration périarticulaire et des végétations osseuses.

L'immobilisation de la jointure affectée est l'indication primordiale. Au début, modérer les phénomènes inflammatoires par des compresses froides d'*eau blanche*, d'*eau alunée* à 3-4 p. 100, appliquées sous forme de pansement, modérément serrées et humectées toutes les deux ou trois heures. Au bout de quelques jours, utiliser les bains chauds, les compresses humides et chaudes, pour activer la résorption des liquides extravasés.

Les phénomènes aigus apaisés, pratiquer le massage de la jointure. Avec les doigts enduits de *vaseline* ou de *glycérine*, effectuer sur la région une série de passes, légères d'abord, puis de plus en plus fortes, à mesure que la sensibilité s'émousse.

Pour l'*entorse chronique*, recourir aux *bains chauds*, au *massage* et aux applications de *teinture d'iode*.

En cas d'insuccès, surtout s'il existe déjà des végétations osseuses périarticulaires, la *cautérisation* est un dernier

moyen dont on n'usera qu'avec prudence. On soustraira
la surface cautérisée à l'action des dents, en la recouvrant
d'un pansement ouaté et, au besoin, en appliquant une
muselière ou un collier de carton (V. p. 267).

XI. — Luxations.

Les *luxations* sont caractérisées par un déplacement anormal
et permanent des extrémités articulaires. On distingue des *luxations traumatiques*, qui reconnaissent les mêmes causes que les
entorses ; — des *luxations congénitales* ; — des *luxations symptomatiques*, précédées d'une altération de la jointure (hydropisie
ou arthrite). — La luxation est dite *complète* quand les surfaces
osseuses n'ont plus aucun rapport de contiguïté ; elle est *incomplète*, lorsque ces surfaces sont encore en contact dans une étendue
variable.

Selon l'intensité de la cause qui a déterminé la luxation traumatique, celle-ci est accompagnée de désordres plus ou moins
graves, — de déchirure des ligaments, de la synoviale de contusion, d'écrasement des cartilages épiphysaires ou de fracture.
La cavité articulaire peut être mise en communication avec
l'extérieur.

Le membre malade est raccourci ou allongé, soustrait à l'appui
ou traîné sur le sol. — La jointure luxée est déformée et endolorie, fort sensible à la palpation ; elle est le siège d'une mobilité
anormale, limitée en direction et en amplitude, toute différente
de celle des fractures. — L'examen manuel de la région permet
ordinairement d'apprécier les rapports des surfaces articulaires
et le degré du déplacement.

Lorsque la luxation est abandonnée à elle-même, la cavité articulaire se comble peu à peu ; il se forme une pseudarthrose par
groupement et spécialisation des tissus environnants.

Relativement commune, la *luxation de la rotule* en dedans du
grasset est observée surtout chez les bouledogues, les terriers
anglais, les japonais. Elle peut être congénitale. Généralement
favorisée par une conformation anormale (atrophie ou relief
insuffisant) de la lèvre interne de la trochlée fémorale, la luxation
se produit spontanément sous l'influence d'une violente contraction des muscles rotuliens. On la constate d'ordinaire après un
saut ou une chute. L'appui devient impossible, les rayons sont
fléchis, *le jarret est dévié en dehors*. Il est généralement facile

de remettre la rotule en place, mais l'accident se reproduit aussitôt.

Le traitement des luxations récentes comporte la *réduction* et la *contention* des extrémités articulaires.

Le malade assujetti sur une table, une méthodique exploration permet de se rendre exactement compte de la situation des extrémités articulaires. Lorsque le gonflement empêche les manœuvres de réduction, surseoir à l'intervention ; recouvrir la région de compresses humides et chaudes, maintenues à demeure par quelques tours de bande et fréquemment humectées.

Si les manipulations sont très douloureuses, la contracture des muscles forte et les réactions violentes, recourir à l'anesthésie générale : injection d'*atropomorphine* et *chloroforme* (V. p. 337). Par des tractions continues, exercées en sens inverse sur les deux os déplacés et assez énergiques pour vaincre la puissance musculaire, chercher à rétablir les rapports normaux des surfaces articulaires ; au besoin, varier les manœuvres et les continuer jusqu'à ce que la coaptation soit parfaite.

Ce résultat obtenu, généralement les extrémités articulaires ont peu de tendance à se déplacer à nouveau. Il convient toutefois d'appliquer un pansement inamovible, comme dans le cas de fracture, et de tenir le blessé au repos autant que possible.

A la levée du pansement, vers la fin de la troisième semaine, prescrire l'exercice et le massage pour remédier à l'atrophie musculaire et éviter l'ankylose.

La réduction des *luxations anciennes* exige l'arthrotomie aseptique. Elle est rarement pratiquée.

Pour la *luxation récidivante de la rotule*, le traitement doit être entrepris aussi hâtivement que possible.

La cautérisation ponctuée de la région, — six à dix pointes, surtout du côté de la luxation, — donne des succès. On en obtient également par l'application d'un bandage après la réduction et le membre maintenu dans l'extension.

Si ces moyens échouent, essayer la section sous-cutanée du tendon commun aux muscles rotuliens. (V. p. 390.)

XII. — Plaies articulaires. — Arthrite traumatique.

Fréquentes aux membres, les *plaies péri-articulaires* peuvent se compliquer de lésions des tendons et des synoviales tendineuses.

Produites par les corps vulnérants qui ouvrent les jointures, les *plaies articulaires* sont en général graves, quelles qu'en soient les dimensions. Elles donnent issue à un liquide visqueux, jaunâtre — la synovie. — Sauf cet écoulement, les deux premiers jours elles offrent les caractères des plaies simples ; souvent le gonflement et la douleur sont peu accusés. Mais presque toujours la synoviale est infectée, et, si la blessure est négligée, on observe bientôt tous les signes de l'arthrite traumatique.

Traiter les *plaies périarticulaires* par l'antisepsie et l'application d'un pansement ouaté.

Le traitement des *plaies articulaires* comporte tout d'abord la désinfection soignée de la blessure. Couper ou raser les poils autour de celle-ci ; l'irriguer avec une solution chaude de *sublimé* à 1 p. 1 000 ou d'*acide phénique* à 2 p. 100 ; en toucher la surface avec un tampon d'ouate hydrophile trempée dans la *teinture d'iode* ou l'*eau oxygénée* ; la saupoudrer d'*iodoforme*, l'occlure au collodion et la recouvrir d'un pansement.

Au cas où la plaie est très étendue, en réunir les lèvres par quelques points de suture.

A moins de troubles généraux annonçant l'arthrite, laisser le pansement à demeure plusieurs jours. Le renouveler en prenant les mêmes précautions d'asepsie tant que la plaie synoviale n'est pas complètement fermée.

L'*arthrite traumatique* est consécutive aux plaies pénétrantes des jointures, à l'arthrite close ou à l'inflammation suppurative des tissus périarticulaires. — La région est fort tuméfiée, très endolorie. Il y a une ou plusieurs plaies par lesquelles s'écoule de la synovie purulente, grumeleuse, fétide.

Les mouvements de l'articulation sont supprimés. Aux membres, l'appui est impossible ; souvent l'extrémité est tuméfiée dans toute sa hauteur. La fièvre est intense, l'appétit diminué ou l'anorexie complète ; l'amaigrissement s'accentue vite.

Quand elle suit son cours, l'arthrite traumatique se termine par la destruction de la jointure et la soudure des extrémités osseuses, — par l'ankylose. — Le blessé peut succomber à la pyémie.

Mêmes soins préliminaires que pour les plaies articulaires. Matin et soir, irriguer l'article avec l'*eau oxygénée* diluée ou une solution chaude de *sublimé* à 1 p. 1 000, ou l'immerger dans un bain antiseptique, puis le recouvrir d'un pansement ouaté. Si la fistule est très étroite, la débrider pour faciliter l'écoulement du pus et les injections.

Pour les arthrites des régions inférieures des membres, on peut aussi provoquer l'*hyperémie passive* dans les tissus de la jointure malade, par l'application d'une bande de caoutchouc au-dessus de celle-ci.

XIII. — Arthrite close.

L'*arthrite close* est *aiguë* ou *chronique, simple* ou *purulente*. — Les plaies et les contusions périarticulaires, les entorses, les luxations, les fractures épiphysaires en sont les causes habituelles.

L'*arthrite simple* est accusée par un gonflement chaud, douloureux, œdémateux ; la synovie, sécrétée en abondance, s'accumule dans la séreuse et en provoque la distension aux points où elle est peu soutenue. Les mouvements de la jointure sont gênés ou supprimés. Aux membres, il y a toujours une forte boiterie ; parfois l'appui est impossible. — Tantôt les phénomènes inflammatoires s'atténuent et la guérison a lieu ; tantôt l'arthrite devient suppurative ou passe à l'état chronique.

L'*arthrite purulente* succède à la forme précédente, ou elle est liée à une infection générale. La jointure est gonflée, chaude, très sensible, fluctuante en certains points. Le pus nécrose les tissus périarticulaires et se fait jour au dehors, creusant une ou plusieurs fistules. L'évolution est ensuite celle de l'*arthrite trau-*

matique. — Chez les nouveau-nés, une infection sanguine d'origine ombilicale peut donner lieu à une série d'abcès articulaires et périarticulaires, qui entraînent presque toujours la mort.

L'*arthrite close chronique* est généralement une terminaison de l'arthrite aiguë ou une manifestation du rhumatisme. Exceptionnellement, elle peut être de nature tuberculeuse. — Les symptômes sont ceux de l'*arthrite aiguë*, mais très atténués. La jointure est peu endolorie ; ses mouvements sont en partie conservés ; il y a de l'hydarthrose. Fréquemment il survient de la périostite, des végétations osseuses périarticulaires et quelquefois une fausse ankylose.

Traiter l'*arthrite aiguë simple* par les *bains chauds*, l'*enveloppement humide* et l'*immobilisation* aussi complète que possible de la jointure. Dès que les phénomènes locaux sont atténués, activer la résorption de l'exsudat par le *massage* et l'*exercice*.

Lors d'*arthrite purulente*, après avoir donné issue au pus, procéder comme pour l'arthrite traumatique.

Contre l'*arthrite chronique*, employer les bains chauds et le massage. Traiter l'*hydarthrose* et la *périostite* par des badigeonnages de *teinture d'iode*, répétés tous les deux ou trois jours, ou par la *cautérisation*.

XIV. — Arthrite sèche. — Arthrite déformante.

Particulièrement commune sur les chiens de certaines races, surtout chez les danois, l'*arthrite sèche* ou *déformante* est un mode de terminaison des phlegmasies articulaires chroniques, que celles-ci soient d'origine traumatique ou rhumatismale. Frappant une seule ou plusieurs articulations, principalement le grasset et le genou, elle est assez communément bilatérale et symétrique. Monoarticulaire, elle est le plus souvent d'origine traumatique ; polyarticulaire, elle est liée à une infection générale ou au rhumatisme chronique.

Lente dans son évolution, elle a pour principaux symptômes la tuméfaction des jointures atteintes, le gonflement des épiphyses, la crépitation articulaire, l'amyotrophie et, suivant le rôle dévolu à la jointure, une boiterie presque toujours très accusée, ou une gêne de la mastication.

Le traitement local comprend les bains chauds, le massage et, tous les deux ou trois jours, une application de *teinture d'iode*.

Une semaine sur deux ou dix jours par mois, *médication iodurée* :

> Iodure de potassium ou de sodium.. ..   1-5 gr
> Sirop d'écorce d'orange amère......... ...   100-200 —
>
> Tous les jours, 1 cuillerée à café — 1 cuillerée à soupe.

On peut lui associer avantageusement la médication soufrée (V. p. 19).

Lorsque ce traitement ne donne rien, recourir à la *cautérisation* ponctuée ; mais celle-ci a peu d'efficacité, et elle n'est pas sans danger. On soustraira la région cautérisée à l'action des dents par un pansement et, s'il est nécessaire, par l'application d'une muselière (V. p. 267).

XV. — Hygroma du coude. Éponge.

L'*hygroma du coude* — l'*éponge* — est assez fréquent chez les chiens des grandes races — danois, dogues, lévriers, — qui ont l'habitude de se coucher en position sternale, les coudes reposant sur le sol. La bourse séreuse olécranienne, irritée par les pressions, les frottements, augmente peu à peu de volume, distendue par le liquide séreux accumulé dans sa cavité.

La tumeur est indolente, arrondie ou ovoïde, uniformément fluctuante, du volume d'une noisette à celui d'un œuf, ordinairement sans caractères inflammatoires et sans induration périphérique. Elle ne cause ni gêne manifeste ni boiterie.

Que le liquide contenu soit séreux, séro-fibrineux ou hémorragique, la guérison est assez difficile en raison de la persistance de la cause.

Vider la cavité par une ponction capillaire, injecter une solution iodée (*teinture d'iode* diluée un quart ou au tiers) et malaxer légèrement. Tous les deux ou trois jours, badigeonner la tumeur avec de la teinture d'iode. Si le kyste se reproduit, répéter la ponction et l'injection irritante.

Pour les éponges rebelles à ce traitement, faire l'*ablation aseptique*. — Le chien étroitement assujetti et la région préparée, inciser la peau suivant l'axe du membre, énucléer la poche avec précaution, la séparer de l'olécrâne,

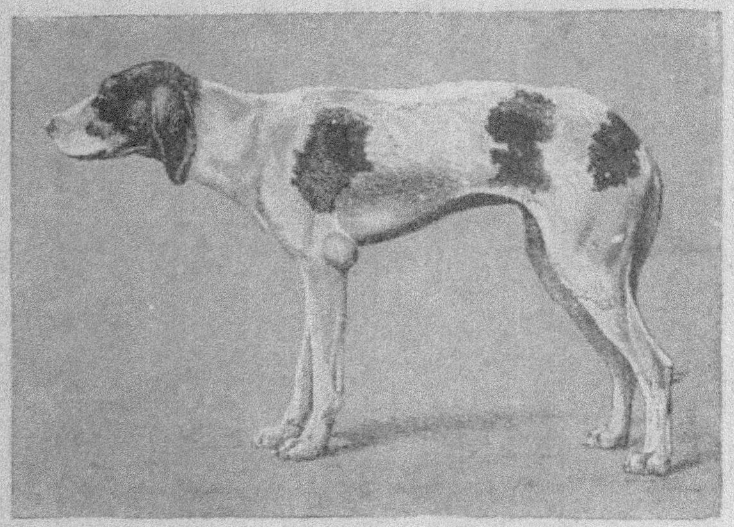

Fig. 55. — Hygroma du coude. Éponge.

auquel elle adhère d'ordinaire intimement, puis suturer la peau avec des fils de soie et protéger la région par un pansement ouaté. — Dans quelques cas, la tumeur se reproduit et oblige à une nouvelle intervention.

La suppuration du kyste peut se compliquer de nécrose ou de carie de l'olécrâne. Le traitement est long et la guérison incertaine.

XVI. — Arqûre. Contracture des fléchisseurs du pied.

Chez les jeunes chiens, il est assez fréquent d'observer une déformation des membres antérieurs analogue à l'arqûre du cheval, une flexion permanente des métacarpiens sur l'avant-bras, produite par la contracture des muscles fléchisseurs du pied ou la rétraction de leurs tendons.

La déviation existe d'ordinaire à un seul membre, quelquefois aux deux. Elle apparaît du jour au lendemain, sans cause connue, car le rôle du froid, incriminé par quelques auteurs, est des plus douteux. Les membres antérieurs se déforment, le genou est plus ou moins dévié en avant, et la démarche rappelle celle des bassets à jambes torses. Les muscles et les tendons fléchisseurs sont durs, tendus, mais non endoloris, et l'état général n'est nullement troublé.

Dans certains cas, l'affection disparaît au bout de quelques jours, par la seule influence du repos. Le massage du membre, des muscles fléchisseurs en particulier, favorise la guérison.

Pour les cas rebelles, il faut recourir à la section des tendons (V. p. 391).

XVII. — Rupture de la corde du jarret.

La *rupture de la corde du jarret — du tendon d'Achille* — est produite le plus souvent par une contusion violente, par une coupure, par l'écrasement de la jambe. Quelquefois elle est le fait de la malveillance.

Si la division est complète, la séparation des bouts tendineux est immédiate ; dans le cas contraire, elle peut n'avoir lieu qu'au bout de quelques jours : la contraction musculaire achève la rupture.

Cette lésion tendineuse est accusée par des signes caractéristiques. Lorsque le blessé essaye de prendre appui sur le membre malade, celui-ci fléchit sous le poids du corps, et la croupe s'abaisse. La progression est difficile : elle se fait à trois jambes ; le membre affecté s'affaisse à chaque tentative d'appui ; la région métatarsienne tout entière touche le sol, comme chez les plantigrades (*fig.* 36). — A l'examen de la partie postéro-inférieure de la jambe, on constate le plus souvent une plaie largement béante ou, lorsque la peau est intacte, une simple dépression, qui correspond à l'écartement des bouts tendineux.

La guérison spontanée est la règle très générale : la continuité du tendon se rétablit par une cicatrice fibreuse, et le membre récupère sa fonction en quelques mois. Mais — surtout chez les sujets des grandes races — si la distance qui sépare les extrémités est considérable, les segments tendineux se cicatrisent à distance,

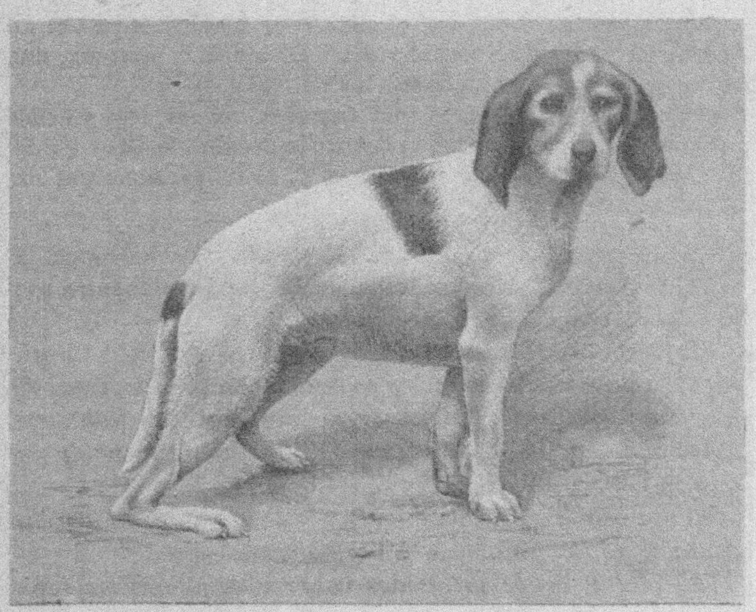

Fig. 36. — Rupture de la corde du jarret.

et le sujet reste infirme. La fistulisation de la plaie est encore un accident possible.

Beaucoup plus rare, la rupture du bifémoro-calcanéen s'accuse par le même trouble fonctionnel.

L'intervention consiste à réunir les bouts du tendon ou à les maintenir rapprochés. La suture tendineuse est peu usitée. On se borne à immobiliser l'articulation du jarret dans l'extension forcée, par un bandage au *silicate de potasse*, au *plâtre* ou à la *gutta-percha*, — bandage avec fenêtre, pour panser à découvert, si l'état de la plaie l'exige.

XVIII. — Aggravée. — Cors.

L'inflammation des tubercules élastiques qui garnissent la face inférieure des doigts — l'*aggravée* — est observée principalement pendant les temps chauds, chez les chiens qui ont fait de longues courses ou chassé sur un terrain dur, pierreux, dans les terres labourées ou hérissées de chaumes desséchés.

Les tubercules plantaires sont tuméfiés, chauds, très sensibles à la pression. Le malade garde l'attitude décubitale. Si on l'oblige à se lever, il ne s'y décide qu'à regret, et les premiers pas sont fort douloureux.

La *forme légère de l'aggravée* guérit par le repos, les bains tièdes et le saupoudrage de la région plantaire avec de l'*amidon* ou du *talc*.

La *forme grave* nécessite l'enveloppement ouaté du pied ou des pansements humides avec des compresses trempées dans une solution astringente ou antiseptique (*alun cristallisé* à 3-4 p. 100 ; *sulfate de fer*, de *cuivre* ou *acide phénique* à 1-2 p. 100).

Si les souffrances sont vives, panser avec la *vaseline cocaïnée* ou une pommade à l'*orthoforme*.

Les *plaies*, les *crevasses* des tubercules plantaires seront traitées par les mêmes moyens.

On peut observer sur les tubercules plantaires des *cors* ou *durillons*, néoformations épidermiques circonscrites, plus ou moins saillantes, à contour régulier ou festonné, pourvues d'une racine profonde qui atrophie les papilles et amincit le derme. Ces cors donnent habituellement lieu à une assez forte boiterie.

On les traite par l'*amincissement* de la tumeur épidermique, les *bains chauds* et les applications de *collodion salicylé*.

XIX. — Inflammation de la matrice de l'ongle. — Ongle incarné. Onyxis.

Fréquente chez le chien, l'*inflammation de la matrice unguéale* est *aiguë* ou *chronique* et affecte le bourrelet ou le lit de l'ongle.

Les traumas — contusions ou plaies — et l'eczéma interdigité en sont les causes habituelles.

Le bourrelet est tuméfié, rouge, sensible à la pression, parfois suintant ou ulcéré. La boiterie est forte ; souvent le membre est soustrait à l'appui.

Lorsque le mal est récent, employer les bains antiseptiques chauds — *solution phéniquée* ou *crésylée* à 1-2 p. 100 — et l'emmaillotement humide.

Si un abcès se développe, en faire la ponction, déterger la cavité et continuer les pansements humides.

Traiter également les ulcères du bourrelet par les bains antiseptiques et les pansements à la *teinture d'iode* ou à l'*iodoforme*. Au besoin, appliquer une chaussure de basane.

Lorsque les lésions sont anciennes ou l'ongle dévié, faire l'*ablation du doigt*.

Les *ongles supplémentaires* peuvent acquérir une longueur anormale. En raison de leur incurvation, ils finissent par atteindre la peau, la traversent et pénètrent dans le coussinet qui garnit leur matrice : la partie vulnérée s'enflamme, s'ulcère et suppure.

Sectionner l'ongle en sa partie moyenne avec des ciseaux. Lorsque l'accident est ancien et les tissus très indurés, il peut être avantageux de pratiquer l'*ablation du doigt*.

XX. — Panaris. — Abcès interdigités.

Le *phlegmon du doigt* (paronychie ou panaris) est surtout commun chez les chiens de chasse et survient comme complication des plaies de la région digitée. Souvent localisée d'abord au tégument, l'inflammation s'étend à l'hypoderme, aux tendons, aux synoviales, aux phalanges ; celles-ci peuvent être frappées de nécrose.

Au début, employer les bains et les pansements antiseptiques humides.

Faire la ponction précoce des abcès et déterger les cavités avec des liquides antiseptiques.

Dans les cas graves, s'il y a lieu, procéder à l'extraction des phalanges nécrosées ou à l'ablation du doigt.

Les *abcès interdigités*, encore appelés par quelques-uns « kystes interdigités », sont rencontrés principalement chez les chiens à peau fine, surtout chez les adultes. Ils sont le résultat de l'infection des glandes sébacées par des germes pyogènes (acné ou furonculose interdigitée). Quand l'affection n'est pas traitée, la suppuration peut s'étendre dans le tissu conjonctif sous-cutané, où elle creuse des fistules plus ou moins profondes.

Au début, prescrire l'immersion du pied dans une solution antiseptique légère et les lotions d'eau blanche ou les pansements humides.

Ouvrir les abcès par une simple ponction ou en faisant une excision partielle avec la pince et les ciseaux. Après détersion, toucher les parois des cavités à la teinture d'iode diluée et saupoudrer de talc.

Débrider les fistules et les traiter de la même manière.

Pour l'*eczéma interdigité*, V. *Eczéma*.

XXI. — Corps étrangers du pied.

Des *corps étrangers* divers peuvent s'implanter ou pénétrer peu à peu dans les tissus des extrémités, en particulier dans ceux du pied. Tantôt il s'agit de grains de plomb enkystés, perçus à travers la peau ; tantôt d'un épillet de brome ou de l'extrémité d'un corps piquant — d'une épine, d'une écharde, d'un bout de fil de fer, — qui s'est brisé dans l'un des tubercules plantaires. En d'autres cas, c'est une anse élastique qu'un enfant a glissée ou enroulée autour du pied, une ligature appliquée par malveillance, ou un collet que le chien a pris au passage, en chassant. Mentionnons encore les fragments d'os nécrosés, qui entretiennent des fistules au fond desquelles ils sont retenus.

Ces différents corps étrangers peuvent déterminer de sérieux troubles immédiats ou passer d'abord inaperçus. Ceux qui sont peu irritants ou aseptiques ne causent qu'une claudication passagère, et le plus souvent ils s'enkystent : c'est la règle pour les grains de plomb. — Les *corps étrangers infectés* provoquent une réaction inflammatoire, la suppuration et la fistulisation de la plaie. — Les *liens élastiques* entravent la circulation de retour et peuvent amener la gangrène de l'extrémité quand leur tension

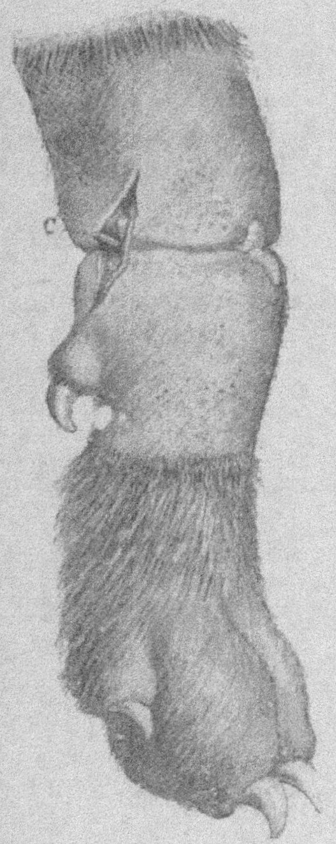

Fig. 37 — Plaie circulaire faite par un lien élastique.

est forte ; si elle est faible, ils coupent lentement les tissus, déterminent une section circulaire de la peau et des tissus sous-cutanés avec tuméfaction œdémateuse de l'extrémité. La figure 37 représente une plaie circulaire faite par un fil de caoutchouc, dont la présence, dans les tissus sous-cutanés, ne fut reconnue qu'au bout de deux mois. Les *liens circulaires non élastiques* — anse de ficelle ou collet — causent des troubles analogues, mais leur action constrictive s'affaiblit vite et s'épuise.

Extraire avec des pinces les *corps étrangers* implantés dans les tissus du pied. S'il est nécessaire, débrider la plaie ou la fistule. En général, on ne procède à l'extraction des corps aseptiques enkystés que s'ils causent de la gêne ou une boiterie. — Combattre les phénomènes inflammatoires par les *bains* et les *pansements humides antiseptiques*.

Toute plaie circulaire des extrémités doit éveiller l'idée de la présence, à son fond, d'un lien constricteur. Rechercher celui-ci, le couper et l'enlever. Traiter ensuite la blessure comme une plaie simple.

Dans les rares cas où la ligature aurait provoqué la mortification du pied, achever l'amputation au niveau de la plaie.

DEUXIÈME PARTIE

OPÉRATIONS

Avant toute opération offrant quelque gravité, surtout lorsqu'il s'agit d'animaux âgés, on doit examiner le patient au point de vue de sa santé générale, et s'assurer notamment qu'il n'est ni *albuminurique*, ni *diabétique*. Sauf pour les interventions d'extrême urgence, il sera tenu à jeun le jour de l'opération ou préparé pendant quelques jours par la diète lactée.

I. — OPÉRATIONS GÉNÉRALES.

I. — Assujettissement. — Anesthésie. — Antisepsie.

Pour toutes les interventions qui s'accompagnent de quelque douleur, on appliquera une *muselière* ou une *ligature* immobilisant les mâchoires et fixée en arrière des oreilles. — Si l'on doit pratiquer une opération délicate ou de longue durée, l'animal sera étroitement assujetti sur une table par des aides qui veilleront à ne pas exercer de pression sur le thorax, le bord inférieur du cou, la gorge, et à ne pas occlure les narines.

Pour l'*anesthésie générale*, on peut se servir du *chloroforme* ou de l'*éther* ; mais le procédé de choix est la chloroformisation précédée d'une injection d'*atropomorphine* :

Chlorhydrate du morphine.	10 centigr.
Sulfate d'atropine	5 milligr.
Eau distillée	10 gr.

Méd. et chir. canines.

22

Injecter 1 demi-centimètre cube de cette solution aux chiens de petite taille, 1 à 2 centimètres cubes aux sujets de taille moyenne, 3 à 4 aux chiens des grandes races. Au bout de quinze à vingt-cinq minutes, administrer le chloroforme. On obtient ainsi un sommeil profond et de longue durée, sans danger de syncope.

Pour *l'anesthésie locale*, employer une solution aqueuse de *cocaïne* ou de *stovaïne* à 1-2 p. 100.

Pour l'*anesthésie par la voie rachidienne*, se servir de mêmes solutions. Injecter de 1 à 10 centigrammes de cocaïne ou de 2 à 20 centigrammes de stovaïne (V. p. 357).

S'il n'est pas indispensable d'observer strictement toutes les règles de l'*antisepsie*, il est toujours indiqué de prendre les précautions nécessaires pour conjurer les complications infectieuses et obtenir de bons résultats thérapeutiques.

Avant l'opération, préparer les instruments ainsi que les matériaux de pansement, et, s'il y a lieu, les stériliser ; — préparer de l'eau bouillie simple, une solution de sel marin à 8-9 p. 1 000 ou une solution antiseptique légère et des boulettes d'ouate pour étancher le sang ; — préparer le champ opératoire : couper les poils, raser la peau et la désinfecter par un badigeonnage à la *teinture d'iode* ; déterger les plaies suppurantes, les ulcères, les fistules ; se nettoyer les mains et les passer à l'alcool, ou les purifier aussi minutieusement que possible si l'on doit effectuer des manœuvres intra-abdominales ; — enfin, pour certaines opérations, disposer sur la région une toile fenêtrée ou des compresses stérilisées.

Durant l'opération, éviter l'infection de la plaie par les doigts, les instruments, les objets dont on se sert ; ne pas employer de solutions antiseptiques fortes, irritantes pour les tissus. — Si la plaie est profonde, irrégulière ou avec perte de substance, suturer sur un drain ou une mèche drainante. Passer légèrement sur la couture un tampon d'ouate imbibé d'*alcool*, puis la recouvrir de *collodion* et d'un pansement.

Après l'opération, surveiller le malade, prendre la température rectale s'il y a danger de complications. Laisser le pansement à demeure un ou plusieurs jours selon le degré des phénomènes réactionnels. En le changeant, éviter d'infecter la plaie. Quand la période des accidents infectieux est passée, le renouveler le plus rarement possible (V. *Traité de thérapeutique chirurgicale* ou *Précis de chirurgie*).

II. — Saignée.

Indications. — Affections congestives ou inflammatoires aiguës. Congestion pulmonaire, pneumonie ; congestion cérébrale ; congestion rénale, néphrite aiguë avec accidents urémiques.

On peut saigner le chien à la *jugulaire*, à la *sous-cutanée de l'avant-bras* et à la *saphène externe*.

Pour la *saignée à la jugulaire*, museler l'animal et le faire tenir couché sur une table. Couper les poils et nettoyer la peau ; provoquer la distension de la veine par une ligature appliquée sur la base du cou, ou la faire comprimer en ce point par un aide et l'ouvrir avec la lancette. L'écoulement du sang s'arrête dès qu'on cesse la compression. Il suffit d'appliquer sur la plaie une couche de collodion.

Pour la *saignée à la sous-cutanée de l'avant-bras* et à la *saphène*, se servir également de la lancette.

Comprimer ces vaisseaux par l'application d'un lien au niveau du coude ou de la partie moyenne de la jambe, et les ouvrir un peu au-dessous. La ligature enlevée, l'hémorragie s'arrête. Il n'y a qu'à recouvrir la plaie d'une couche de collodion. L'ouverture de ces veines ne donne, d'ailleurs, qu'une petite quantité de sang.

III. — Cautérisation.

La cautérisation est rarement employée chez le chien. On y peut recourir cependant pour combattre diverses affections internes et des lésions osseuses, articulaires, ou les paralysies.

Le patient doit être muselé et bien assujetti. — Pour les *feux en raies* ou *en pointes superficielles*, on se servira

de cautères légers, à bord mince ou à pointe fine. Deux
ou trois applications légères du fer rouge suffisent. — Pratiquer la *cautérisation pénétrante* avec des instruments de
petites dimensions et à pointe très fine. Pour les lésions articulaires, ne donner qu'un coup de cautère à chaque pointe.

Afin de soustraire la région cautérisée à l'action de la langue
et des dents, il convient de la recouvrir d'un pansement ouaté ou
de la protéger le mieux possible. Souvent on est obligé d'employer la muselière ou le collier de carton (V. p. 267).

<h3 style="text-align:center">IV. — Sétons.</h3>

Chez le chien, on n'applique guère les *sétons* qu'à la nuque

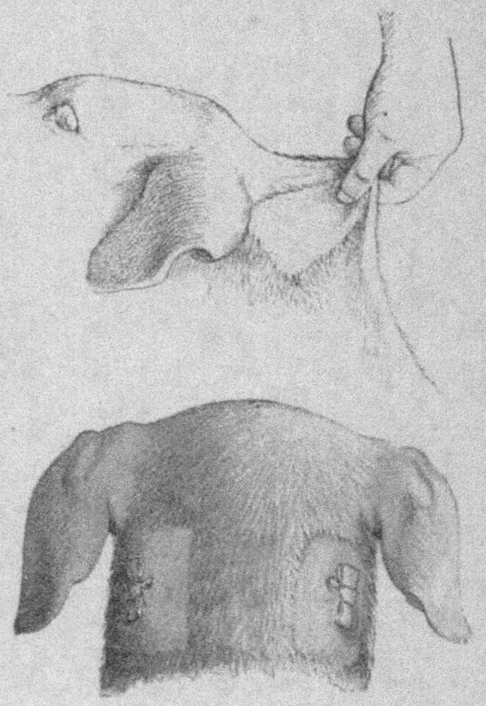

Fig. 38 et 39. — Séton au cou.

et à l'oreille. Pour provoquer la *dérivation* aux autres régions, en particulier au poitrail, dans les cas d'affections pleuro-pulmonaires aiguës, on leur préfère avec raison les injections de substances irritantes.

Le *séton à la nuque* est indiqué dans le traitement de quelques maladies aiguës ou chroniques de l'encéphale et de la moelle, et le *séton à l'oreille* lorsque la conque est ulcérée à son bord libre (chancre auriculaire).

On passe le *séton à la nuque* avec l'aiguille à bourdonnet. La région préparée et le chien muselé s'il est nécessaire,

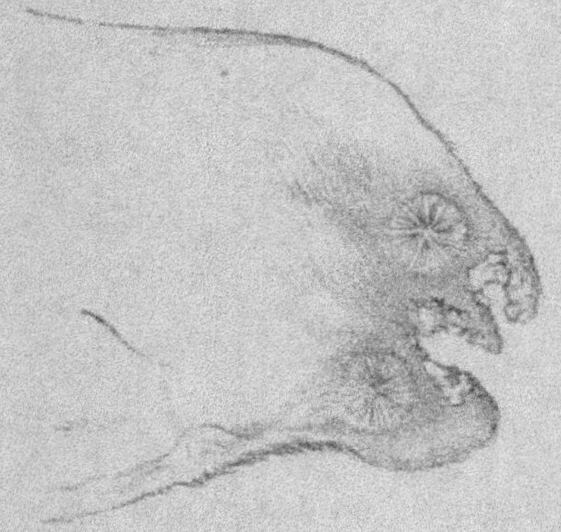

Fig. 40. — Sétons à l'oreille.

soulever la peau avec la main gauche ; y faire, sur la ligne médiane, un pli disposé dans le sens du cou (*fig. 38*). Avec l'aiguille, traverser la base de ce pli un peu en arrière des oreilles, et passer un bourdonnet en retirant l'instrument. On peut placer un second séton à quelques centimètres en arrière du premier.

Pour *sétonner l'oreille*, se servir d'une forte aiguille ordinaire, dans le chas de laquelle est passée une mèche de chanvre. Traverser la conque près de son bord libre, à 1-2 centimètres de la base de l'ulcère, et, en tirant sur l'aiguille, engager la mèche de chanvre dans la perforation jusqu'à ce qu'elle y soit étroitement fixée. Couper la mèche en dehors et en dedans de la conque, à 1 centimètre de celle-ci ; puis, avec la pulpe des doigts, étaler en rosette les deux bouts de séton.

Pour peu que l'ulcère auriculaire soit large ou profond, il convient de passer deux sétons (*fig. 40*).

Les sétons de la nuque seront nettoyés matin et soir. On pourra faire, dans les trajets, des injections avec des liquides légèrement antiseptiques. — S'il est nécessaire, on consolidera quotidiennement ceux des oreilles, jusqu'à cicatrisation des ulcères.

V. — Ablation des tumeurs.

Au point de vue de l'intervention chirurgicale, les tumeurs doivent être distinguées en *bénignes* et *malignes* (V. p. 309). Pour les premières, l'ablation est indiquée lorsqu'elles sont volumineuses, disgracieuses, ou qu'elles causent des troubles fonctionnels. Pour les autres, l'excision hâtive est la principale condition du succès.

Instruments. — Ciseaux, rasoir, bistouris, pinces ordinaire et hémostatiques, curette tranchante, aiguille. — Fils et objets de pansement.

Assujettissement. — Fixer le patient debout ou en position décubitale selon le siège, le volume et la nature du néoplasme. Dans certains cas, l'anesthésie est indiquée.

Technique. — A. **Tumeurs bénignes.** — On n'a généralement recours à l'ablation que si la tumeur est sessile, étalée et assez volumineuse, ou si elle cause de **graves** troubles fonctionnels.

La région préparée, — peau rasée et aseptisée, — faire deux incisions courbes réunies à leurs extrémités et délimitant le lambeau tégumentaire qui doit être enlevé avec la tumeur. Énucléer celle-ci en disséquant la peau de chaque côté, puis les tissus sous-jacents. Si l'hémorragie est abondante, étancher le sang avec des boulettes d'ouate, des compresses stérilisées, ou fermer avec des pinces les vaisseaux coupés. L'ablation terminée, enlever les pinces et, s'il est nécessaire, appliquer une ou plusieurs ligatures.

Après **détersion** de la plaie, suturer avec ou sans drainage, selon l'étendue et la profondeur de la première. Enduire la couture de collodion et recouvrir la région opératoire de plusieurs lames de gaze.

Pansement ouaté. En certaines régions, lorsque la couture est peu étendue, on peut se borner à la recouvrir de collodion.

B. **Tumeurs malignes**. — L'ablation doit être large, radicale. Toutes ces tumeurs sont entourées d'une zone d'infiltration néoplasique, intéressant les tissus adjacents et qui doit être enlevée avec la tumeur.

Lorsque celle-ci est ulcérée, la désinfecter tout d'abord avec une solution antiseptique forte ; curetter la surface suppurante et les trajets fistuleux s'il en existe.

Faire l'ablation avec le bistouri, comme il vient d'être indiqué, et en ménageant la peau saine, afin de pouvoir suturer la plaie. Aux zones dangereuses, énucléer avec la sonde pour éviter la blessure des artères, des veines, des nerfs importants encore inaltérés. — La tumeur enlevée, inspecter la plaie ; exciser les noyaux néoplasiques qui ont pu être laissés. Examiner aussi le voisinage ; dans certains cas, enlever les vaisseaux et les ganglions lymphatiques envahis.

Assurer une hémostase aussi complète que possible par la ligature des artérioles coupées. Déterger la plaie et la saupoudrer légèrement d'iodoforme. Suturer sur un drain et appliquer un pansement ouaté.

II. — OPÉRATIONS SPÉCIALES.

I. — Trépanation des cavités nasales et des sinus frontaux.

Les *fosses nasales*, étroites, sont presque complètement remplies par les cornets. Pour chacune d'elles, la paroi *supéro-externe*, sur laquelle on peut avoir à pratiquer la trépanation, est formée par l'os nasal, le corps du maxillaire supérieur, les apophyses nasales du frontal et de l'intermaxillaire. — Le *cornet nasal supérieur*, situé sous l'os nasal, s'étend jusqu'au sinus frontal. Le *cornet nasal inférieur* est très développé. Les *cornets ethmoïdaux*, dont la disposition est fort compliquée, s'insinuent entre la base des précédents. — Le *conduit* ou *méat supérieur*, étroit, mène vers le sinus frontal. Le *conduit moyen*, également étroit, se termine en cul-de-sac. Le *conduit inférieur*, plus large, aboutit dans la cavité pharyngienne.

Entièrement creusés dans les os frontaux et séparés par une cloison médiane, les *sinus frontaux*, chez les chiens dolichocéphales, sont assez vastes, anfractueux, et communiquent largement avec les cavités nasales ; chez les brachycéphales, ils sont fort réduits ou n'existent pas. Les *sinus maxillaires*, très exigus, offrent peu d'intérêt au point de vue chirurgical.

Pour la *trépanation de la cavité nasale*, l'ouverture supérieure sera faite immédiatement en avant d'une perpendiculaire abaissée de l'angle interne de l'œil sur la ligne médiane et tout près de cette dernière. — Pour celle du *sinus frontal*, le lieu d'élection est à la base du triangle limité latéralement par les courbes frontales, un peu en arrière d'une perpendiculaire tirée de l'apophyse zygomatique sur le plan médian et près de celui-ci.

Indications. — Tumeurs bénignes développées dans ces cavités ou présence de linguatules.

Mêmes *instruments* que pour les opérations similaires dans les autres espèces. Trépan à petite couronne, rénette à gorge étroite, curette et cautère.

Le sujet sera placé en position sterno-abdominale, sur une table, la tête en position déclive. On peut se borner à le museler ; mais il convient toujours d'user de la cocaïne, et souvent on devra recourir à l'anesthésie générale.

TECHNIQUE. — Chez les chiens de grande taille, après avoir découvert la surface osseuse, ouvrir la cavité nasale ou le sinus frontal avec le trépan et la pince coupante. Chez les sujets des petites races, pratiquer la brèche osseuse en se servant d'un ostéotome à lame étroite et courbe, brèche qui sera élargie au moyen de la pince susdite. Souvent, d'ailleurs, dans le cas de néoplasme, la paroi est soulevée et amincie ou perforée.

Faire l'ablation des tumeurs avec la rénette à gorge étroite ou la curette. Souvent l'hémorragie est **abondante**

et oblige à des applications répétées du fer rouge. Terminer
en réunissant simplement la peau par des points séparés,
ou en tamponnant la cavité par de la gaze, qui sera fixée,
s'il y a lieu, en la traversant avec quelques-uns des fils de
suture.

On enlève ce pansement au bout de vingt-quatre à quarante-
huit heures. Les soins ultérieurs consistent en des détersions de
la cavité nasale avec de l'eau bouillie tiède, simple ou boriquée.

Les *linguatules* ne pénètrent que très exceptionnellement
dans les sinus frontaux ; elles se fixent d'ordinaire vers le
fond des méats moyen ou inférieur ; il est difficile de les
atteindre autrement que par des injections, à moins d'en-
dommager gravement les cornets.

II. — Opération de l'entropion.

Indication. — Renversement du bord libre de la paupière
en dedans, vers le globe oculaire, quand cette affection est ancienne ou rebelle aux autres moyens.

Instruments. — Pince ordinaire ou à mors fenêtrés, ciseaux
courbes, aiguille courbe. — Fil de chanvre ou de soie.

Assujettissement. — Museler le chien et le faire tenir sur une
table, la tête étroitement immobilisée.

TECHNIQUE. — Sur chacune des paupières déviées,
exciser un lambeau de peau de largeur proportionnée au
degré de l'entropion, ayant soin de laisser entre la plaie et
le bord libre de la paupière une bande cutanée d'environ
un demi-centimètre. Pour cela, après avoir coupé les poils
et désinfecté la peau, saisir avec la pince le tégument de
la paupière, de façon à former un pli parallèle à son bord
libre (*fig. 41*), et couper ce pli à sa base avec les ciseaux
courbes.

Lorsque l'angle palpébral externe participe à la déviation,
on peut pratiquer, à 1 centimètre environ de la commissure, une troisième excision de largeur et de forme variables

selon les cas, ou diviser la commissure d'un coup de ciseaux, les paupières étant bien écartées, puis appliquer un ou deux points à la soie fine sur chacune des lèvres de l'incision.

Si l'on veut réunir les bords des plaies par des points

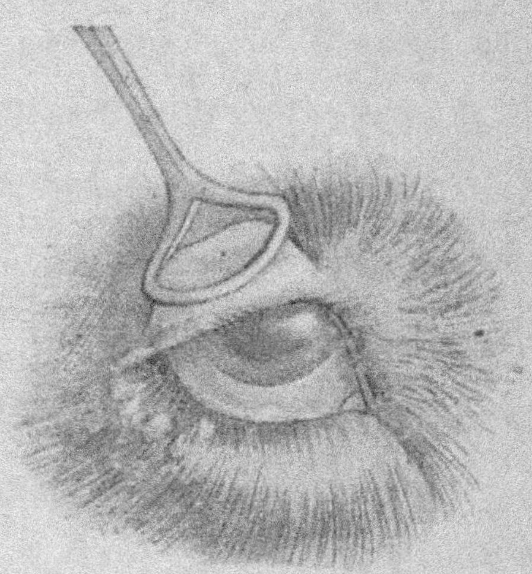

Fig. 41. — Opération de l'entropion. Pincement du lambeau cutané à exciser.

séparés, se servir d'une fine aiguille courbe manœuvrée avec une pince, et passer les différents fils en traversant d'abord la lèvre la plus rapprochée de l'œil.

La suture n'est pas nécessaire, et les soins consécutifs se réduisent à deux ou trois lotions quotidiennes avec la solution chaude de borate de soude à 1-2 p. 100.

III. — Opération de l'ectropion.

Indication. — On ne pratique guère l'opération que pour remédier à l'éversion de l'une des paupières, produite par la rétraction cicatricielle.

Instruments. — Pince, bistouri, aiguille fine. — Fil de chanvre ou de soie.

Assujettissement. — Comme pour l'opération de l'entropion.

TECHNIQUE. — Délimiter par deux incisions en V le tissu de cicatrice et en faire l'excision. Mobiliser ensuite le lambeau cutané triangulaire *a*, en le disséquant avec précaution ; décoller aussi un peu les deux lèvres opposées.

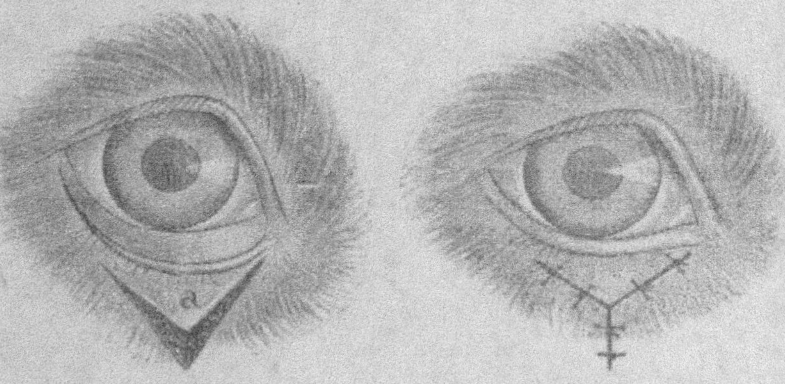

Fig. 42 et 43. — Opération de l'ectropion.

Redresser la paupière en remontant le lambeau *a*, et réunir les lèvres des incisions par une suture en Y (*fig. 43*).

Mêmes soins consécutifs que pour l'opération de *l'entropion*.

IV. — Ablation de la glande de Harder.

Elle est pratiquée surtout dans les cas d'hypertrophie de cet organe, quelquefois pour exciser une tumeur.

Instruments. — Pince à dents de souris, ciseaux courbes.

Contention. — Après anesthésie locale à la cocaïne, le chien, muselé, est couché sur le côté opposé à l'œil malade, la tête solidement fixée.

TECHNIQUE. — L'œil préparé par une irrigation à l'eau boratée ou boriquée tiède, avec la pince à dents de souris tenue de la main gauche, et tandis qu'un aide tire la paupière inférieure en bas, saisir la glande, la soulever, et en faire l'excision avec des ciseaux courbes.

L'hémorragie, peu abondante, est arrêtée par une légère compression ou par des lotions chaudes avec la solution boratée.

V — Opération de la cataracte.

Indication. — Cataracte double ayant amené la perte de la vue.

L'asepsie de l'œil, des instruments et des mains est indispensable. Anesthésié au chloroforme, le patient est placé en position sterno-abdominale sur une table, la tête soutenue par un aide.

Les principaux procédés opératoires sont : 1° le *déplacement* ; 2° la *discision* ; 3° l'*extraction*.

La conjonctive sera soigneusement aseptisée avec la solution aqueuse de sublimé à 1 p. 4 000.

A. — Déplacement.

Instruments — Aiguille à cataracte, écarteurs à main

Provoquer la dilatation de la pupille par l'instillation de quelques gouttes d'une solution d'atropine à 1 p. 100 et fixer l'œil avec une pince.

Le *déplacement* comprend l'*abaissement* et la *réclinaison*.

TECHNIQUE. — Pour l'*abaissement*, tenir l'aiguille en plume à écrire dans une direction légèrement oblique en haut et un peu en arrière, la pointe horizontale, la convexité tournée en haut. L'implanter dans la sclérotique à 4-5 millimètres de la cornée, un peu au-dessous du diamètre transverse de l'œil, et le faire pénétrer en avant ou en arrière du cristallin. Une fois introduite toute la partie courbe de l'aiguille, en porter l'extrémité vers la partie supérieure du cristallin, en remontant en arrière ou en avant de celui-ci (*fig. 44*).

Appliquer la concavité de l'aiguille sur le sommet de la lentille, puis, par un mouvement de bascule, abaisser celle-ci de champ ; l'enfoncer en bas et en arrière, au-dessous de l'axe visuel et dans le corps vitré. La maintenir quelques

instants pour l'empêcher de remonter, et sortir l'aiguille
après l'avoir ramenée en position horizontale. — Quand

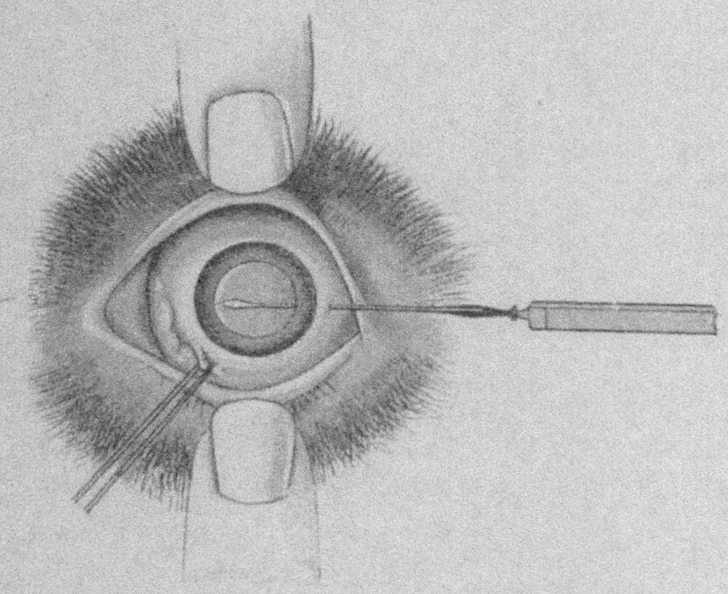

Fig. 44. — Opération de la cataracte par abaissement
ou par réclinaison.

l'opération a été bien exécutée, la face antérieure du cristallin est devenue inférieure (*fig. 45*).

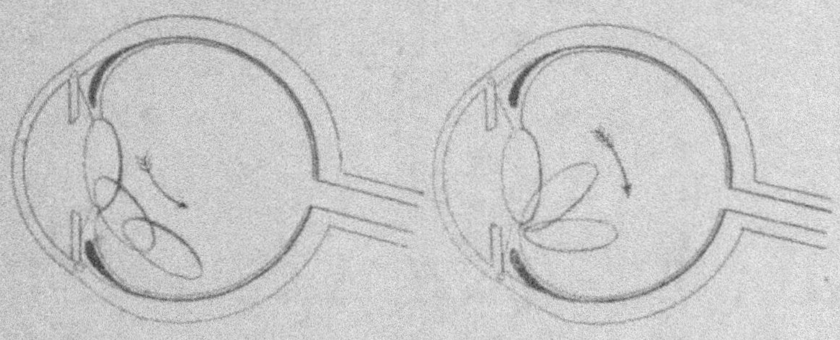

Fig. 45. — Abaissement   Fig. 46. — Réclinaison.
du cristallin.

Pour la *réclinaison*, introduire l'aiguille dans l'œil et

la porter au sommet du cristallin, comme il vient d'être indiqué pour l'abaissement. Au lieu de déplacer la lentille directement en bas, la faire basculer en arrière dans le corps vitré ; la coucher sur le plancher de l'œil, de manière que sa face antérieure devienne supérieure (*fig. 46*).

Quand le cristallin est abaissé ou récliné, enveloppé de sa capsule, il tend à remonter et résiste longtemps à la résorption. Aussi, bien que la capsule puisse se rupturer sous la pression de l'aiguille, est-il généralement indiqué de la diviser avec celle-ci, en bas ou en arrière, là où le cristallin doit s'échapper.

B. — Discision.

Applicable à toutes les cataractes des jeunes animaux et aux cataractes molles des sujets adultes ou âgés, la discision consiste à faire à la cristalloïde antérieure (segment antérieur de la capsule) une solution de continuité permettant l'imbibition du cristallin par l'humeur aqueuse et sa résorption ultérieure.

Le sujet et l'œil sont préparés comme pour le déplacement. Quelques gouttes de la solution d'atropine provoquent la mydriase ; une instillation de cocaïne insensibilise la cornée.

Instruments. — Blépharostat ou écarteur à main, pince fixatrice, aiguille à arrêt.

TECHNIQUE. — Immobiliser les paupières et fixer l'œil avec la pince. — L'aiguille à discision tenue en plume à écrire, perforer la cornée dans sa moitié supérieure, à quelques millimètres de son bord. Diriger la pointe vers la partie supérieure de la pupille et faire sur la cristalloïde antérieure une incision simple ou une double incision en croix, mesurant environ les deux tiers de son diamètre ; éviter de pénétrer dans la substance du cristallin, ce qui pourrait déterminer une subluxation. Afin de ne pas agrandir la plaie cornéenne, retirer l'aiguille dans la direction qu'elle avait au moment de son introduction. — Il est parfois nécessaire de pratiquer plusieurs séances de discision à quelques semaines d'intervalle.

Après l'opération par abaissement, réclinaison ou discision, le plus souvent on laisse l'œil sans pansement. Les jours suivants, on instille quelques gouttes d'une solution d'atropine.

C. — Extraction.

Dans ce procédé, on donne issue au cristallin à la faveur d'une incision à la cornée.

Matériel. — Blépharostat, pince fixatrice, couteau de Graefe, kystitome et curette. — Objets de pansement.

A l'*extraction linéaire*, applicable seulement aux cataractes molles, on préférera la discision.

L'*extraction à grand lambeau* est indiquée pour les cataractes dures, séniles, dans lesquelles le noyau du cristallin ne peut sortir que par une large plaie cornéenne.

L'incision de la cornée et la formation du lambeau sont d'une exécution assez délicate. Avec le couteau de Graefe, tranchant

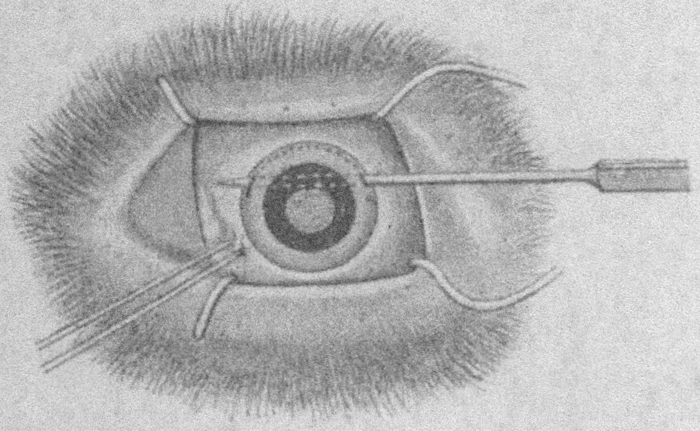

Fig. 47. — Opération de la cataracte par extraction. Section de la cornée.

tourné en haut, ponctionner la vitre un peu au-dessus de l'extrémité externe du diamètre transversal de l'œil. Pousser la lame dans la chambre antérieure, parallèlement à l'iris, pour faire sortir la pointe en un point diamétralement opposé à l'orifice d'entrée (*fig. 47*), et sectionner tout le lambeau supérieur de la cornée par des mouvements de scie imprimés au couteau. L'humeur aqueuse s'écoule, et parfois l'iris s'engage dans la plaie.

À la faveur de celle-ci, introduire le kystitome dans la chambre antérieure, sans blesser l'iris, et diviser la cristalloïde.

Avec le dos de la curette, exercer ensuite une légère pression sur la partie inférieure de la cornée : le cristallin s'engage entre

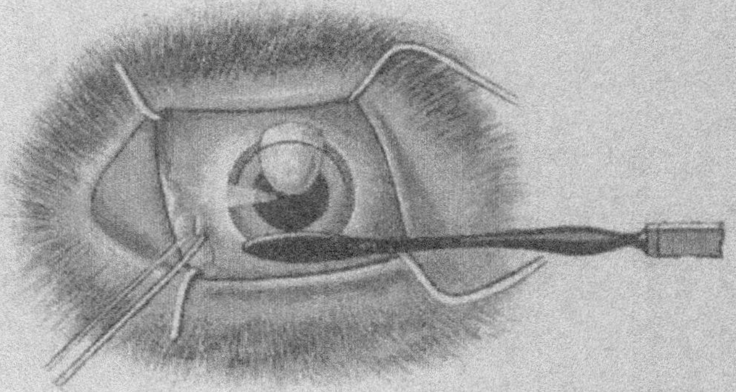

Fig. 48. — Opération de la cataracte. Sortie du cristallin.

les bords de l'incision kératique ; on l'enlève avec l'aiguille ou la curette. Parfois l'iris en coiffe le bord supérieur et s'oppose à sa sortie ; il faut alors pratiquer l'iridectomie.

Appliquer sur l'œil un pansement occlusif aseptique ; souvent la plaie cornéenne est fermée au bout de quarante-huit heures.

VI. — Extirpation de l'œil.

Indications. — Exophtalmie traitée sans succès par les autres moyens. Hydrophtalmie avec dimensions considérables du globe oculaire. Panophtalmie après atténuation des symptômes aigus. Tumeurs de l'œil.

Matériel. — Bistouris droit et boutonné, ciseaux droits, petits ciseaux courbes, pinces. — Objets de pansement.

Assujettissement. — Coucher le patient et l'anesthésier au chloroforme ou faire autour du globe oculaire, sous la conjonctive, quatre injections d'une solution de cocaïne à 1 p. 100.

Technique. — Inciser la conjonctive circulairement à quelque distance de la cornée. Au niveau de l'angle interne de l'œil, la diviser en dedans ou en dehors du corps clignotant. Avec le bistouri boutonné ou les ciseaux courbes, détacher ensuite le globe oculaire et ses muscles. Faire pénétrer l'instrument jusqu'au fond de l'orbite, vers l'angle interne de l'œil, et détacher la partie inférieure du globe oculaire, de dedans en dehors, jusqu'à l'angle externe de l'œil, de la demi-conférence inférieure de l'orbite. — Reporter l'instrument à l'angle interne et détacher de même la partie supérieure du globe. — Celui-ci n'est plus fixé que par le nerf optique et les muscles droits. Introduire au fond de l'orbite, en longeant sa paroi externe, les ciseaux courbes, concavité tournée vers le globe oculaire, puis sectionner le nerf et les muscles.

Tamponner la cavité avec de la gaze ; réunir les paupières par un ou deux points de suture et appliquer un bandage.

Au bout de vingt-quatre heures, on enlève la suture et le pansement, puis la plaie est détergée avec de l'eau boriquée chaude et protégée par un bandage. Mêmes soins tous les jours jusqu'à cicatrisation de la plaie orbitaire.

VII. — Amputation des oreilles.

Indications. — Quelquefois pratiquée chez des sujets atteints de chancre auriculaire pour en finir incontinent avec celui-ci. Souvent elle est demandée en vue de remédier au port défectueux des oreilles, ou par snobisme, soit pour faire au chien une tête à la mode, soit pour lui donner un certain cachet.

Instruments. — Ciseaux droits. Pince à oreilles et bistouri.

Assujettissement. — Le chien, muselé, est placé en position sterno-abdominale sur la table et solidement maintenu.

Dans les rares cas où l'opération est pratiquée pour remédier au « chancre » auriculaire, d'un coup de ciseaux, on excise le bout de l'oreille perpendiculairement à l'axe de celle-ci, ou un peu obliquement, suivant le siège de la plaie, et d'ordinaire sur une hauteur de 1 à 2 centimètres.

Lorsque l'amputation est faite pour atténuer le port défectueux des oreilles ou par pure fantaisie, presque toujours elles doivent être taillées en pointe. Pour cela, après les avoir adossées sur la ligne médiane, commencez par y faire, d'un coup de ciseaux donné sur leur bord antérieur, à la hauteur voulue, une petite incision oblique en bas. Puis, l'oreille placée comme il convient — déployée, portée légèrement en haut et en avant, un aide la tenant par la pointe tandis qu'un autre l'étend à la base en tirant le tégument vers la tête, — d'un large coup de ciseaux partant de la petite incision du bord antérieur et dirigé vers l'angle inférieur de la conque, coupez celle-ci. Il est généralement nécessaire de donner un second coup dans la même direction. Vers la partie inférieure de l'oreille, la ligne de section est parfois irrégulière : rectifiez-la d'un dernier coup de ciseaux.

Même opération pour l'autre oreille.

On peut se servir d'une pince spéciale — la *pince à oreilles* — formée de deux minces branches légèrement incurvées, mues par deux vis adaptées sur leurs extrémités.

Après avoir taillé sur le bord antérieur des oreilles une encoche comme il a été dit plus haut, on prend l'une des oreilles entre les branches de la pince, qui doit être disposée obliquement en arrière et en bas, sa concavité tournée vers la pointe de la conque. Lorsqu'elle est placée à la hauteur et dans la direction voulues, on l'arrête en serrant la vis. Tandis qu'un aide soutient la base de l'oreille et l'instrument, tendez la conque après en avoir saisi la pointe de la main gauche, et coupez-la de haut en bas en rasant la face concave des branches de la pince. Il ne reste qu'à enlever celle-ci.

Procédez de même pour l'autre oreille.

VIII. — Œsophagotomie.

Indications. — Corps étranger de l'œsophage.

Instruments. — Ciseaux, bistouri, pinces ordinaire et hémostatiques, aiguille. — Fils de chanvre ou de soie et drain.

Assujettissement. — Museler le patient. Le coucher à droite sur la table et le faire tenir par des aides.

TECHNIQUE. — Couper les poils et raser la peau au niveau de la saillie formée par le corps étranger. Avec le bistouri convexe, diviser successivement, dans le sens du conduit, la peau et les couches sous-cutanées qui recouvrent celui-ci, en prenant les précautions nécessaires pour éviter de blesser la jugulaire et la carotide.

L'œsophage découvert sur une suffisante étendue, y faire une incision longitudinale de quelques centimètres. Saisir le corps étranger avec une pince et le sortir.

Réunir par des points isolés les bords de la plaie œsophagienne.

Suturer la peau sur un drain fixé dans l'angle inférieur de l'incision cutanée.

Pendant une semaine, l'opéré sera nourri d'aliments liquides (lait, préparations lactées, bouillon de viande).

Les suites sont des plus simples. Parfois il persiste une fistule qui s'oblitère généralement dans le courant du deuxième mois.

IX. — Thoracentèse.

Indications. — Pleurésie aiguë ou chronique lorsque l'épanchement est abondant et la dyspnée forte. Hydrothorax. Pneumothorax.

Instruments. — Ciseaux, rasoir, trocart capillaire ou aiguille creuse aseptiques. — Pour cette opération et les deux suivantes, observer strictement les règles de l'asepsie.

Immobiliser le chien debout. Si l'épanchement est abondant, éviter de provoquer des mouvements de défense ou une vive agitation : l'asphyxie est à craindre.

TECHNIQUE. — Couper les poils, raser et désinfecter la peau sur la partie inférieure de la région thoracique droite ou gauche, en arrière du coude (de la cinquième à la neuvième côte). Enfoncer le trocart ou l'aiguille dans la partie déclive du thorax, au niveau du sixième ou du septième espace intercostal, en limitant la pénétration de l'instrument avec l'index appliqué à 1 centimètre de la pointe. — Évacuer lentement l'exsudat collecté dans la plèvre. Si des grumeaux obstruent la canule, les repousser avec la tige du trocart.

Retirer la canule ou l'aiguille et recouvrir la piqûre d'une couche de collodion. Appliquer un pansement ouaté maintenu par un bandage (V. p. 299).

X. — Ponction du péricarde.

Indications. — Péricardite aiguë ou chronique avec épanchement abondant. Hydropéricarde.

Instruments et *assujettissement.* — Comme pour la thoracentèse.

TECHNIQUE. — La région préparée, faire la ponction au niveau de la partie inférieure de la zone de matité, dans un espace intercostal. Si l'on se sert du trocart, l'implanter par un double mouvement de pression et de rotation en évitant de le pousser trop loin. — Si l'on emploie l'aspirateur, celui-ci préparé et le vide fait dans le corps de pompe, passer ce dernier à un aide ; introduire la pointe de l'aiguille, sous la peau, à la partie inférieure de la zone mate ; ouvrir le robinet correspondant et pousser l'aiguille doucement jusqu'à ce que le liquide jaillisse dans l'instrument. Ainsi la pénétration de la pointe dans le péricarde est réduite au minimum, et la blessure du cœur, toujours plus ou moins rapetissé et refoulé en haut, est peu à craindre.

L'évacuation terminée, retirer l'aiguille ou la canule et panser comme pour la thoracentèse.

XI — Paracentèse. Ponction de l'abdomen.

Indications. — Péritonites aiguë ou chronique avec épanchement abondant. Ascite.

Instruments et *assujettissement.* — Comme pour la thoracentèse.

TECHNIQUE. — Couper les poils, raser et désinfecter la peau sur la région abdominale inférieure (ligne médiane ou partie inférieure de l'un des flancs).

Implanter le trocart ou l'aiguille un peu en arrière de

l'ombilic, sur la ligne blanche ou à son voisinage, en procédant comme il a été dit pour la *thoracentèse*. Évacuer lentement le liquide.

L'instrument retiré, recouvrir la plaie de collodion ou appliquer un pansement ouaté (V. p. 300).

XII. — Rachicentèse. — Injections sous-arachnoïdiennes.

Indications. — Recherches microscopiques et bactériologiques portant sur le liquide céphalo-rachidien. Injections sous-arachnoïdiennes de solutions de *cocaïne* ou de *stovaïne* à 1-2 p. 100 pour produire l'anesthésie du train de derrière et des régions post-diaphragmatiques, ou de substances médicamenteuses pour combattre le tétanos et les localisations, sur les centres nerveux, de quelques autres états morbides infectieux, en particulier de la maladie du jeune âge.

Instruments. — Ciseaux et rasoir. Trocarts longs de 6 à 8 centimètres et de 1 millimètre de diamètre, ou aiguilles tubulées de mêmes dimensions. Seringue à injection. Le trocart ou l'aiguille et la seringue seront stérilisés.

Assujettissement. — Si l'on veut éviter les réactions, il convient d'anesthésier à la cocaïne la région opératoire, ou d'assoupir l'animal par une injection de morphine. — Celui-ci, muselé, est placé en décubitus latéral sur la table d'opération, la colonne vertébrale fléchie, de manière que l'écartement des lames vertébrales soit à son maximum. On peut aussi l'assujettir en position assise, la tête et les membres solidement maintenus.

TECHNIQUE. — Chez le chien, la moelle se terminant au niveau de la sixième vertèbre lombaire, le lieu d'élection de la ponction est soit l'espace lombo-sacré, situé un peu en arrière de cette ligne, soit, afin de pénétrer plus sûrement dans les méninges, le sixième espace intervertébral, lequel correspond à la ligne réunissant les deux crêtes iliaques, et, en ce cas, le point de repère pour la ponction est le sommet de la dernière apophyse épineuse lombaire.

La région préparée — peau rasée et désinfectée — le trocart, dirigé obliquement en avant, en bas et un peu en dedans, est implanté à quelques millimètres de la ligne médiane, à droite ou à gauche de l'apophyse épineuse de la dernière vertèbre lombaire; puis il est poussé graduellement vers l'espace intervertébral et le canal rachidien, jusqu'au point où il doit aboutir (à une profondeur de 4 à 5 centimètres chez les sujets de grande taille, de 2 à 3 centimètres chez les petits). On perçoit d'ordinaire une légère résistance au moment où l'on traverse le ligament inter-vertébral et la dure-mère; cette résistance surmontée, l'instrument pénètre dans le cul-de-sac sous-arachnoïdien. La tige du trocart retirée, le liquide céphalo-rachidien sort assez souvent en gouttes, le plus souvent clair, quelquefois un peu coloré par le sang. En ce dernier cas, avant de faire l'injection, on le laissera s'écouler jusqu'à ce qu'il soit devenu limpide. — Si l'on veut injecter une certaine quantité de solution anesthésique, médicamenteuse, ou de sérum, il convient, au préalable, d'extraire une égale quantité de liquide céphalo-rachidien, afin de ne pas causer de troubles par compression médullaire.

Les *ponctions blanches*, très fréquentes, peuvent tenir à une fausse direction imprimée à l'instrument, à ce que celui-ci a refoulé ou transpercé les méninges, ou encore à l'obstruction de la canule par un caillot. — Si l'on s'est servi d'une aiguille creuse, elle peut être obstruée par une parcelle de l'un des tissus traversés.

Les phénomènes consécutifs à l'opération (torpeur, agitation, paralysie passagère) sont assez rares et généralement peu graves. Néanmoins, en dehors de ses rares indications pour réaliser l'anesthésie, avant de recommander la rachicentèse, nous attendrons des faits plus nombreux et plus démonstratifs de son utilité que ceux relatés jusqu'à présent en médecine canine.

XIII. — Opérations pratiquées pour les hernies. Kélotomies.

Indications. — Hernies définitives, volumineuses ou causant des troubles fonctionnels. Étranglement.

Matériel. — Ciseaux, rasoir, bistouris, sonde cannelée, aiguille. Fils de soie et crin de Florence. Objets de pansement.

La cure opératoire exige une correcte asepsie. La région sera recouverte d'une toile fenêtrée.

A. — Hernie inguinale

a. — Chez le chien.

Quelquefois observée chez les jeunes chiens, la hernie inguinale a peu de tendance à disparaître spontanément ; presque toujours elle nécessite une intervention chirurgicale. Toutefois, on ne pratiquera celle-ci que plusieurs mois après le sevrage, à moins que la hernie ne soit très volumineuse ou compliquée. Le sujet sera assoupi au chloroforme et fixé en position dorsale.

TECHNIQUE. — Après avoir préparé la région comme il convient, inciser le scrotum et le dartos, énucléer haut la graine vaginale et réduire. Tordre le cordon couvert jusqu'à l'orifice de la gaine, le ligaturer aussi haut que possible avec un fil de soie dont les chefs sont ensuite passés dans les lèvres de l'anneau inguinal, puis croisés et noués. Couper le cordon un peu au-dessous du lien. Si l'anneau est très large, le fermer par deux ou trois points de suture.

Réunir les lèvres scroto-dartoïques en plaçant une mèche de gaze à l'angle déclive de la plaie.

Pansement ouaté.

Le lendemain ou le deuxième jour, on change le pansement. La mèche de gaze est enlevée et la plaie, après détersion à l'eau bouillie, est touchée à l'alcool ou saupoudrée d'acide borique. — Ce pansement est renouvelé quotidiennement ou tous les deux jours, jusqu'à cicatrisation de la plaie.

b. — Chez la chienne.

Fréquente chez la chienne, la hernie inguinale peut acquérir d'assez grandes dimensions. Le sac contient le plus souvent une partie de l'épiploon ou l'une des cornes de l'utérus, quelquefois l'intestin ou la vessie. Elle est particulièrement grave quand, la chienne étant fécondée, un ou plusieurs fœtus se développent dans la corne ectopiée.

Assujettir la chienne en position dorsale. A moins de contre-indication, il est toujours avantageux de recourir à l'anesthésie générale.

TECHNIQUE. — La zone opératoire préparée, inciser largement la peau ainsi que les lamelles conjonctives sous-cutanées suivant le grand axe de la tumeur, et énucléer le sac jusqu'à l'anneau inguinal ou aussi haut que possible.

Réduire ; tordre le sac ; le lier avec un fil de soie au niveau de l'anneau inguinal et le couper à un demi-centimètre de ce dernier.

Quand la réduction ne peut être obtenue complète, inciser le fond du sac et libérer l'organe qui lui adhère. Si l'étroitesse de l'ouverture herniaire ne permet pas de réduire, l'élargir par une incision sur la sonde cannelée.

Fermer l'orifice herniaire par deux ou trois points séparés. Suturer la peau sur une mèche de gaze après en avoir excisé un lambeau de chaque côté, et appliquer un pansement ouaté.

Dans le cas où le sac contient l'une des cornes avec un ou plusieurs fœtus, il faut l'ouvrir largement, puis exciser la corne après avoir appliqué une double ligature sur sa base et sur son extrémité ou sur le pédicule ovarien, lier ou tordre les vaisseaux qui saignent, cautériser ou purifier le moignon, le rentrer dans le ventre, et terminer comme il vient d'être dit (V. *Hystérectomie*).

Mêmes soins que pour l'opération similaire chez le chien.

B. — Hernie ombilicale. — Hernie ventrale.

Assez commune chez les jeunes animaux, la *hernie ombilicale* diminue graduellement dans nombre de cas après le sevrage et finit par disparaître.

L'opération ne doit être faite que si la tumeur est stationnaire depuis plusieurs mois, ou si elle augmente de volume. Le patient sera simplement assujetti en position dorsale ou anesthésié au préalable.

TECHNIQUE. — La région ombilicale et ses environs préparés, inciser la peau suivant le grand axe de la tumeur ; énucléer le sac, rentrer les organes qu'il contient, puis le ligaturer au niveau de l'anneau ombilical et amputer près du lien. — Parfois on doit libérer les organes contenus dans le sac. — Le moignon refoulé, aviver les bords de l'anneau et fermer ce dernier par deux ou trois points séparés. Faire

ensuite sur la peau, de chaque côté, une excision plus ou
moins large ; suturer et appliquer un pansement ouaté. —
Chez quelques sujets, l'orifice ombilical est très exigu,
presque fermé : la tumeur est constituée par une sorte de
kyste contenant un îlot d'épiploon dégénéré.

Même assujettissement et même préparation pour la
hernie ventrale. Ici le sac fait généralement défaut. — Inciser la peau et la couche conjonctivo-fibreuse sous-cutanée
(pseudo-sac) ; rentrer dans l'abdomen les organes ectopiés ;
aviver les bords de l'ouverture herniaire et fermer celle-ci
par des points isolés à la soie.

Suturer la peau en fixant un lambeau de gaze dans
l'angle déclive de la plaie.

Pansement ouaté et bandage (V. p. 300).

C. — Hernie périnéale.

Située à la partie supérieure du périnée, entre l'anus dévié, la
base de la queue et la pointe de la fesse (V. p. 315), cette hernie
est ordinairement formée soit par la vessie renversée, refoulée
le long du rectum, soit par ce dernier, coudé et ectasié. Elle est
assez commune chez les vieux chiens atteints d'hypertrophie de
la prostate. — La tumeur peut contenir une anse d'intestin, une
partie de l'épiploon ou de la matrice chez la chienne.

L'intervention de choix comporte : 1° la *kélotomie périnéale* ;
2° la fixation, à la paroi abdominale, de l'organe ectopié — vessie
ou rectum (*cystopexie* ou *colopexie*).

Assujettissement. — Anesthésier le patient et le faire tenir
d'abord en position sterno-abdominale, le train de derrière
surélevé pour pratiquer la kélotomie, puis en position dorsale,
comme pour la cœliotomie.

TECHNIQUE. — *Kélotomie périnéale.* — La région préparée, faire sur la tumeur une incision cutanée verticale en
procédant avec précaution, afin de ménager la paroi du
sac. L'énucléation de celui-ci est toujours délicate et parfois
impossible. Dans les cas où l'on a pu la pratiquer, inciser

verticalement le fond du sac ; libérer l'organe déplacé, s'il a contracté des adhérences ; réduire ; puis lier le sac loin en avant après l'avoir traversé avec un fil double, et exciser la partie située en arrière des ligatures ; — ou bien, après avoir réduit, réséquer le sac et en réunir les lèvres par des points séparés à la soie. — Enlever de chaque côté un lambeau de peau et suturer celle-ci à la soie ou au crin de Florence. — Recouvrir la couture de collodion iodoformé.

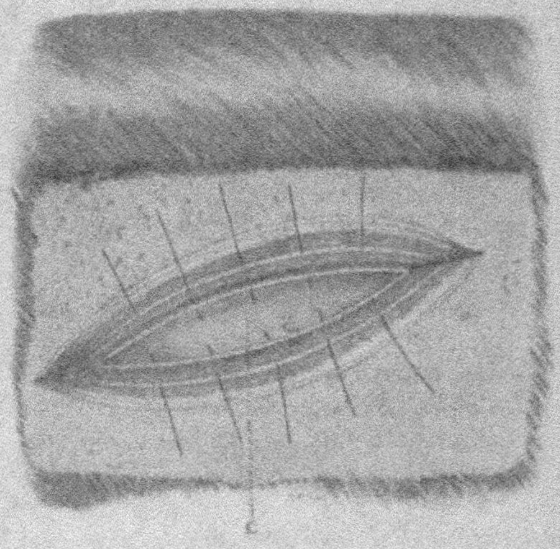

Fig. 49. — Colopexie.

— Lorsqu'il n'existe qu'un pseudo-sac dont l'énucléation est impossible, disséquer au niveau du col ou un peu en arrière les lèvres péritonéales épaissies, et procéder comme il vient d'être dit.

Pour la seconde opération, pratiquer d'abord soit la laparotomie si l'on doit faire la *colopexie*, soit la cœliotomie sur la ligne blanche (chienne), ou sur le côté du fourreau, lorsque c'est la vessie qu'il faut immobiliser. — Amener au niveau de l'incision la partie de l'organe qui doit être fixée à la paroi abdominale ; avec l'extrémité du bistouri, gratter légèrement sa surface, ainsi que la couche péritonéale des lèvres de la plaie ; puis, en se servant d'une fine aiguille et de soie (n°s 0-1), réunir ces surfaces en même temps que les bords de la plaie, par une suture à points séparés, musculo-séreux, pour l'organe comme pour la paroi abdominale, mais les fils passés seulement dans la couche musculaire profonde de celle-ci (*fig. 49*). Suturer la peau et le plan musculaire par des points à la soie ou au crin de Florence et enduire la couture de collodion iodoformé.

Pansement ouaté recouvrant les deux plaies.

Au lieu de commencer l'intervention par la kélotomie, on peut faire d'abord la colopexie ou la cystopexie.

Il convient de satisfaire à l'indication causale : remédier à la constipation ; combattre l'hypertrophie de la prostate par la médication iodurée ou la castration.

Mêmes soins consécutifs que pour la *cœliotomie*.

XIV. — Cœliotomie. — Laparotomie.

Indications. — Elle est l'opération préliminaire de l'entéro-tomie et des diverses autres interventions intra-abdominales.

Sauf les cas où l'on doit intervenir sur-le-champ, préparer le sujet par un régime diététique (alimentation lactée), — et par l'antisepsie intestinale (*calomel* à la dose de 1 à 3 centigrammes par jour) si l'opération doit porter sur l'estomac ou l'intestin.

L'opération exige une rigoureuse asepsie de la région, des instruments et des mains.

Matériel. — Ciseaux, rasoirs, bistouris, pinces simple et hémostatiques, sonde cannelée et fines aiguilles courbes. — Fils de soie, de catgut et crin de Florence. Compresses, liquides stérilisés et objets de pansement.

Assujettissement. — Anesthésier l'animal et le faire tenir en position dorsale. — Recouvrir l'abdomen d'une compresse fenêtrée.

TECHNIQUE. — *Premier temps : Incision.* — Sur la ligne blanche, — ou à côté du fourreau, s'il s'agit d'un mâle, — et dans une étendue variable selon le but poursuivi, diviser successivement la peau et les couches sous-jacentes, jusqu'au péritoine. Arrêter l'hémorragie par le tamponnement ou la forcipressure. Ponctionner la séreuse ; engager sous elle, dans toute la longueur de la plaie, la sonde cannelée, et l'inciser de dedans en dehors, avec le bistouri glissé sur la sonde, ou faire cette division avec les ciseaux, l'index servant de guide à la lame engagée dans la séreuse.

Deuxième temps : Manœuvres intra-abdominales. — Effectuer ces manœuvres aussi rapidement que possible et éviter d'infecter le péritoine. — Si la séreuse a été souillée, en faire la toilette par le lavage avec une solution chaude (35°-40°) de sel marin à 8-9 p. 1 000 ou par l'essuyage avec des compresses stérilisées trempées dans cette solution.

Troisième temps : Suture. — Réunir les bords du péritoine et de la couche musculaire par des points séparés avec de la soie fine ou du catgut. — Faire ensuite la suture de la peau avec de la soie plus forte ou du crin de Florence. Assécher la couture et la recouvrir de collodion iodoformé.

Pansement ouaté.

On change le pansement le lendemain ou le jour suivant. La plaie se cicatrise d'ordinaire par réunion adhésive. Il n'y a, en renouvelant le pansement, qu'à la toucher avec de l'*alcool* ou à la recouvrir d'une poudre antiseptique (*iodoforme, salol, acide borique*).

Le malade sera tenu au repos complet. Les premiers jours, on le nourrira de lait, de préparations lactées et d'un peu de viande.

Pour la *laparotomie*, le patient assujetti sur le côté, l'incision est faite en un point variable du flanc, en général dans le sens des fibres du petit oblique. Les autres temps comportent les mêmes règles que la *cœliotomie*.

XV. — Sutures gastro-intestinales.

Pratiquées pour réunir les lèvres des plaies opératoires ou accidentelles de l'intestin, ces sutures se réduisent à deux types principaux : *points séparés* et *surjet*. Elles doivent être faites en tissus sains, sous peine de couper les lèvres, de ne pas les tenir affrontées. Si les bords de la plaie sont contus, mâchés, on en fera l'avivement.

Pour ces sutures, on se sert habituellement de fines aiguilles courbes ou de l'aiguille de Reverdin coudée à gauche et de fils de soie ou de lin n° *zéro*. Mais les simples aiguilles de couturière conviennent très bien. On choisira de préférence des aiguilles dont le chas est creusé, de chaque côté, d'une cannelure dans laquelle peut se loger le fil.

a. — **Suture de Jobert.**

TECHNIQUE. — Placer tranversalement les fils dans les lèvres de la plaie, à des intervalles d'environ 6 millimètres, en procédant de la façon suivante : perforer de dehors en

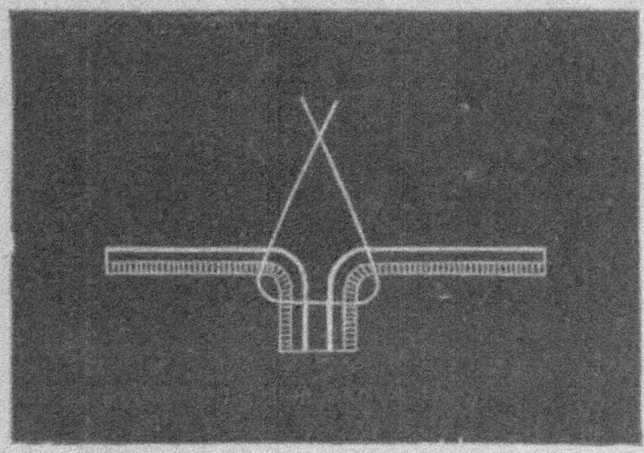

Fig. 50. — Suture de Jobert.

Le fil est passé à travers les trois tuniques intestinales : les chefs sont croisés ; les lèvres de la plaie vont s'affronter par leur face séreuse (Chaput).

dedans les tuniques intestinales à 1 centimètre de la plaie et faire sortir l'aiguille sur la même lèvre à 4-5 millimètres du bord libre ; traverser l'autre lèvre de dehors en dedans à 4-5 millimètres de la plaie et faire sortir l'aiguille un demi-centimètre plus loin. Une fois tous les fils placés, les serrer successivement et couper les chefs au ras des nœuds. Les bords de la plaie sont renversés en dedans et les lèvres étroitement affrontées par leur face séreuse (*fig. 50*).

Chez les chiens des petites races, pour cette suture comme pour les suivantes, les fils seront passés un peu plus près des bords de la plaie, afin d'éviter le rétrécissement de l'intestin.

b. — **Suture de Lembert.**

TECHNIQUE. — Implanter l'aiguille dans l'une des lèvres à environ 8 millimètres de son bord libre en *traversant la séreuse seulement* ; la pousser perpendiculairement à l'axe

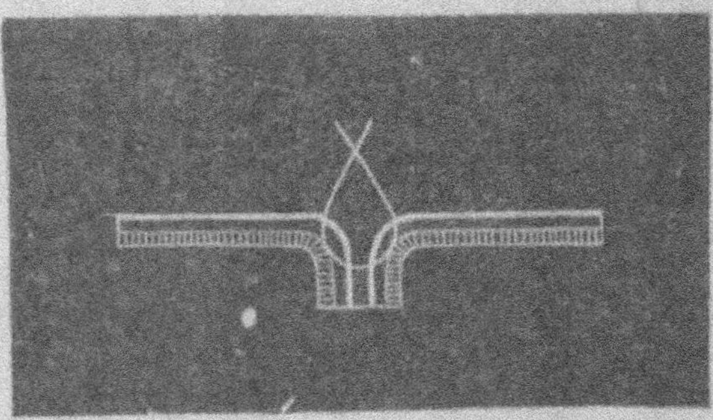

Fig. 51. — Suture de Lembert.
Le fil est passé à travers la séreuse et dans la musculeuse ; les chairs sont coupées ; les lèvres de la plaie vont s'affronter par leur face séreuse.

de la plaie, dans l'épaisseur de la musculeuse, et la faire sortir 3-4 millimètres plus loin, en traversant la séreuse de dedans en dehors.

Traverser de même l'autre lèvre en faisant pénétrer l'aiguille à 3-4 millimètres du bord ; la faire sortir quelques millimètres plus loin.

Préparer ainsi tous les points de suture et nouer ensuite successivement les différents fils.

Cette suture est préférable à celle de Jobert : ne traversant pas la muqueuse (*fig. 51*), les fils sont à l'abri de l'infection.

c. — **Suture de Gély.**

TECHNIQUE. — Prendre un long fil de soie dont chacun des chefs est passé dans le chas d'une fine aiguille. Avec l'une des aiguilles, traverser de dehors en dedans la paroi intestinale un peu en dehors et en arrière de l'un des angles de la plaie ; la diriger parallèlement à celle-ci pour la faire sortir 5 ou 6 millimètres plus loin, en traversant la paroi de dedans en dehors. Exécuter la même manœuvre du

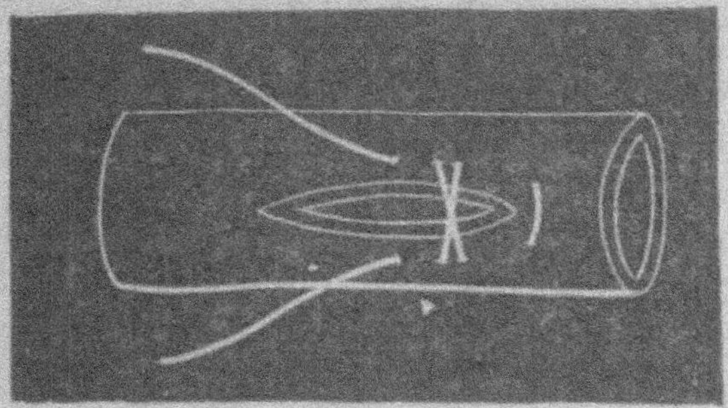

Fig. 52. — Suture de Gély.

côté opposé avec l'autre aiguille. Pour faire le second point, croiser les fils : l'aiguille qui a servi à gauche passe à droite, et réciproquement (*fig. 52*). Chacune des aiguilles est réintroduite dans le trou de sortie du fil ou un peu en avant.

On continue ces manœuvres un peu au delà de l'autre extrémité de la plaie. On serre ensuite chaque point au degré convenable, dans l'ordre où on les a placés ; les faces séreuses des lèvres s'adossent très exactement si la suture est correcte. On noue les deux fils et l'on coupe les chefs au ras du nœud.

d. — **Suture de Czerny.**

TECHNIQUE. — C'est une suture de Lembert à deux étages superposés. — Faire une première rangée de points en traversant la séreuse et la musculeuse sur leurs bords

(*fig. 53*). Faire la seconde rangée à 5-10 millimètres de la
première. Les deux lèvres sont ainsi maintenues en contact

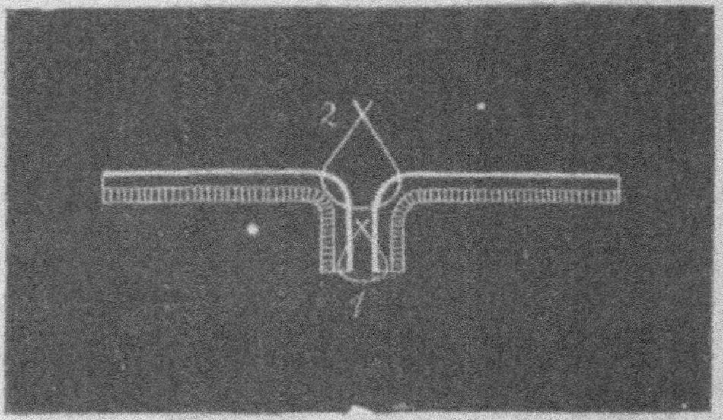

Fig. 53. — Suture de Czerny.

1, étage séro-musculeux, fil passant par la tranche de la musculeuse ou de la cellu-
leuse ; 2, étage séro-séreux.

intime sur une largeur de 5 millimètres à 1 centimètre
par des sutures non perforantes.

e. — Suture de Hartmann.

TECHNIQUE. — Elle diffère de la précédente, en ce que le
premier rang de suture est à points perforants : les fils
traversent les trois tuniques, — séreuse, musculeuse, muqueuse, — et adossent seulement les bords de la plaie. Sur
ce premier rang « occlusif et hémostatique », on en applique
un autre dit « isolant », à points non perforants, ne traversant que la séreuse et la musculeuse (*fig. 54*).

f. — Sutures de Chaput.

TECHNIQUE. — Dans toute l'étendue de chaque lèvre,
séparer la muqueuse de la musculeuse sur une largeur
d'environ 1 centimètre. Placer un premier rang de sutures
non perforantes sur la muqueuse, après excision ou invagination dans l'intestin de la partie détachée (suture muco-
muqueuse). Placer un deuxième rang de sutures perfo-

rantes sur la séreuse et la musculeuse (suture musculo-musculeuse (*fig. 55 et 56*).

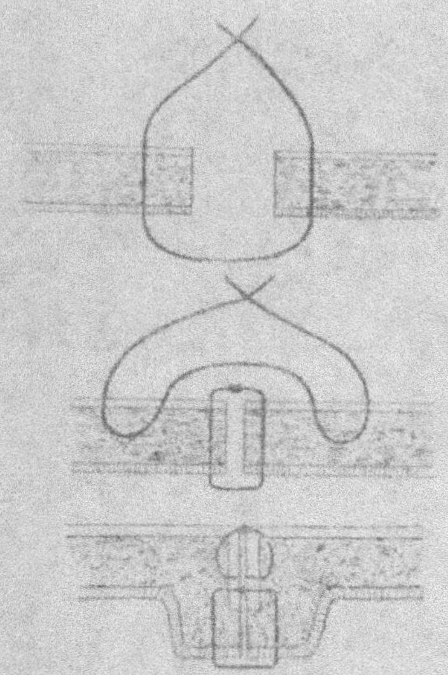

Fig. 54. — Suture de Hartmann

Lors de plaie avec perte de substance, on peut recourir à

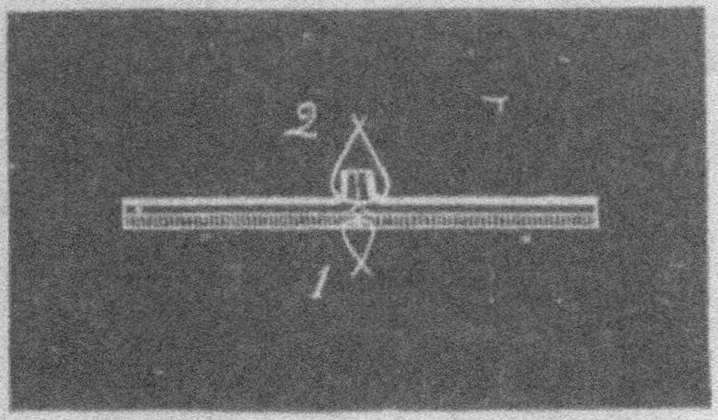

Fig. 55. — Suture par abrasion. Premier procédé.
1, suture muco-muqueuse; 2, suture musculo-musculeuse.

la « greffe intestinale ». En regard de la perforation, placer
une partie de l'anse blessée, prise environ de 20-30 centi-

mètres au-dessus et en dessous. Par deux étages de points

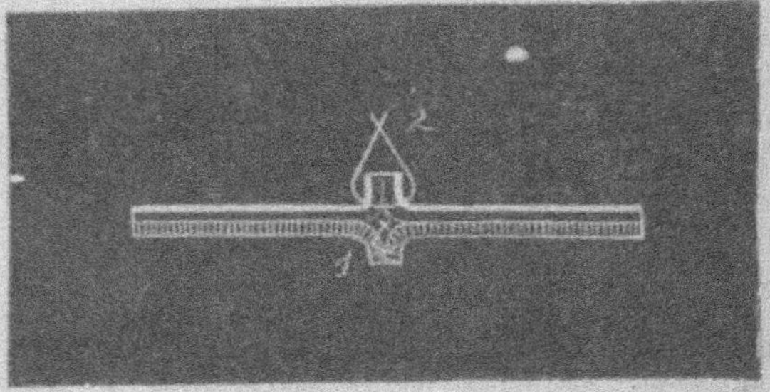

Fig. 56. — Suture par abrasion. Deuxième procédé.
1, suture muco-muqueuse par inflexion ; 2, suture musculo-musculeuse.

séro-séreux séparés et non perforants, réunir les lèvres

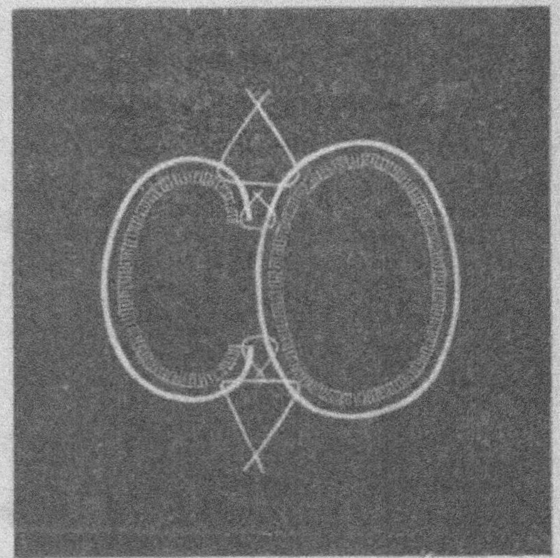

Fig. 57. — Greffe intestinale simple.
La plaie est fermée par deux étages de sutures séro-séreuses non perforantes.

de la plaie à la portion intestinale saine qui doit l'occlure
(*fig. 57*).

*_**

Les sutures intestinales doivent être *hémostatiques*, mais il importe surtout qu'elles soient *hermétiques*, sous peine de péritonite rapidement mortelle. Pour réaliser ces conditions, il est nécessaire de faire une première série de *points perforants*, traversant les trois tuniques intestinales sur chaque lèvre de la plaie, puis d'enfouir cette première

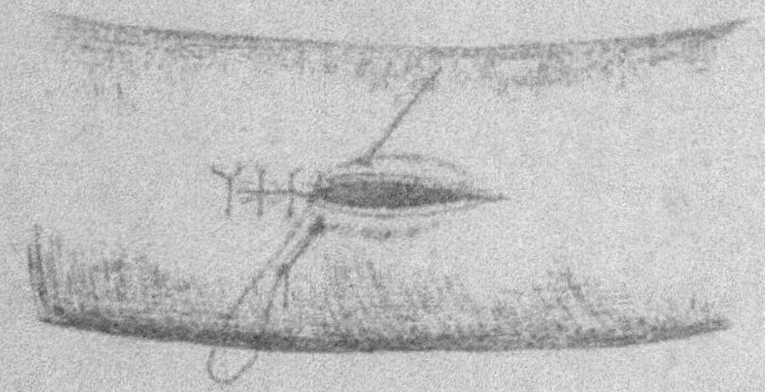

Fig. 58. — Plaie de l'intestin. Surjet total ou perforant.

suture par une autre à *points séro-séreux* ou *musculo-séreux*. Aujourd'hui, on préfère généralement le surjet aux points séparés : il exige moins de temps et il ferme plus hermétiquement la plaie.

Les figures 58 et 59 représentent une plaie de l'intestin

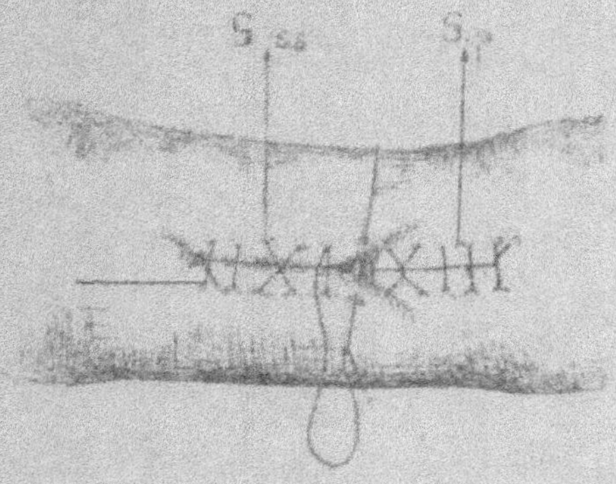

Fig. 59. — Plaie de l'intestin. Surjet séro-séreux.

fermée par une double suture en surjet. Dans la première, les lèvres de la plaie sont maintenues affrontées par un

surjet perforant. La deuxième montre ce surjet enfoui ou
recouvert par un autre, séro-séreux. Lorsque la plaie siège
au niveau du mésentère, la réunion est un peu plus difficile.
Souvent il convient de dégager la région en agrandissant
la section du mésentère perpendiculairement à l'intestin.
On commencera les deux surjets à une extrémité de la
plaie pour les terminer à l'autre, et l'on renforcera le surjet
séro-séreux près de la ligne d'insertion du mésentère, par
deux points séparés, passés près de cette ligne, un de
chaque côté. On réunira ensuite par un surjet particulier les
bords de l'incision du mésentère.

Pour les plaies avec perte de substance, l'intervention
varie avec l'étendue de la brèche. Dans les cas où celle-ci
est minime, on suture simplement les bords de la plaie

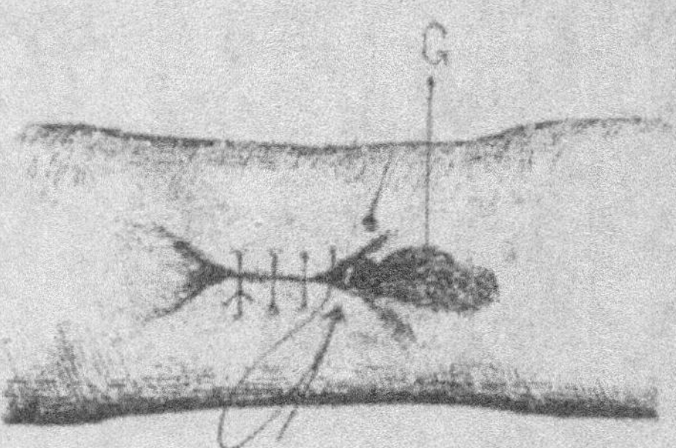

Fig. 69. — Suture pratiquée pour enfouir une plaque de gangrène
intestinale.

comme il vient d'être dit. Si elle est assez étendue pour
faire craindre un rétrécissement de l'intestin, voici com-
ment il convient de procéder : aviver les bords de manière
à faire une perte de substance losangique et régulière à
grand axe perpendiculaire à celui de l'intestin ; réunir
ensuite les lèvres antérieure et postérieure, de manière que
la ligne de suture soit perpendiculaire à l'axe de l'intestin.
Quand la perte de substance est trop considérable pour
opérer comme il vient d'être dit, on pratiquera la résection
d'un bout d'intestin, suivie d'entérorraphie.

Dans les hernies étranglées, lorsque l'on trouve une anse

intestinale avec un îlot de gangrène ou une plaque de petites ulcérations de la séreuse, on peut pratiquer l'enfouissement de cette plaque ou de cet îlot en procédant comme la montre la figure 60. On rapproche les deux zones saines de l'intestin par-dessus la partie suspecte ou nécrosée, et on les réunit par un surjet séro-séreux qui dépasse cette partie à chaque bout. Invaginée dans l'intestin, celle-ci y tombera librement, tandis que des adhérences s'établiront entre les surfaces séreuses réunies.

XVI — Gastrotomie.

Indication. — Extraction des corps étrangers de l'estomac ou de la partie inférieure de l'œsophage.

Même *matériel*, même *assujettissement* et mêmes *précautions aseptiques* que pour la *cœliotomie*.

TECHNIQUE. — *Premier temps : Incision de la paroi abdominale.* — Faire l'incision sur la ligne blanche, de l'appendice xiphoïde à l'ombilic, en procédant comme il a été dit pour la cœliotomie.

Deuxième temps : Ouverture de l'estomac et extraction du corps étranger. — Le champ opératoire cerné par des compresses, avec les doigts aseptiques ou en s'aidant d'une pince à griffes, amener l'estomac au dehors et le fixer en passant deux fils dans la séreuse et la musculeuse, près des extrémités de l'incision qui va être pratiquée. Faire cette incision parallèle à la grande courbure et au niveau de celle-ci ou sur la partie inférieure de l'une des faces du viscère, en une région où n'apparaissent pas de vaisseaux importants. Les lèvres de la plaie gastrique pincées et écartées, engager l'index dans l'estomac, et, la situation du corps étranger reconnue, procéder à son extraction.

Avec de longues pinces à forcipressure engagées dans le cardia, on peut saisir et extraire un corps étranger arrêté dans la partie inférieure de l'œsophage.

Suture. — Suturer la plaie de l'estomac par un double surjet, le premier total, perforant, le deuxième non perforant, séro-séreux, enfouissant le premier, ou bien procéder de la manière suivante :

Dans toute l'étendue des lèvres de l'incision stomacale, décoller la muqueuse de la musculeuse sur une largeur de quelques millimètres et suturer la première membrane par des points séparés au catgut (suture muco-muqueuse par inflexion). Appliquer un deuxième rang de sutures sur la musculeuse et la séreuse (suture musculo-musculeuse). On peut aussi faire une suture de Lembert à deux étages (V. p. 368).

Laver avec la solution salée chaude les parties souillées du péritoine, libérer l'estomac et achever l'intervention comme pour la *cœliotomie*.

L'opéré doit être tenu au repos aussi complet que possible. Les deux ou trois premiers jours, on le soutiendra par un peu d'eau bouillie, de lait, de thé léger, dont la quantité sera ensuite graduellement augmentée. On ne lui donnera d'aliments solides que vers le huitième ou le dixième jour.

Mêmes soins locaux que pour la *cœliotomie*.

La *gastrostomie* — l'opération qui consiste à établir une fistule stomacale ouverte sur la paroi abdominale — est sans intérêt pour le vétérinaire praticien.

XVII. — Entérotomie.

Elle est pratiquée surtout pour extraire les corps étrangers de l'intestin.

Matériel, assujettissement et soins préopératoires. — Les mêmes que pour la *cœliotomie* et la *gastrotomie*.

TECHNIQUE. — Le ventre ouvert, amener au dehors la partie de l'intestin dans laquelle est arrêté le corps étranger et l'étaler sur une compresse aseptique. Après avoir refoulé entre deux doigts le contenu intestinal, fermer provisoirement l'intestin, en amont et en aval du corps étranger avec deux pinces hémostatiques dont les mors sont recouverts de caoutchouc, ou avec des épingles de sûreté garnies d'ouate. — L'anse obstruée entourée de compresses, l'in-

ciser longitudinalement dans l'étendue voulue, sur son
bord convexe, et enlever le corps étranger. — Nettoyer la
plaie intestinale et la fermer par une double suture : —
par un premier surjet perforant, puis par un autre séro-
séreux, avec de la soie fine (V. p. 371).

Mêmes soins généraux et locaux qu'après la *cœliotomie*.

L'*entérostomie* — l'opération qui a pour but d'établir un anus
artificiel, une fistule intestinale ouverte sur la paroi abdominale, —
ne se fait pas chez le chien, dans la pratique.

XVIII. — Entérectomie.

Indications. — Blessure grave, gangrène partielle ou néoplasme
de l'intestin.

Matériel et *assujettissement*. — Comme pour la *cœliotomie*.
— Tailler dans une pomme de terre, un navet ou une carotte,
deux cônes creux à parois assez résistantes, du diamètre de l'intestin, et les immerger dans une solution de sublimé à 1 p. 1 000.

TECHNIQUE. — Mêmes temps préliminaires que pour l'entérotomie. L'anse intestinale étalée sur un linge asep-

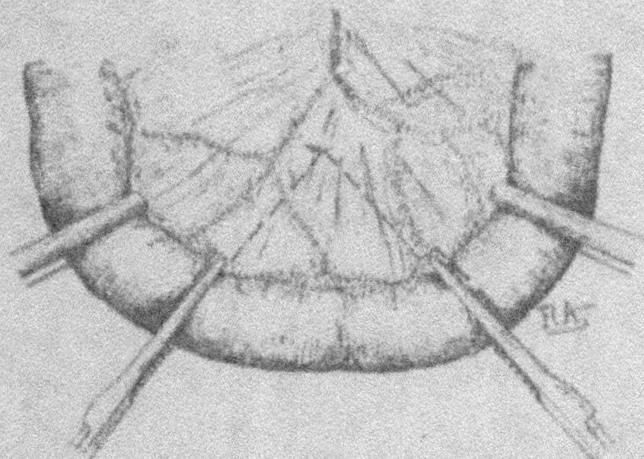

Fig. 91. — Résection d'une anse intestinale. Tracé des incisions
de l'intestin et du mésentère.

tique et entourée de compresses, refouler, par pression
des doigts, le contenu de la partie à réséquer ; appliquer
ensuite, à 2 centimètres en amont et en aval, des pinces

à mors élastiques qui ferment provisoirement le conduit. Placer deux autres pinces sur les limites de la partie à réséquer. Immédiatement en dehors de ces dernières pinces, couper l'intestin aux ciseaux, perpendiculairement à son axe, ou un peu obliquement du bord libre vers le bord mésentérique, afin d'avoir un peu plus de surface de coupe et moins de risque de rétrécissement consécutif. — Pour éviter que le froncement du mésentère ne gêne la suture, en couper un coin, un lambeau triangulaire à angle obtus à base un peu moins étendue que le segment intestinal excisé, en respectant autant que possible l'arcade vasculaire correspondante. Pincer et lier les petits vaisseaux qui donnent sur la tranche de section.

Après avoir nettoyé les deux bouts de l'intestin, les affronter et les réunir par un premier surjet, perforant, commencé sur le bord libre de l'intestin, puis par un autre, séro-séreux, avec de la soie fine. Suturer les deux bords du mésentère par un surjet ou par des points séparés.

L'affrontement et la suture des bouts de l'intestin sont facilités par l'emploi des cônes creux susmentionnés. Passer dans la paroi de chacun de ceux-ci, parallèlement à son axe et en des points opposés, deux fils arrêtés par un nœud sur la petite extrémité. Chaque cône ainsi préparé est introduit dans l'un des bouts de l'intestin; passer alors successivement les deux fils à travers les tuniques de l'intestin à environ 3 millimètres du bord, l'un au point d'attache du mésentère, l'autre au point opposé. Tandis qu'un aide affronte les bouts, nouer les fils qui se correspondent et couper les chefs près du nœud. — Suturer ensuite les bouts ainsi que le mésentère, comme il vient d'être dit.

Nettoyer l'intestin avec la solution chlorurée sodique chaude, le rentrer et fermer le ventre.

Pansement ouaté.

Mêmes soins généraux et locaux qu'après la *gastrotomie*.

XIX. — Ablation du rectum prolabé.

Le *prolapsus rectal* est assez fréquent chez les jeunes chiens atteints d'entéro-proctite avec ténesme.

Dans les cas où la réduction et la suture anale « en bourse » sont insuffisantes, il est indiqué de pratiquer la *colopexie*, — la fixation de la dernière partie du côlon à la paroi abdominale.

Après avoir effectué la *laparotomie*, réduire le prolapsus et suturer le côlon à la face interne du flanc, sur les lèvres mêmes de l'incision, par quatre ou cinq points isolés à la soie fine (nᵒˢ 0-1) ou par un surjet, en procédant comme il a été dit à propos de la *hernie périnéale* (V. p. 361).

On ne recourra à l'*ablation* que dans le cas où le rectum est gangrené, et dans ceux où la réduction est impossible.

Matériel. — Ciseaux, bistouri, pinces ordinaire et hémostatiques, petit gorgeret en bois, aiguille fine. — Fil de caoutchouc et fils de soie.

Assujettissement. — Coucher l'animal et l'anesthésier au chloroforme.

TECHNIQUE. — Par une incision médiane faite avec précaution d'arrière en avant, fendre en deux valves, jusqu'à quelques centimètres de l'anus, la masse prolabée. S'assurer qu'aucun organe n'est venu se loger dans la poche rectale. Au cas où une anse intestinale y aurait pénétré, la réduire.

Après avoir exercé une légère traction sur les tuniques rectales, afin d'opérer sur des tissus peu altérés, engager le gorgeret dans le cylindre interne, puis appliquer près de l'anus une ligature élastique qui assure l'hémostase et immobilise ces parties.

Couper transversalement les deux cylindres à 2-3 centimètres en arrière du lien élastique ; refouler un peu la tige de bois, afin de dégager les bouts des deux cylindres rectaux. Les réunir par une seule ligne de points isolés ou faire une double suture : un premier rang à points séparés

réunit les couches musculaire et séreuse, un autre les
muqueuses interne et externe.

Recouvrir la couture d'une couche de vaseline, enlever
le lien élastique et la tige de bois, enfin réduire avec précaution.

XX. — Cathétérisme de l'urètre.

Indications. — L'opération est pratiquée le plus souvent pour
donner issue à l'urine accumulée dans la vessie ou pour préciser
le diagnostic dans les cas de calcul, de blessure, de sténose de
l'urètre, quelquefois pour recueillir de l'urine aux fins d'analyse
ou pour faire des injections intravésicales.

Instrument. — Sonde en gomme longue de 30 à 35 centimètres

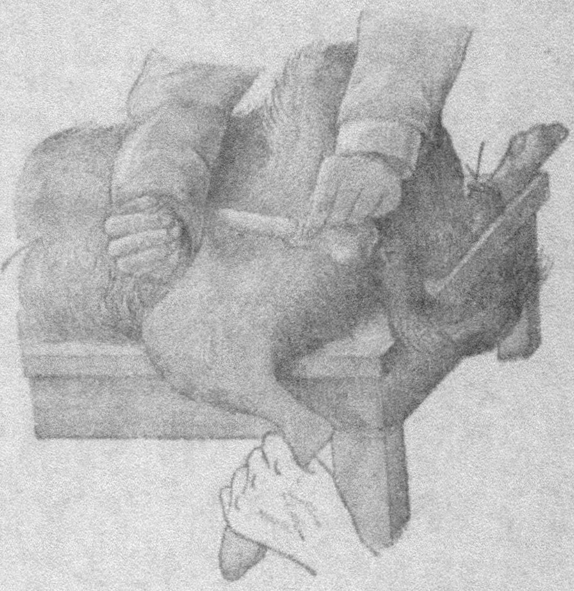

Fig. 62. — Cathétérisme de l'urètre.

et d'un calibre de 2 à 3 millimètres. Elle sera stérilisée et enduite
d'un corps gras aseptique (huile bouillie).

Assujettissement. — Faire maintenir l'animal couché en position
dorsale sur une table, les membres postérieurs écartés,

Technique. — Placé à droite du patient, faire sortir le pénis et le maintenir découvert en exerçant sur sa base et sur le bord du fourreau une légère pression avec la main gauche. Introduire la sonde dans l'urètre et l'y faire progresser lentement. Il est rarement difficile de lui faire franchir l'arcade ischiale et de pénétrer dans la vessie ; mais parfois elle ne peut s'engager dans la rainure pénienne rétrécie par des ostéophytes.

XXI — Uretrotomie.

Indications. — On la fait le plus souvent pour ouvrir une voie artificielle à l'urine dont l'écoulement peut être empêché par des obstacles divers (calcul, tumeur, sténose), et pour supprimer ces obstacles quand cela est possible.

Chez le chien, les calculs qui s'engagent dans l'urètre venant d'ordinaire s'arrêter sur la base de l'os pénien, c'est l'*urétrotomie antéscrotale* que l'on pratique généralement.

Instruments. — Ciseaux, rasoir, cathéter, bistouri, pince.

Assujettissement. — Faire tenir le patient couché sur le côté droit, le membre postérieur gauche relevé, ou sur le dos, les membres postérieurs portés en avant.

Technique. — Introduire une sonde dans l'urètre et la pousser jusqu'au point obturé. La région préscrotale rasée et désinfectée, y faire, au niveau de ce point et sur la ligne médiane, une incision de 2 à 3 centimètres. Diviser successivement la peau et les tissus sous-jacents, jusqu'à la paroi urétrale. Inciser cette paroi et sortir le calcul avec la pointe du bistouri ou une petite pince.

Pas de suture ni de pansement.

La plaie donne issue à de l'urine et persiste parfois plusieurs semaines à l'état fistuleux, mais elle finit par se fermer. Pour soustraire la peau des régions voisines à l'action irritante de l'urine, la recouvrir une ou deux fois par jour de glycérine ou de vaseline boriquées.

XXII. — Ponction de la vessie.

Indication. — Rétention de l'urine, distension de la vessie et danger de rupture de celle-ci, lorsque le cathétérisme est impossible.

Instrument. — Trocart de petit calibre ou aiguille creuse.

TECHNIQUE. — La vessie, très volumineuse, dépasse notablement le bord antérieur du pubis ; sa partie antérieure repose sur la paroi abdominale et peut être facilement atteinte.

Le lieu d'élection est la région prépubienne ; — chez le chien, sur le côté du prépuce ; chez la chienne, sur la ligne médiane.

La région préparée (peau rasée et désinfectée), l'instrument choisi — trocart ou aiguille — est poussé dans la vessie en procédant comme pour la paracentèse de l'abdomen.

XXIII. — Cystotomie antépubienne.

Indication. — Lithiase vésicale. Calculs trop volumineux pour être éliminés ou extraits par la voie urétrale.

Matériel et *assujettissement.* — Les mêmes que pour la *céliotomie.* — La vessie sera vidée par le cathétérisme et lavée par une injection d'eau boriquée tiède. — Anesthésie générale et asepsie du champ opératoire. On recouvrira celui-ci d'une toile fenêtrée.

TECHNIQUE. — Inciser la paroi abdominale sur une longueur de 5 à 8 centimètres, à côté du fourreau et parallèlement à la ligne blanche (chez le mâle) ou sur cette ligne même (chez la femelle) ; commencer l'incision au niveau de l'ombilic et la prolonger en arrière jusqu'auprès du pubis.

L'hémorragie arrêtée et le péritoine ouvert, amener la vessie au dehors et la maintenir avec une compresse stérilisée. — Faire sur son fond ou sa paroi supérieure et dans

le sens de sa longueur une incision de 1 à 3 centimètres ;
saisir le calcul avec une pince et le sortir.

Laver la vessie avec la solution boriquée, puis fermer la
plaie par une suture séro-séreuse, ou par un premier plan
de points muqueux et par un second de points séro-musculeux.

Toucher la couture avec la solution phéniquée forte ou
l'alcool à 60°, puis rentrer la vessie.

Terminer comme pour la *cœliotomie*.

Mêmes soins généraux et locaux qu'après cette dernière opération. Les premiers jours, on ne donnera que de l'eau de boisson
alcalinisée, du lait et des préparations lactées.

XXIV. — Castration du chien.

Indications. — Affections du testicule, du cordon et de la prostate. Hernie inguinale. Quelquefois pratiquée comme opération
de convenance.

Instruments. — Ciseaux, rasoir, bistouri, aiguille. — Fil de
soie, objets de pansement.

Assujettissement. — Comme pour l'urétrotomie.

TECHNIQUE. — La région préparée, inciser toutes les
enveloppes sur le grand axe de l'un des testicules et les
remonter assez haut sur le cordon. Sectionner la partie
postérieure de celui-ci ; lier la partie vasculaire avec un fil
de soie et la couper un peu au-dessous ; ou — moyen préférable — opérer par torsion en se servant de deux pinces
hémostatiques.

Mêmes manœuvres pour l'autre glande.

Irriguer à l'eau bouillie chaude les plaies scrotales et les
saupoudrer légèrement d'acide borique, ou en réunir les
bords par un point de suture.

On peut aussi diviser le scrotum et le dartos sur la ligne
médiane, puis faire successivement l'incision des enveloppes
profondes sur la face interne de chaque testicule.

Pansement ouaté.

On pourrait supprimer celui-ci dès le lendemain, mais il vaut mieux le renouveler toutes les vingt-quatre heures ou chaque deux jours, jusqu'à cicatrisation des plaies.

XXV. — Amputation du penis.

Indications. — Gangrène ou cancer de la verge.

Assujettissement. — Anesthésié au chloroforme, l'animal est couché sur le côté gauche, le membre postérieur droit porté dans l'abduction.

Matériel. — Ciseaux, bistouris, pinces ordinaire, à forci-pressure et à mors coupants, aiguille. — Fil de soie et objets de pansement.

TECHNIQUE. — On pratique d'abord l'incison du four-reau sur la ligne médiane et dans toute sa longueur, puis l'excision de chacune de ces parties et la suture des tégu-ments dans toute l'étendue de la plaie préputiale, sauf en arrière, où parfois les tissus qui recouvrent l'urètre doivent être divisés ou excisés.

La partie antérieure de la verge ou toute sa portion libre et l'os pénien enlevés, on taille en A les tissus qui recouvrent le bout de la partie conservée de l'urètre ; on fait l'hémostase par l'application de pinces ou de ligatures s'il y a lieu ; ensuite, on divise simplement la paroi inférieure du conduit sur une longueur de 6 à 8 millimètres, où l'on suture les bords de l'incision avec les lèvres correspondantes de la plaie cutanée.

Pansement ouaté.

Mêmes soins qu'après l'*urétrotomie*.

XXVI. — Castration de la chienne.

Cette opération est quelquefois demandée pour éviter les incon-vénients des chaleurs et de la gestation.

Les ovaires, du volume d'un pois à celui d'un gros haricot et souvent enveloppés de tissu adipeux, sont situés immédiatement en arrière des reins, dans un repli des ligaments larges.

La castration peut être faite *par le flanc* ou *par la ligne blanche*. La chienne doit être préparée par une abstinence de vingt-quatre heures et anesthésiée.

Matériel. — Ciseaux, rasoir, bistouri, pince, aiguille. — Fils de soie et objets de pansement.

TECHNIQUE. — a. *Par le flanc*. — Faire tenir la chienne en position latérale sur une table. Raser et désinfecter la peau du flanc. En cette région, tout près de la dernière côte, faire parallèlement à celle-ci une incision cutanée de 4 à 5 centimètres; diviser ensuite le tissu conjonctivo-adipeux sous-jacent. Avec l'index porté dans la plaie et disposé perpendiculairement, perforer par une brusque poussée la couche musculaire et le péritoine.

Porter l'index vers la voûte lombaire et prendre le rein pour repère ; en arrière de cet organe, on percevra l'ovaire. L'amener au dehors en exerçant sur lui une traction avec le doigt, et l'enlever par torsion ou par excision après ligature du pédicule. — Fermer la plaie par une suture cutanée.

Procéder de la même manière du côté opposé pour enlever le second ovaire.

On peut aussi sortir celui-ci par la première incision, en exerçant sur lui une traction directe ou en déroulant successivement les deux cornes.

Pansement ouaté.

b. *Par la ligne blanche*. — La chienne placée en position dorsale et la région préparée, faire la laparotomie sur la ligne blanche, en arrière de l'ombilic.

L'index introduit dans le péritoine perçoit facilement le corps de la matrice ; en suivant l'une des cornes, il arrive à l'ovaire, qui est enlevé par torsion ou par section du pédicule après ligature. — Mêmes manœuvres pour l'autre glande.

Réunir par une double suture les bords de la plaie abdominale et appliquer un pansement ouaté.

Mêmes soins consécutifs que pour la *cœliotomie*.

XXVII. — Hystéropexie.

Indication. — La *fixation de l'utérus à la paroi abdominale* est indiquée dans le cas de *renversement chronique du vagin*, lorsque les moyens usuels ont échoué.

Récent, le renversement du vagin guérit le plus souvent par la réduction et le tamponnement du conduit avec de la gaze ou de la ouate. Lorsque l'affection est rebelle, on a le choix entre l'*ablation* de la partie prolabée du vagin, par l'application d'une ligature élastique qui doit laisser libre le canal de l'urètre, et l'*hystéropexie*.

Assujettissement, matériel et objets. — Comme pour la *cœliotomie*. Fines aiguilles courbes et fils de soie.

TECHNIQUE. — Effectuer le *premier temps* en ouvrant le

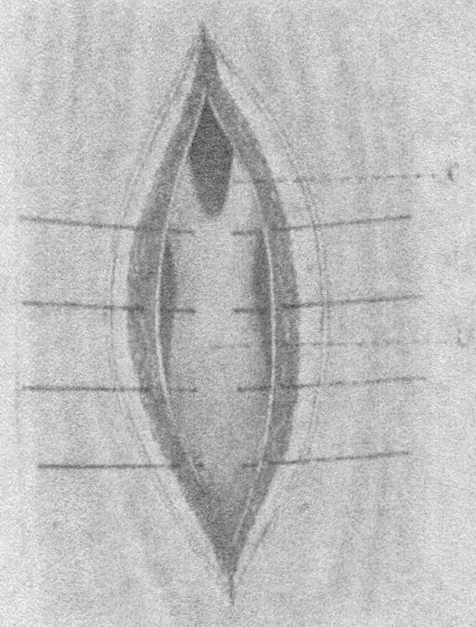

Fig. 63. — Hystéropexie.

u, utérus ; *c*, cornes.

ventre sur la ligne médiane, immédiatement en avant du pubis, par une incision longue de 5 à 8 centimètres.

Deuxième temps : Fixation de l'utérus. — Le vagin

refoulé dans le bassin par un aide et l'utérus tiré en avant, de façon à remettre le premier dans sa position normale, passer successivement dans les couches musculo-séreuse des lèvres de la plaie et du corps de la matrice trois ou quatre fils de soie fine (*fig. 63*). Croiser et nouer les chefs de chacun de ces fils, puis les couper près du nœud : l'utérus est ainsi fixé à la couche péritonéale de la paroi abdominale. — On favorise l'adhésion de l'utérus à celle-ci, en grattant légèrement avec la pointe du bistouri, avant de passer les fils, les surfaces péritonéales qui doivent être affrontées.

Au lieu de passer les fils dans la paroi du corps de l'utérus, on peut fixer chacune des cornes sur la face profonde de la lèvre correspondante de la plaie par deux points musculoséreux, ensuite suturer les couches profondes des deux lèvres de la plaie abdominale.

Troisième temps : Suture de la peau. — Réunir les lèvres cutanées de la plaie par des points séparés ; recouvrir la couture d'une couche de collodion et appliquer un pansement ouaté.

Mêmes *soins* qu'après la *cœliotomie*.

XXVIII. — Hystérotomie. — Hystérectomie.

Indications. — Ces opérations sont une dernière ressource dans les parturitions dystociques, lorsque les fœtus ne peuvent être expulsés ni extraits par les voies naturelles. L'hystérectomie est quelquefois pratiquée dans les cas de tumeur de l'utérus et de métrite chronique rebelle aux autres traitements.

L'assujettissement, le *matériel*, la *préparation de l'opérée* et *de la région* sont les mêmes que pour la *cœliotomie* (V. p. 363).

I. — Hystérotomie.

Elle consiste en l'incision de l'utérus, mis à nu par la laparotomie, et en l'extraction des fœtus par l'ouverture ainsi pratiquée.

Méd. et chir. canines. 25

TECHNIQUE. — Faire l'incision des parois abdominales sur la ligne médiane, comme il a été dit à l'article *cœliotomie*.

Sortir la corne gravide ou — quand les deux cornes contiennent des fœtus — celle qui se présente à la plaie, et l'étaler sur un linge aseptique. — Au niveau de la saillie formée par le fœtus, inciser longitudinalement les couches séreuse et musculeuse de la corne, suivant une ligne où ne passe aucun vaisseau volumineux. Arrivé sur la muqueuse, y faire une étroite ponction et la diviser de dedans en dehors sur la sonde cannelée.

Sortir le fœtus avec une pince ou par des pressions exercées sur la corne, de chaque côté de l'incision. Pincer ensuite les enveloppes, les détacher par de légères tractions et les amener au dehors. — Si la corne contient plusieurs fœtus, les pousser successivement avec les doigts vers l'incision et les faire sortir. Pour l'extraction des enveloppes, se servir de pinces hémostatiques à longs mors.

Employer la solution salée chaude (9 p. 1 000) pour la toilette de la corne et des parties voisines qui ont pu être souillées. Fermer la plaie utérine par une suture séro-séreuse simple ou double, avec de la soie fine.

Même intervention sur la seconde corne, si elle contient un ou plusieurs fœtus.

Les cornes rentrées, réunir les bords de l'incision abdominale comme il a été dit à propos de la *cœliotomie*.

Pansement ouaté et bandage.

II. — Hystérectomie.

L'*hystérectomie* est le plus souvent *partielle*, nécessitée par une hernie inguinale dont le sac contient une corne utérine gravide (V. p. 359). Quelquefois *totale*, portant sur les deux cornes et complétée par l'ablation des ovaires, elle est faite dans les mêmes circonstances que l'hystérotomie. C'est avec raison qu'on la préfère généralement à celle-ci.

TECHNIQUE. — Le ventre ouvert par une incision médiane et les cornes étalées sur un linge aseptique, appliquer une première ligature sur la partie antérieure du corps de l'utérus, puis deux autres sur les pédicules ovariens, sur la partie antérieure de chacun des ligaments larges. Détacher ensuite les ovaires et les cornes en sectionnant ces ligaments d'avant en arrière, ayant soin de pincer, à mesure qu'on les coupe, les divisions des artères utéro-ovarienne et utérine ; enfin trancher l'utérus immédiatement en avant de la première ligature.

Le moignon soigneusement désinfecté et suturé en l'invaginant, enlever les pinces hémostatiques après ligature des vaisseaux, et terminer comme pour l'hystérotomie.

Au lieu de suturer le moignon en l'invaginant, on peut le fixer dans la plaie pariétale en passant à travers les lèvres de celle-ci, de dedans en dehors, les chefs de la ligature, qui sont ensuite croisés et noués, formant ainsi le premier point de la suture de la paroi abdominale. Mieux encore, on peut, après avoir coupé les chefs, le réunir plus intimement aux lèvres de la plaie abdominale, dans l'angle postérieur de celle-ci, par un surjet circulaire prenant la musculeuse et la séreuse du moignon. — La portion étreinte de ce dernier se mortifie et ne tarde pas à s'éliminer.

Mêmes soins généraux et locaux qu'après la *cœliotomie*.

XXIX. — Amputation de la queue.

Indications. — Écrasement, gangrène ou tumeur de la queue. Chancre caudal. — Souvent elle est demandée pour des animaux sains dont la queue est trop longue, mal portée, ou par pure fantaisie.

Instruments. — Ciseaux droits ou coupe-queue.

Assujettissement. — L'animal est simplement maintenu debout sur une table, ou musclé avec de la bande.

Un aide saisit d'une main l'extrémité libre de la queue et tend légèrement celle-ci. — S'il s'agit d'un chien jeune ou de petite taille, après avoir coupé les poils sur la ligne de section, divisez l'appendice d'un coup de ciseaux, autant

que possible au niveau d'une articulation intercoccygienne.
L'hémorragie arrêtée, badigeonnez la plaie de teinture
d'iode. — Pour les sujets dont l'organe est volumineux,
on se sert du coupe-queue et l'on arrête l'hémorragie par
la cautérisation, ou l'on a fait l'hémostase préventive par
l'application d'une ligature élastique qui doit être enlevée
au bout de vingt-quatre heures.

Lorsque l'ablation est pratiquée sur la partie antérieure
de la queue, en un point où le tégument est mobile sur les
tissus sous-jacents, avant de couper celle-ci, on aura soin de
faire exercer vers sa base, sur la peau, une légère traction
en avant. Dès que la peau n'est plus tirée, elle revient en
arrière : le moignon osseux est recouvert, et la cicatrisation
de la plaie s'opère rapidement.

On peut aussi employer le *procédé à lambeaux*. — Après
avoir rasé et aseptisé le tégument, appliquez une ligature
élastique près de la base de l'appendice. Taillez de dehors
en dedans deux lambeaux cutanés semi-elliptiques de longueur convenable, l'un à la face supérieure de la queue,
l'autre à la face inférieure, et détachez-les des tissus sous-
jacents. Très près de leur base, et, au besoin, après avoir
prolongé quelque peu les incisions, divisez le tronçon caudal
en désarticulant deux vertèbres. — Détergez la plaie à
l'eau bouillie simple ou salée ; affrontez les lambeaux et
réunissez-en les bords par des points séparés. Au bout de
vingt-quatre heures, enlevez le fil de caoutchouc.

XXX. — Ténectomie caudale chez le chien.

Cette opération — qui consiste en la résection d'une partie des
tendons des muscles longs releveurs ou releveurs externes de la
queue — a pour but de ramener à une direction voisine de l'horizontale la queue anormalement relevée, disposée « en trom-
pette ». Elle est indiquée principalement pour les chiens des
grandes races (Bergers d'Alsace, d'Écosse, des Pyrénées, Groenen-
daels...). Elle aurait donné des résultats encourageants ; mais il
convient d'attendre pour en fixer la valeur pratique.

Matériel. — Bistouri, pince, sonde cannelée, ténotome courbe, deux écarteurs, aiguille à suture et soie.

Remarques anatomiques. — La queue, sur sa face supérieure ou dorsale, est constituée par les couches suivantes : la peau, un coussinet graisseux, l'aponévrose coccygienne, les muscles releveurs

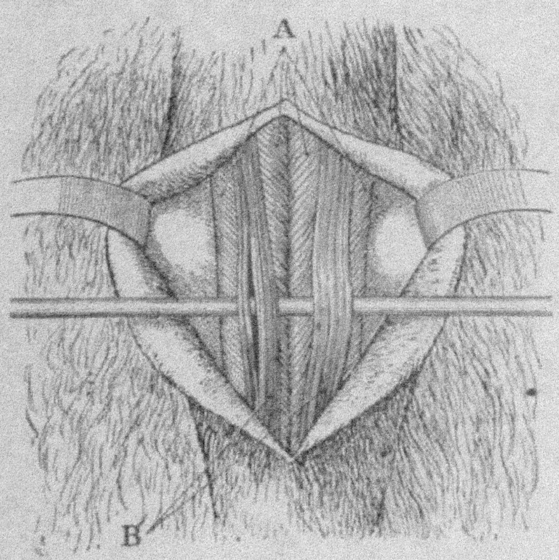

Fig. 14. — Muscles et tendons longs releveurs.

A, muscles ; B, tendons.

et les vertèbres coccygiennes. — Les *muscles releveurs* sont distingués en *longs* ou *releveurs externes* et en *courts* ou *releveurs internes.*

Les longs releveurs prennent leur insertion supérieure sur les apophyses articulaires des lombes, du sacrum et sur les apophyses transverses des premières vertèbres coccygiennes. Leur partie charnue, très courte, se continue par un long tendon qui va se terminer sur les dernières vertèbres coccygiennes : tous les tendons s'accolent les uns aux autres en un cordon blanchâtre.

Les courts releveurs prennent leur insertion supérieure sur l'apophyse épineuse d'une vertèbre coccygienne, et l'inférieure sur l'apophyse articulaire de la vertèbre suivante.

Manuel opératoire. — L'animal assujetti sur le ventre,

la face dorsale de la queue, tout à la base de celle-ci, est
rasée, aseptisée, puis anesthésiée.

Sur la ligne médiane, on fait une incision cutanée longue
de 4 à 5 centimètres. Les bords de la plaie écartés, on tombe
sur le coussinet graisseux, que l'on excise. On aperçoit alors,
de chaque côté de la ligne médiane, sous l'aponévrose coccygienne, les tendons accolés des muscles longs releveurs.
On ponctionne l'aponévrose avec le bistouri, puis on l'incise
sur la sonde dans toute la longueur de la plaie.

Le ténotome engagé à plat sous les tendons, à la base de
l'incision, on lui fait décrire un quart de cercle et on les
sectionne. Les tendons saisis avec la pince, on les détache
jusqu'à l'angle opposé de la plaie, et l'on en fait la résection.
La plaie détergée au sérum physiologique, puis asséchée, on
suture la peau par quelques points séparés. Au bout d'une
semaine on enlève les fils. Huit jours plus tard, il ne reste
aucune trace de l'opération.

Si la queue est portée très relevée, il peut être nécessaire
de compléter la ténectomie par la myectomie des longs
releveurs.

XXXI. — Section du tendon commun aux rotuliens.

Indication. — Luxation récidivante de la rotule.
Instrument. — Ténotome droit.
Assujettissement. — Museler le sujet et le faire tenir debout ou
couché.

TECHNIQUE. — La région préparée, la rotule ramenée et
maintenue sur la trochlée fémorale avec le pouce et l'index
appliqués au niveau des ligaments tibio-rotuliens, ponctionner la peau immédiatement au-dessus de cet os avec le
ténotome droit, que l'on engage à plat sous le tendon. En
tourner le tranchant contre celui-ci et le couper sans diviser
la peau.

Déposer sur la plaie une couche de collodion. Il est difficile
de réaliser les avantages d'un pansement.

XXXII. — Section des tendons des fléchisseurs du métacarpe.

Indication. — Arqûre par rétraction de ces tendons. Elle n'existe le plus souvent qu'à un membre.

Instrument. — Ténotome droit. — Attelles et objets de pansement.

Assujettissement. — Comme pour l'opération précédente.

TECHNIQUE. — La surface opératoire préparée, ponctionner la peau un peu au-dessus du genou, immédiatement en avant de ces tendons, avec la pointe du ténotome droit ; engager la lame à plat sous les tendons, puis, dirigeant contre eux le tranchant de l'instrument, les couper sans diviser la peau. En quelques cas, on doit sectionner aussi le tendon du perforé. — Si l'arqûre existe aux deux membres, procéder de la même manière pour le second.

Maintenir en bonne direction l'avant-bras et le métacarpe par un pansement à attelles recouvrant toute l'extrémité et laissé à demeure une semaine.

XXXIII. — Névrectomies du médian et du cubital.

On peut y recourir pour remédier à quelques lésions des os et des articulations donnant lieu à des boiteries rebelles aux autres moyens de traitement, en particulier dans les cas d'arthrite chronique déformante du carpe (CHARMOY).

Remarques anatomiques. — A la face interne de l'articulation du coude, le médian et le cubital sont situés l'un en avant, l'autre en arrière du tubercule d'insertion du muscle rond pronateur. C'est là qu'on doit les diviser.

Les couches qui les recouvrent sont : la *peau*, l'*hypoderme* et *l'aponévrose antibrachiale*. Le nerf médian, entouré de tissu conjonctivo-adipeux, est accompagné de l'artère et de la veine humérales. — Le nerf cubital, plus superficiel et plus volumineux, situé dans une sorte de gouttière limitée en avant par la tubérosité d'insertion du rond pronateur, en arrière par l'olécrâne, a deux vaisseaux satellites : l'artère cubitale et la veine collatérale cubitale supérieure.

Matériel. — Ciseaux, bistouris, pinces ordinaire et hémostatiques, écarteurs, sonde cannelée, aiguille. Fils de chanvre, de soie ou crin de Florence et objets de pansement.

Assujettissement. — Couchez l'animal sur le côté du membre malade ; celui-ci sera tiré et porté légèrement en avant pour bien dégager la région du coude.

Anesthésiez à la cocaïne ou à la stovaïne et rasez le tégument.

TECHNIQUE. — A. *Névrectomie du médian.* — Incisez la peau et le tissu cellulaire sous-cutané sur une longueur de 3 à 5 centimètres, suivant une ligne légèrement oblique en arrière et en bas, à une distance de 1 à 2 centimètres du tubercule d'insertion du muscle rond pronateur. Faites l'hémostase par le tamponnement ou la forcipressure.

Divisez l'aponévrose antibrachiale de dessus en dessous, ou opérez, comme chez le cheval, en deux temps.

Avec l'extrémité mousse de la sonde cannelée, dilacérez le tissu conjonctif : vous trouverez d'abord la veine humérale, puis l'artère humérale et le nerf médian. Séparez celui-ci de l'artère ; chargez-le sur la sonde et coupez-le à l'angle supérieur de la plaie. Réséquez-en un bout de 3 à 4 centimètres. Étanchez le sang, lavez la plaie à l'eau bouillie et suturez la peau. Recouvrez la couture d'un enduit collodionné et appliquez un pansement.

B. *Névrectomie du cubital.* — Opérez comme pour le médian, à 1 ou 2 centimètres en arrière de la tubérosité sur laquelle s'insère le muscle rond pronateur.

On obtient généralement la réunion adhésive. La cicatrisation s'opère en une dizaine de jours.

Ainsi que chez les sujets des autres espèces, ces névrotomies ne laissent pas d'exposer à des troubles trophiques. On n'y doit recourir qu'après avoir vainement attendu l'action des autres moyens thérapeutiques et du temps.

XXXIV. — Amputation. — Désarticulation.

Indications. — Écrasement, gangrène ou tumeurs malignes des extrémités. Contre les cancers inopérables et la gangrène, il n'est pas d'autre ressource. Mais pour les lésions traumatiques graves qui, au premier abord, paraissent devoir entraîner la perte de l'extrémité, on n'y recourra qu'après avoir employé un temps suffisant les autres moyens (V. p. 300) et reconnu leur impuissance absolue.

Instruments. — Ciseaux, bistouris, pinces ordinaire et hémostatiques, scie. — Fils de catgut et de soie. Objets de pansement.

Assujettissement. — Coucher le patient sur une table et l'anesthésier.

Préparer la région par la section des poils, le rasement et la désinfection de la peau. — Appliquer un lien hémostatique sur l'une des sections supérieures du membre.

Couper le tégument et les parties molles sous-jacentes avec le bistouri, de manière à conserver une manchette de peau ou des lambeaux permettant de recouvrir l'extrémité osseuse.

TECHNIQUE. — On peut faire l'*amputation* par la *méthode circulaire* ou par la *méthode à deux lambeaux*. — Si l'on a fait choix de la première, diviser la peau par une incision circulaire pratiquée un peu au-dessous du point où l'os doit être coupé ; une légère traction exercée par un aide sur le lambeau supérieur et vers la racine du membre dégage l'aponévrose ; s'il est nécessaire, pour favoriser la rétraction du tégument, le dégager du fascia aponévrotique avec la pointe du bistouri. — A 2-3 centimètres du point où a été faite l'incision cutanée et au ras du tégument rétracté, sectionner circulairement l'aponévrose et les tissus sous-jacents jusqu'à l'os. Pincer les artères et les grosses veines ; les lier au catgut ou à la soie. Les parties molles légèrement relevées par un aide au moyen d'une compresse appliquée sur la surface de section, diviser l'os avec la scie (*fig. 65*).

Dans l'autre méthode, faire deux lambeaux latéraux ou l'un antérieur et l'autre postérieur, portant sur la peau et

les muscles ; ces lambeaux relevés, scier l'os au niveau de
leur base. Ou encore tailler deux lambeaux cutanés, les

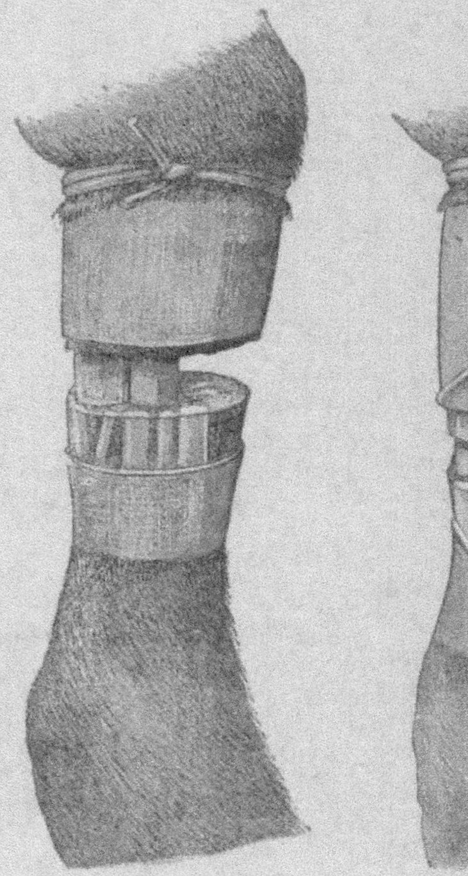

Fig. 65. — Amputation
circulaire.

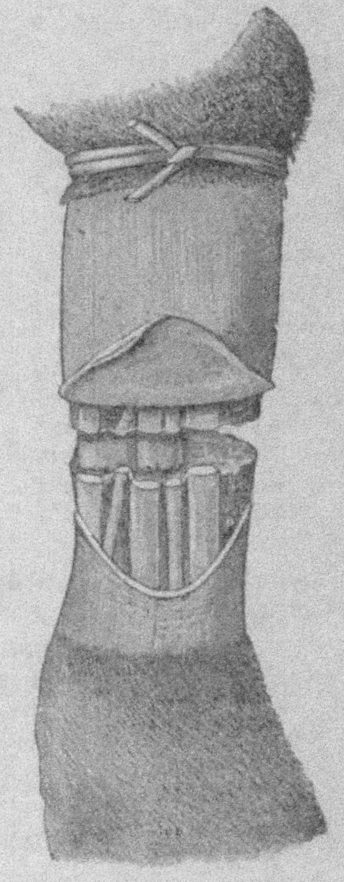

Fig. 66. — Amputation
à deux lambeaux.

renverser, et, comme dans le premier procédé, couper circulairement les muscles, puis scier l'os (*fig. 66*).

Pour l'amputation aux régions dont le squelette est formé
par deux os (avant-bras, jambe), avant de couper ceux-ci,
sectionner les parties molles intermédiaires.

Le lien hémostatique enlevé, toucher la plaie avec la solution phéniquée forte ; ensuite l'irriguer avec de l'eau bouillie ou un liquide antiseptique faible et la saupoudrer

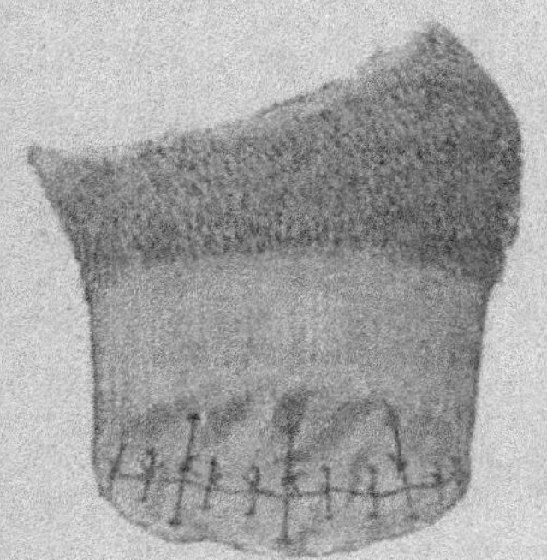

Fig. 67. — Moignon suturé.

d'iodoforme. Rabattre la manchette ou les lambeaux et suturer sur un drain ou une étroite mèche de gaze.

Appliquer un pansement ouaté.

Pour la *désarticulation*, couper la peau circulairement ou y tailler deux lambeaux. Diviser sur la ligne de la jointure les parties molles qui la recouvrent ; puis, l'article mis dans l'attitude favorable, sectionner successivement les divers ligaments entre leurs points d'attache, soit sur l'interligne, soit à côté.

Quand l'ablation est limitée à l'un des doigts, on peut aussi faire la désarticulation ou l'amputation. En ce dernier cas, diviser l'os avec un sécateur.

Selon que l'état général du sujet est plus ou moins satisfaisant, on renouvelle le pansement à des intervalles variables. Au bout de quelques jours, on supprime la mèche ou le drain, et la plaie est pansée à l'alcool, puis légèrement saupoudrée d'acide borique ou d'iodoforme.

ADDENDA

I. — Reproduction.

La plupart des chiennes entrent en *folies* deux fois par an — en janvier-février et en juillet-août. Pour la reproduction, la première époque est préférable à l'autre : les petits naissent pendant la belle saison ; ils ont moins à souffrir des intempéries, ils sont plus faciles à élever, souvent plus vigoureux, résistent mieux à la maladie du jeune âge et sont moins exposés à diverses autres affections.

En général, il convient de ne permettre l'accouplement qu'entre chiens et chiennes adultes dont le développement est achevé, c'est-à-dire âgés d'environ deux ans. Il va de soi que les reproducteurs seront choisis, autant que possible, robustes, bien constitués et sains. La disproportion de taille expose à des accidents pendant l'accouplement ou à l'époque de la mise-bas. A moins de circonstances spéciales, il est bon d'éviter les unions entre sujets trop vieux ou albinos. — L'abus de la consanguinité entraîne l'affaiblissement de la race et des dégénérescences, que l'on préviendra par des unions extrafamiliales répétées de temps à autre. — Le choix des géniteurs est l'affaire des éleveurs ou des propriétaires : ils savent ce que l'on doit attendre de l'hérédité des caractères physiques et des attributs psychiques. Rappelons que la fécondation d'une chienne de race par un chien de rue n'a pas, il s'en faut bien, les conséquences qu'on s'est plu à lui attribuer : on a rapporté à la télégonie ce qui revient, en réalité, à l'hérédité atavique ou ancestrale.

Tout de suite après la saillie, la fécondation peut être évitée par une irrigation vaginale avec une solution acide (trois cuillerées à soupe de vinaigre ou 30 grammes d'acide borique dans un litre d'eau bouillie) ; — au bout de quelques heures, par une irrigation intra-utérine avec la solution boriquée. — Les ceintures de préservation pour chiennes sont peu répandues. Lorsque celles-ci sont « en folies », les moyens sûrs de les préserver, c'est ou de les tenir enfermées ou ne les sortir qu'en laisse.

Dès que la chienne sera couverte, on l'enfermera jusqu'à cessation complète des chaleurs. Durant la gestation, pour assurer le développement des fœtus, on lui donnera une nourriture abondante et substantielle ; on augmentera la ration successivement d'un cinquième, d'un quart, puis d'un tiers. Les pâtées faites de viande, de légumes, de pain, et les préparations lactées formeront la base du régime. On y peut ajouter des fragments de cartilage et d'os, de la poudre d'os ou des préparations phosphatées. — L'exercice est salutaire ; on évitera toutefois de la pousser jusqu'à la fatigue, surtout vers la fin de la gestation. On assigne à celle-ci, comme durée moyenne, 63 jours, et comme extrêmes, 58 et 65 jours. Règle générale, chez les chiennes des petites races, cette durée est sensiblement moindre que chez les autres.

Lorsque la lice est atteinte d'helminthiase intestinale, les petits, pendant la période de l'allaitement, pourraient ingérer des œufs d'ascaride déposés sur les tétines ou la peau des mamelles. On préviendra leur infestation en débarrassant la mère de ses vers, par l'administration répétée d'anthelminthiques (V. p. 57), ou en ajoutant simplement à la pâtée une dose quotidienne de 1 à 5 grammes d'un sel de strontium (phosphate, tartrate ou lactate). Par des pansages à la brosse ou avec une éponge imbibée d'une solution salicylée chaude (acide salicylique 10 gr. ; eau bouillie, 1 litre), on détruira les embryons ou les œufs de vers adhérents aux poils. S'il y a lieu, on utilisera aussi les agents insecticides indiqués contre les poux et les puces.

Quelques jours avant la mise-bas, la chienne sera surveillée. On lui préparera une couche confortable dans un endroit isolé, tranquille, demi-obscur et à l'abri du froid.

Les chiens et les chiennes privés de relations sexuelles ne sont pas plus sujets que les autres aux diverses maladies. Contrairement au préjugé répandu, cette privation n'a aucune conséquence fâcheuse et n'est nullement nuisible à la santé.

II. — Parturition.

Lorsque le terme de la gestation est arrivé, — en général du soixantième au soixante-quatrième jour après la fécondation,

— les membranes fœtales se détachent peu à peu de la paroi utérine, en même temps que les jeunes sont poussés vers le vagin par les contractions de la matrice et des muscles abdominaux. Le col s'entr'ouvre. Les contractions se répètent, plus fortes, plus rapprochées ; les enveloppes du premier fœtus se déchirent et, en général, il est bientôt expulsé. D'un coup de dent, la mère divise le cordon. Les autres petits naissent successivement, à des intervalles plus ou moins rapprochés.

L'insuffisance des contractions utérines, des efforts, et divers obstacles mécaniques (dystocies maternelles ou fœtales) retardent ou empêchent l'accouchement. — La faiblesse de la chienne, son âge avancé, la mort des fœtus, sont les causes habituelles du *part languissant*. Les douleurs font défaut, ou elles sont rares, faibles et de courte durée.

La fétidité des eaux, l'inertie de l'utérus et des muscles abdominaux sont des signes de mort des petits. La persistance de la vie chez ceux-ci est probable tant que les efforts continuent.

En cas de *dystocie*, le toucher vaginal et la palpation de l'abdomen permettent généralement d'en *reconnaître* la nature (atrésie du col, déformation ou rétrécissement du bassin par un cal, par le rachitisme ; excès de volume du fœtus, présentation défectueuse, anasarque, hydrocéphalie, monstruosités).

Si le part est *languissant*, employer les bains de siège tièdes, les injections intravaginales d'huile stérilisée et les excitants : infusion de café ou de thé additionnée d'un peu d'eau-de-vie, caféine, ergot de seigle, ergotine ou *pituitrine* :

    Caféine........................ |
    Benzoate de soude............. | āā 0gr,50-2 gr.
    Eau distillée..................   40 cent. cubes.

En injections hypodermiques de 2 à 3 cent. cubes. 3 ou 4 dans les 24 heures.

    Extrait d'ergot de seigle...... |
    Teinture de digitale........... | āā 50 centigr.-2 gr.
    Sirop de sucre.................   100 gr.

Toutes les deux ou trois heures, jusqu'à réapparition des efforts, une cuillerée à café — 1 cuillerée à soupe.

    Ergotine d'Yvon................   50 centigr.-2 gr.
    Eau distillée bouillie.........   20 cent. cubes.

1 à 3 cent. cubes toutes les 2-3 heures, en injections hypodermiques.

Solution officinale de pituitrine, un demi à un centimètre cube.

Pour une injection hypodermique, chez une chienne de taille moyenne. — En général, au bout de 15 à 20 minutes, le travail interrompu se réveille et, en moins d'une heure, l'accouchement est terminé.

Dans les très rares cas où le col reste dur, fermé, en provoquer l'ouverture par des injections vaginales chaudes, par la dilatation forcée, ou l'inciser avec le bistouri boutonné, après application d'un spéculum.

Lorsque les contractions sont insuffisantes ou les efforts stériles, il faut tenter l'*extraction forcée* des petits. Pour cette intervention, assujettir la chienne debout ou en position dorsale, sur une table, et faire exercer par un aide des pressions sur l'abdomen, afin d'immobiliser à l'entrée du bassin le fœtus engagé. — Si la présentation est antérieure, après avoir refoulé les membres ou l'un d'eux lorsqu'il y a lieu, saisir soit la tête avec les doigts ou un forceps, soit le museau, la mâchoire supérieure ou l'inférieure avec une pince solide à mors plats, convexes sur leur face externe et à bord mousse ; puis, par des tractions modérées, continues, effectuées suivant l'axe du vagin, avec quelques mouvements de latéralité, surtout au moment des douleurs, des efforts de la parturiente, amener le fœtus au dehors. — Quand c'est le train de derrière qui se présente, une fois les membres postérieurs engagés, l'intervention est la même.

Lors de présentation défectueuse, se rendre exactement compte de l'attitude du petit, et, avec l'index ou la pince, effectuer les mutations nécessaires pour permettre sa sortie.

Dans le cas où celle-ci est impossible (excès de volume du fœtus, rétrécissement du bassin), recourir à l'*embryotomie*. Pour l'effectuer, le meilleur instrument est encore la pince à mors plats. On saisit l'une des parties qui s'offrent — mâchoires ou membres, — et on l'arrache. Lors de présentation antérieure, on répète l'avulsion jusqu'à réduction suffisante du volume de la tête ou du thorax. Souvent on peut ensuite facilement sortir, d'un coup, ce qui reste du petit. Si l'obstacle est créé par la tête seule (hydrocéphalie), l'immobiliser, puis l'écraser avec la pince ou un forceps *ad hoc.* — C'est aussi à l'aide de la pince qu'il convient de pratiquer *l'éviscération*. On agira avec prudence, en prenant de minutieuses précautions pour ne pas blesser ou perforer les parois de la matrice. — Il y a enfin, comme suprême ressource, *l'hystérotomie* ou *l'hystérectomie* (V. p. 385).

Toute parturition dystocique qui a nécessité des manœuvres intravaginales ou intra-utérines doit être suivie d'une irrigation des voies génitales avec de l'eau bouillie ou la solution chlorurée sodique à 9 p. 1 000, ensuite avec une solution chaude d'acide borique à 3-4 p. 100 ou de permanganate de potasse à 1 p. 2 000.

Les soins consécutifs sont ordinairement des plus simples. Les premiers jours, si la mère est de tempérament délicat, on lui donnera une nourriture légère : lait, préparations lactées, bouillon et un peu de viande crue ou cuite.

Lorsque la chienne présente des signes de dépression, la stimuler par le café ou le thé légèrement alcoolisés. Combattre les troubles fébriles par les antipyrétiques (V. p. 141 et 223).

Que la parturition ait été normale ou dystocique, dès qu'elle est terminée, on doit changer la litière ou la couche souillée par les eaux fœtales, essuyer la zone périgénitale et les membres postérieurs de la mère avec un linge propre, et purifier la vulve par une irrigation antiseptique chaude, suivie d'un essuyage à la ouate.

Si aucun des petits n'a survécu, atténuer la congestion mammaire par l'administration d'un purgatif et par l'application sur les mamelles d'un topique astringent. (V. *Congestion des mamelles*).

III. — Élevage. — Alimentation.

Selon les races, les familles et diverses autres conditions, les portées varient de 1 à 12 petits, le plus souvent de 4 à 7, en général d'autant plus gros qu'ils sont moins nombreux. A mesure qu'ils naissent, les petits rampent vers l'abdomen de la mère, saisissent d'instinct une mamelle et sucent le colostrum.

S'ils sont trop nombreux, on enlèvera ceux que l'on ne veut pas conserver. Le choix des petits est laissé à l'appréciation des intéressés, qui tiendront compte du sexe, des particularités de la robe, des signes de santé, de vigueur, plutôt que des « principes anglais ». Beaucoup de chiennes, à la condition d'être bien nourries, pourraient en élever jusqu'à huit, mais généralement on n'en laisse que trois ou quatre. — On se gardera de déranger ou d'inquiéter la mère par des visites trop fréquentes : elle chercherait un endroit plus propice à sa tranquillité et à la sécurité de ses nourrissons. Durant la première semaine, ou tout au moins les premiers jours, elle ne les quitte pas ; sans cesse elle s'en occupe, les lèche, les nettoie ou leur donne à téter. Elle fait ensuite de courtes absences et reprend peu à peu ses habitudes. Vers la fin de la deuxième semaine, les petits voient, entendent, commencent à marcher. Bientôt ils s'intéressent à ce qui se passe autour d'eux, courent, jouent avec leurs frères et sœurs ; ils goûtent au lait qu'on leur présente et aux aliments de la mère. Pour soulager celle-ci, on les habituera à laper du lait tiède, pur ou coupé d'un peu d'eau bouillie. — L'exercice leur est favorable. Si le local et la température le permettent, on les laissera se promener et gambader au plein air. On leur préparera un lit peu élevé au-dessus du sol, afin qu'ils y accèdent aisément ; au besoin, un dispositif en pente, une planche, un plan incliné, en facilitera l'entrée et la sortie. Pendant la belle saison, on leur choisira un lieu bien exposé au soleil et suffisamment abrité. L'humidité et le froid sont funestes : non seulement ils ralentissent la croissance, mais ils exposent aux affections *a frigore* (angine, broncho-pneumonie, gastro-entérite, ictère...). L'hiver, on les protégera contre les intempéries en les tenant dans une chambre chauffée, une dépendance de l'écurie ou de l'étable suivant les circonstances. La litière sera toujours propre, renouvelée dès qu'il y aura lieu.

En général, on les laisse téter à loisir pendant six semaines, puis on les sèvre graduellement : on diminue le nombre des tétées, on ne leur permet d'être auprès de leur mère que quelques heures par jour, en deux ou trois fois, et on les nourrit de préparations lactées simples ou sucrées, de bouillon, de pâtées claires, d'un peu de viande, aliments donnés par petites quantités, dans l'intervalle des tétées. La mère se charge, d'ailleurs, de les sevrer progressivement, dès qu'ils deviennent aptes à prendre leur nourriture. Le sevrage brusque, surtout lorsqu'il est précoce, leur est préjudiciable ; ils se développent mal, sont exposés à diverses affections, notamment aux entérites et au rachitisme. Si rien ne s'y oppose, le sevrage ne doit être complet que vers l'âge de trois mois.

En cas de mort de la mère, ou si elle est malade, épuisée, et la sécrétion mammaire tarie ou insuffisante, ou encore lorsque la famille est trop nombreuse, on peut recourir à l'allaitement artificiel. On se servira d'un biberon, que l'on désinfectera matin et soir, par immersion dans l'eau bouillante. Les premiers jours, le lait sera coupé d'un quart à un cinquième d'eau bouillie ; on le sucrera et on l'additionnera d'un quart d'eau de riz, s'il survient de la diarrhée. Les tétées auront lieu d'abord toutes les deux ou trois heures ; peu à peu on les espacera davantage. On laissera boire les petits à discrétion ; il importe seulement que l'orifice de la tétine ne soit pas trop large, l'écoulement du lait trop abondant. — On peut parfois faire allaiter les jeunes par une autre chienne qui a perdu les siens, voire par une chatte. Dès que la nourrice s'occupe d'eux et les lèche, l'adoption est faite. Un bon état sanitaire et une lactation suffisante sont les seules conditions à exiger de la première.

Une fois les petits complètement sevrés, si l'on réduit la nourriture de la mère à la ration habituelle, la sécrétion lactée diminue vite et ne tarde pas à se tarir. La ration journalière des jeunes chiens, immédiatement après le sevrage, comprendra une soupe au lait matin et soir, et à midi une soupe à la viande. On leur donnera, en outre, un peu de viande crue ou cuite, coupée en menus morceaux, donnés tels quels ou après les avoir arrosés d'huile de foie de morue. Peu à peu on variera leur alimentation et on les amènera au régime des adultes.

Pour aider au développement du squelette, il est bon d'ajouter à la pâtée de la poudre d'os, des coquilles d'œufs écrasées ou une préparation phosphatée. Les vases dans lesquels sont distribués les aliments devront être nettoyés après les repas. Comme boisson, on donnera de l'eau de fontaine, de l'eau filtrée ou bouillie. — Malgré les précautions prises pour empêcher l'infestation des petits, ceux-ci peuvent être atteints d'helminthiase, et l'on doit recourir à l'administration de vermifuges (V. p. 57). — La plupart des chiens sont affectés de la maladie du jeune âge dans le cours de la première année, par suite d'une contamination à laquelle bien peu échappent en dépit de la surveillance dont ils sont l'objet.

Jusqu'à leur complet développement, les jeunes chiens recevront une nourriture alibile, mixte, mais surtout carnée. Vers la fin de la première année, on peut commencer à dresser ceux qui sont destinés à la chasse.

Bien que le chien soit un animal carnivore et dans l'alimentation duquel la viande doit entrer pour une part variable selon l'âge, la race, la taille, l'état d'embonpoint et les conditions d'existence, il est devenu omnivore par la domestication, par les habitudes qu'il a prises au contact de l'homme. Son régime alimentaire doit être mixte, composé de matières azotées, d'hydrates de carbone et de graisses, mais surtout de viande, de pain, de riz, de lait et de préparations lactées. A ces substances, on peut ajouter d'autres farineux et des légumes cuits de toute sorte. — Comme beaucoup d'autres carnassiers, le chien montre à certains moments des instincts frugivores : il en est qui mangent volontiers non seulement des fruits, surtout des prunes, des poires, des fraises, mais aussi de la salade, des carottes, des betteraves, même de l'herbe. — Le sucre, le chocolat, les mets sucrés, les pâtisseries, dont nombre de chiens de luxe sont si friands, n'ont d'inconvénients que si on les donne en excès.

Dans un but d'économie, on peut utiliser des produits alimentaires très divers : biscuits de toute sorte, viande boucanée, viande salée, viande séchée et fumée, pains de cretons... Mais on s'assurera que ces produits sont de bonne qualité, non acides et bien conservés, exempts de toute altération pouvant les rendre nocifs. Avariés, ils peuvent déterminer des accidents graves, des intoxications s'accusant par de la gastro-entérite accompagnée de troubles nerveux, de paralysies, quelquefois de symptômes rabiformes.

Pour le chien, comme pour les autres animaux, il faut tenir compte dans l'alimentation de l'importance des *facteurs accessoires*, des *hormones*, des *vitamines*, — des substances encore mal déterminées dans leur nature, qui constituent le *non-dosé alimentaire* et dont l'absence dans les rations peut entraîner des troubles graves *par carence* : des maladies aiguës, subaiguës ou chroniques (scorbut, rachitisme, anémie, asthénies diverses...). Ces troubles sont particulièrement à redouter chez les jeunes, beaucoup plus sensibles que les adultes à la privation des hormones alimentaires. Celles-ci sont détruites par les manipulations auxquelles sont soumises certaines spécialités recommandées pour la nourriture du chien, et par les températures supérieures à 110°-120°. Aussi les aliments manipulés doivent-ils être complétés par des aliments naturels et frais.

On arrive facilement à déterminer la ration quotidienne qui permet à un animal de s'entretenir en bon état. Les chiens d'appartement la reçoivent d'ordinaire aux mêmes heures que leurs maîtres, quand ils ne vivent pas des restes de la table. Sans être toujours nuisible, la coutume de donner la nourriture de la journée en un seul repas ne laisse pas d'avoir des inconvénients : poussés par la faim, la plupart des sujets mangent gloutonnement et ingèrent une quantité excessive d'aliments ; ils sont lourds, somnolents, exposés aux dyspepsies et à la gastrite. Mieux vaut les habituer à faire deux repas, un le matin et un le soir. Encore qu'en tout temps on puisse donner une nourriture froide, beaucoup de chiens, pendant la saison rigoureuse, montrent une préférence marquée pour les aliments chauds ou tièdes.

Relativement au poids des sujets, la ration quotidienne du chien doit être, dit-on, d'environ le quinzième de ce poids ; un peu plus forte — porter au douzième environ — pendant la période de croissance et pour les sujets qui fatiguent ; un peu plus faible — abaissée au vingtième — pour les adultes, les vieux, les sédentaires. Mais l'on ne saurait fixer rigoureusement la quantité d'aliments qu'il convient de donner chaque jour, même pour des animaux de même race, de taille sensiblement égale et dont les conditions d'existence sont à peu près semblables. Elle est, en effet, sujette à des variations relevant du degré d'activité des fonctions digestives, de l'état constitutionnel ou du tempérament des sujets.

Formulons seulement — ainsi que l'a fait MÉGNIN — la composition de rations moyennes, en laissant de côté la viande desséchée, la poudre de viande, les « biscuits » et d'autres préparations alimentaires artificielles :

A. — Pour les chiens des grandes races (Saint-Bernard, dogues, danois...) : pain, 1 kilo ; viande, 400 à 500 grammes ; riz et légumes, 250 grammes.

B. — Pour les chiens courants et les grands chiens d'arrêt (setters, pointers, braques...) : pain, 750 grammes ; viande, 300 à 350 grammes ; riz et légumes, 200 grammes.

C. — Pour les chiens d'arrêt de petite taille et les bassets : pain, 500 grammes ; viande, 200 à 250 grammes ; riz et légumes, 100 grammes.

D. — Pour les terriers et autres chiens de même taille : pain, 300 grammes ; viande, 125 à 150 grammes ; riz et légumes, 100 grammes.

E. — Pour les chiens des petites races : pain, riz et légumes, 100 à 150 grammes ; viande, 50 à 100 grammes.

Le régime comporte aussi des modifications inhérentes surtout à l'âge et aux conditions d'entretien des sujets. La viande est un aliment indispensable aux jeunes chiens et à ceux dont l'organisme n'est pas complètement développé. On en peut donner une quantité moindre aux chiens adultes, et dans la vieillesse il est généralement salutaire de la réduire encore davantage. Rappelons que la viande crue, beaucoup plus nutritive que la viande cuite, est particulièrement avantageuse pendant la période de croissance ainsi que pour les sujets atteints de maladies consomptives et les convalescents. On n'oubliera pas que les rations, les aliments contenant une trop forte proportion d'acides, amènent le rachitisme chez les jeunes, et des troubles de la nutrition osseuse chez les adultes.

Il est indiqué, enfin, de varier autant que possible la nourriture : on stimule ainsi l'appétit et les fonctions digestives. Un régime uniforme finit par entraîner le dégoût des aliments, l'atonie de de l'estomac et de l'intestin.

On donnera de l'eau de boisson propre, exempte d'œufs ou d'embryons de parasites. De temps à autre, par les temps chauds surtout, on y ajoutera, pendant dix à quinze jours, une petite dose de bicarbonate de soude.

IV. — Logement

Nous avons dit précédemment les conditions à réaliser pour les jeunes chiens. Voyons celles qui conviennent pour les adultes et les vieux.

On loge les chiens de garde dans des *niches* qui doivent être suffisamment spacieuses. En général, construites en bois, avec un toit angulaire imperméable, elles s'appuient sur des supports hauts de 20 à 40 centimètres, sont pourvues d'une plate-forme et, s'il y a lieu, d'une planche ou plan incliné en facilitant l'accès.

Celles qui reposent directement sur le sol sont d'ordinaire humides, froides, durant l'hiver ; elles favorisent le développement de maintes affections, du rhumatisme en particulier. C'est en vue d'éviter les mêmes inconvénients qu'il convient de placer la niche en un lieu exposé au soleil, abrité contre les vents du nord.

Les chiens tenus à l'attache pendant la journée sont pour la plupart détachés la nuit. Ceux qu'on ne laisse pas en liberté du soir au matin doivent être détachés deux fois par jour au moins, environ une heure chaque fois, afin de leur permettre de satisfaire leurs besoins naturels ailleurs qu'à proximité de la niche, et de prendre à l'aise un peu d'exercice.

Les chiens de meute sont logés dans des *chenils* dits « de grand équipage, de petit équipage, de lévriers ou de jeunes chiens », chenils au sujet desquels nous allons donner quelques brèves indications.

Autant que possible, ils doivent être édifiés en des sites assez élevés, entourés d'arbres (pins ou sapins, de préférence), en des lieux à sol meuble et sec. Les vallées, les lieux à sol humide, la proximité d'un cours d'eau, sont des circonstances défavorables.

Dans les climats tempérés, le chenil, comme les autres habitations destinées aux animaux supérieurs, doit être exposé au soleil, à l'abri des vents froids, portes et fenêtres orientées vers l'est, le sud ou l'ouest, selon les pays et l'altitude.

Quelle que soit l'importance de la meute, le sol du chenil — des cabanes, des couloirs, des cours — doit être pavé, formé de larges dalles régulières, jointoyées au ciment ; il sera disposé légèrement en pente vers les caniveaux et le long de ceux-ci. — Les *cabanes* qui doivent loger chacune un certain nombre de chiens seront construites en briques et ciment ; elles auront leurs angles arrondis et leurs parois revêtues d'une couche de ciment pour en faciliter le nettoyage et la désinfection. Ces parois seront garnies, à 30-40 centimètres du sol, de bancs-couchettes larges de 80 centimètres environ, avec un rebord de 6 à 8 centimètres. La porte, en bois ou en fer, à deux battants se développant en dehors, se fermera au verrou. — Les murs des cours, hauts de deux mètres, seront aussi construits en briques et ciment. Les grilles de séparation des cours auront la même hauteur.

On distribue la nourriture dans des gamelles en fer galvanisé, faciles à nettoyer, ou dans des auges de même métal, assez larges pour que les chiens, placés de chaque côté, face à face, puissent prendre leur nourriture sans se gêner mutuellement.

Les chenils importants, de *grand équipage* ou d'*élevage*, comprennent, en outre, un garde-manger, une cuisine, une salle de bains, un préau dont l'aire est en briques ou en béton, et une sorte de parc gazonné, planté d'arbres. Pendant la saison froide, les cabanes peuvent être chauffées, s'il y a lieu, au moyen d'un appareil à circulation d'eau chaude, relié au fourneau de la cuisine.

Il va sans dire que le chenil doit être entretenu proprement, chaque jour, nettoyé, balayé, le sol aspergé d'une solution désinfectante ; et il est de règle de procéder, une fois par mois, à un nettoyage à fond du chenil, à sa désinfection.

Comme litière, on utilise habituellement la *paille* ou la *fougère*, — si l'on peut facilement se procurer celle-ci, dont l'odeur éloigne les parasites. Le même avantage est obtenu en mélangeant à la paille des feuilles de noyer. Dans les chenils d'élevage, on donne souvent du foin pour litière aux petits pendant les deux premiers mois : le lit est plus doux, et le foin bien récolté exhale une odeur agréable.

**

Pour la *toilette* des chiens, on se sert généralement de brosses et d'éponges ; pour les sujets à longs poils, on emploie aussi le peigne, voire l'étrille. De temps en temps, il est bon de nettoyer les oreilles avec le sérum physiologique ou une solution boriquée tièdes, — et d'examiner les ergots : si l'ongle recourbé est vulnérant, on le réséquera.

Les *bains* hygiéniques — frais (16°-18°) ou chauds (36°-40°), suivant la saison — nettoient la peau et éloignent ou détruisent les parasites. Durant l'hiver et les saisons de transition, ils exposent au *refroidissement* et à ses graves conséquences possibles. Il importe de prendre les mesures nécessaires pour conjurer celles-ci.

Le *tondage*, par les temps froids, expose aux mêmes dangers. Pendant deux à trois semaines on devra protéger, par l'enveloppement du tronc ou un manteau *ad hoc*, les chiens privés de leur robe. L'opération du tondage est quelquefois accompagnée d'une éruption prurigineuse qui tend à disparaître naturellement ; on en peut hâter la guérison par des lotions calmantes (eau phéniquée à 1 p. 100-200) et le saupoudrage au soufre lavé.

V. — Age.

De même que chez les autres animaux domestiques, c'est surtout par l'examen des dents que l'on apprécie l'âge des sujets de l'espèce canine. Le chien adulte a ordinairement quarante-deux dents : vingt à la mâchoire supérieure et vingt-deux à l'inférieure, distinguées en incisives, canines et molaires. — Les incisives sont au nombre de six à chaque mâchoire : de chaque côté de la ligne médiane, la pince, la mitoyenne et le coin. A la mâchoire supérieure, celui-ci a la forme d'une canine. — Les incisives de lait sont petites, trilobées à leur extrémité libre et très blanches. — Les incisives de remplacement, non usées, blanches, lisses, ont leur couronne nettement divisée en trois lobes, simulant un *trèfle* ou une *fleur de lis*. — Les canines ou crocs sont coniques, allongées et un peu courbes. — Pour déterminer l'âge, on se base principalement sur les caractères des incisives et des canines.

A sa naissance, le chien est aveugle et sourd : il a les yeux et les conduits auditifs fermés. Sauf de très rares exceptions, les mâchoires sont dépourvues de dents.

Du dixième au douzième jour, les paupières s'entr'ouvrent ainsi que les oreilles.

Aux deux mâchoires, les incisives et les canines sortent dans le courant de la troisième semaine. Jusqu'à deux mois, ces dents se touchent ; ensuite elles perdent contact et s'espacent de plus

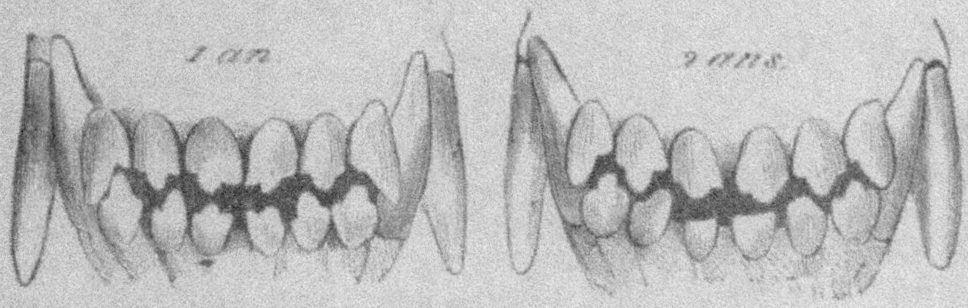

Fig. 68 et 69.

en plus jusqu'au moment de leur chute. En général, elles sont *rasées* ou *nivelées* dans le courant du troisième mois.

Le remplacement des incisives de lait a lieu dans le courant du quatrième ou du cinquième mois, un peu plus tôt chez les

grands chiens, un peu plus tard chez les sujets des petites races.
Il est presque toujours terminé à six mois.

A *un an*, les dents sont fraîches, blanches, entières.

A *quinze mois*, les pinces inférieures sont entamées.

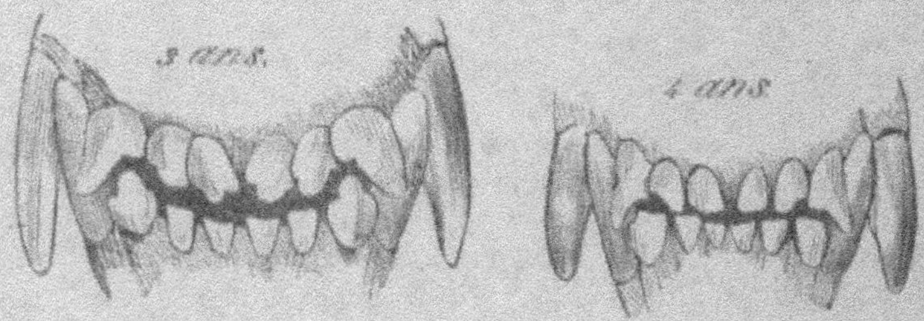

Fig. 70 et 71.

De *dix-huit mois* à *deux ans*, les pinces inférieures sont rasées
(les lobes de la fleur de lis sont effacés par l'usure).

De *deux ans et demi* à *trois ans*, les mitoyennes inférieures sont
rasées et les pinces supérieures entamées.

A *quatre ans*, les pinces supérieures sont rasées et les mitoyennes

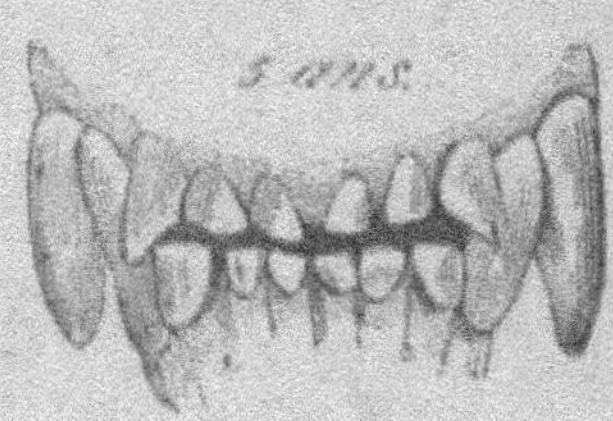

Fig. 72.

entamées. Les dents commencent à jaunir, et souvent un dépôt
de tartre existe déjà sur la base des canines.

A *cinq ans*, toutes les incisives sont rasées. — Ajoutons que le
nivellement des dents peut avancer ou retarder selon la nourriture donnée au chien. C'est ainsi qu'il est toujours précoce
chez les sujets réduits à ronger des os pour se procurer un peu
de viande.

Passée cette époque, on apprécie encore l'âge au degré d'usure
des dents, à l'accentuation de leur teinte foncée, à l'augmentation de leur écartement et à quelques autres signes fournis
par les poils et la peau.

Chez les sujets jeunes, les crocs sont blancs, lisses, pointus ; avec l'âge, ils jaunissent et s'usent graduellement. — Vers la sixième année, ils commencent à s'émousser ; chez la plupart des chiens de robe foncée, les poils blanchissent sur les lèvres, autour du nez, et le museau s'élargit. — Dans la vieillesse, la canitie s'étend aux régions périoculaires et au front ; le bout des doigts de devant grossit, s'arrondit ; les ongles s'allongent et s'incurvent ; sur nombre de sujets atteints d'eczéma chronique, la peau du dos et des lombes est partiellement dépilée, épaissie, verruqueuse.

La vieillesse commence de la huitième à la dixième année, suivant les individus. La longévité varie notablement selon les races, les familles. Certains chiens de luxe (petits épagneuls, terriers anglais de la race robuste...) vivent de seize à dix-huit ans. Quelques privilégiés atteignent ou dépassent la vingtième année.

TABLE ALPHABÉTIQUE DES MATIÈRES

Prix: 20^{frs}